Susanne Knappe • Samia Härtling

Diagnostik und Verhaltensanalyse

Techniken der Verhaltenstherapie (hrsg. von Peter Neudeck)

Mit E-Book-inside und Arbeitsmaterial

BELTZ

Anschriften der Autorinnen:
PD Dr. Susanne Knappe
Technische Universität Dresden
Institut für Klinische Psychologie und Psychotherapie
Chemnitzer Str. 46
01187 Dresden
E-Mail: Susanne.Knappe@tu-dresden.de

Dr. Samia Härtling
Technische Universität Dresden
Institut für Klinische Psychologie und Psychotherapie
Chemnitzer Str. 46
01187 Dresden
E-Mail: Samia.Haertling@tu-dresden.de

Reihe »Techniken der Verhaltenstherapie«
Herausgeber:
Dr. Peter Neudeck
Praxis in der Salzgasse
Salzgasse 7
50667 Köln

FSC www.fsc.org
MIX
Papier aus verantwortungsvollen Quellen
FSC® C089473

Dieses Buch ist erhältlich als:
ISBN 978-3-621-28353-3 Print
ISBN 978-3-621-28283-0 E-Book (PDF)

1. Auflage 2017

Lektorat: Dr. Svenja Wahl
Umschlagbild: iStock / Yangna

Herstellung: Uta Euler
Gesamtherstellung: Beltz Bad Langensalza GmbH, Bad Langensalza
Printed in Germany

Weitere Informationen zu unseren Autoren und Titeln finden Sie unter: www.beltz.de

Inhaltsübersicht

Inhalt

Vorwort

Erkrankte Menschen dürfen eine professionelle, wissenschaftlich fundierte und präzise Diagnostik ihrer Beschwerden erwarten. Das Ergebnis des diagnostischen Prozesses entscheidet über die Zuweisung zu Behandlern und Behandlungsstrategien und damit letztlich über das »Wohl und Wehe« der Patienten.

Wir arbeiten seit vielen Jahren in der Lehre im Bereich klinisch-psychologischer Diagnostik. Es ist in jedem Semester wieder erstaunlich, wie überrascht unsere Studierenden reagieren, wenn wir sie auffordern, Kernmerkmale und Einzelkriterien der wichtigsten psychischen Störungen auswendig zu lernen. Sie fragen uns oft: »Wozu brauchen wir das? Wir können Patienten doch in Ruhe zu allem befragen, dazu Leitfäden, Fragebögen und Interviews nutzen«. Im Idealfall ist das so – in der Praxis sieht es jedoch leider allzu oft anders aus: Innerhalb von wenigen Minuten Erstgespräch ist zu entscheiden, ob ein Hilfesuchender stationär, tagesklinisch oder ambulant weiterzubehandeln ist oder ob er als weitgehend gesund mit seinem Anliegen an eine Beratungsstelle verwiesen werden kann. Auch in Einzeltherapien wünschen Patienten häufig bereits nach dem Erstgespräch eine Rückmeldung, ob sie hier »an der richtige Adresse« seien. Auch wenn sich natürlich immer eine weiterführende Diagnostik an das Erstgespräch anschließt: Eine grobe diagnostische Einschätzung muss in der Praxis sehr häufig in sehr kurzer Zeit gelingen. Dafür ist es eine unschätzbare Hilfe, die Diagnosekriterien einzelner Störungen im Hinterkopf zu haben und sie als inneren Leitfaden für die Exploration zur Verfügung zu haben. Selbst kritische Studierende sind im Regelfall spätestens nach ihrem ersten Patientenkontakt überzeugt, dass diese Einstellung hilfreich ist – auch wenn das Auswendiglernen von Diagnosekriterien noch lange keine gute Diagnostik prognostiziert und vor voreiligen diagnostischen Festlegungen gewarnt werden muss. Diagnostische Gesprächsführung, Herstellung der therapeutischen Beziehung, Umgang mit heiklen Themen oder mit Gefühlsausbrüchen – dies alles findet ebenfalls im Erstgespräch statt und soll eine angemessene Berücksichtigung finden. Eine Menge paralleler Aufgaben, die gerade bei Berufsanfängern häufig zu einem Gefühl der Überforderung führt.

Auch von erfahrenen Kollegen hört man immer wieder, dass sie bei Patienten einen wichtigen Problembereich übersehen, nicht hinterfragt oder falsch zugeordnet haben und dass die Behandlung erst nach Aufklärung dieser Fehlinformation besser voranging. Und auch das darf eher als glücklicher Verlauf betrachtet werden. Es gibt vermutlich eine Menge Behandlungen, die gar nicht oder nicht so optimal wie möglich abgeschlossen werden, weil Problembereiche nicht ausreichend diagnostisch erfasst wurden.

Als Forscherinnen arbeiten wir beide im Bereich der Sozialen Angststörung. Gerade bei dieser »stillen Störung« erleben wir es immer wieder, dass sie diagnostisch nicht erfasst wird. Dies geschieht einerseits, weil von Therapeutenseite her nicht danach gefragt wurde. Dieses Nicht-Erfragen basiert häufig auf einem Missverständnis, weil viele Patienten mit Sozialer Angststörung sich im Einzelkontakt nach kurzer Zeit gut öffnen können und wenig ängstlich oder sozial eingeschränkt erscheinen. Andererseits wird das Störungsbild aber auch nicht erfasst, weil Betroffene ihre Soziale Angststörung nicht als behandelbare Störung begreifen, sondern als immanente Eigenschaft ihrer Person. Entsprechend berichten sie nicht von sich aus über Angst in sozialen Situationen, wenn sie frei nach Problembereichen befragt werden. Oft kommen Patienten erst mit sekundären Angststörungen oder depressiven Störungen in die Psychotherapie. Diese klingen jedoch nur dann erfolgreich und stabil ab, wenn auch die soziale Angst behandelt wurde – und dafür ist ein diagnostisches Erkennen des primären Problems unerlässlich.

Diese Beispiele für Fehler und Mängel im diagnostischen Alltag mögen unsere Motivation demonstrieren, ein Buch zur Diagnostik und Verhaltensanalyse zu verfassen. Die Berufsordnung der Psychotherapeuten verlangt eine Behandlung nach aktuellsten Standards. Voraussetzung dafür ist auch eine strukturierte Diagnostikphase, welche potenzielle Fehlerquellen klinischer Urteile minimiert. Eine gänzlich fehlende oder unstrukturierte Diagnostik birgt die Gefahr, relevante Problembereiche und Störungen zu übersehen und die Behandlung fehlerhaft zu planen. Dies stellt letztlich einen groben Behandlungsfehler dar.

Zugleich erleben wir in der klinischen Praxis immer wieder, wie entlastend es für Patienten sein kann, zu wissen, wie ihre Störung heißt. Den Problemen einen Namen zu geben, aus epidemiologischen Daten zu erfahren, dass auch viele andere unter ähnlichen Problemen leiden und dass diese letztendlich behandelbar sind, beugt der (Selbst-)Stigmatisierung vor und kann so auch direkte therapeutische Wirkung entfalten.

Wir sind überzeugt: Der diagnostische Prozess zu Beginn, aber auch im Verlauf, einer Behandlung, ist so zentral, dass es sich besonders lohnt, Zeit und Ressourcen zu investieren. So vielfältig und anspruchsvoll der diagnostische Prozess auch ist: Er ist lernbar und trainierbar. Dazu möge dieses Buch als praktischer Leitfaden und Nachschlagewerk beitragen.

Während der Entstehung dieses Buches haben uns viele Personen unterstützt. Unser Dank gilt Dipl.-Psych. Gesine Wieder, Dipl.-Psych. Katharina Schierz und Enrico Asmuß für ihre Zuarbeiten sowie M. Sc. Benita Titze und B. Sc. Nikolai Roskinski für ihre hilfreichen Anmerkungen zu Vorversionen, dem Beltz-Verlag für die Initiative sowie in besonderem Maße unseren vielen Patientinnen und Patienten, durch die und mit denen wir ständig Neues erlernen dürfen.

Dresden, im Herbst 2016 *Susanne Knappe und Samia Härtling*

1 Klinische Diagnostik psychischer Störungen

1.1 Ziele und Aufgaben klinischer Diagnostik

Diagnostik ist Teil psychologischer und psychotherapeutischer Expertise und gehört damit zur täglichen Praxis im ambulanten, stationären und rehabilitativen Setting. Ziel ist die Erhebung von Informationen, um klinisch relevante Entscheidungen zu treffen. Diagnostik ist ein Prozess, der Hypothesen prüft (»Liegt eine psychische Störung vor?«) und Hypothesen generiert (»Die Beschwerden haben eine bestimmte Funktion, nämlich …«). Zusammengenommen gehören damit alle Untersuchungsmaßnahmen vor, während, und nach einer Therapie zum diagnostischen Prozess. Der diagnostische Prozess liefert die Grundvoraussetzungen für die Zuordnung der Problemstruktur zu einer oder mehrerer Diagnosen, für die Fallkonzeptualisierung, für den Einsatz klinisch-psychologischer Interventionen und für die Prozesssteuerung. Diagnostik versucht hierbei, die bestmöglichen Personen-Bedingungs-Kombinationen zu beschreiben, um Verhalten, psychische Prozesse und Umweltbedingungen zu verändern. Auch die Entwicklung, Anwendung und Verbreitung evidenzbasierter Behandlungsstrategien beruht vornehmlich auf den Ergebnissen diagnostischer Maßnahmen (Wittchen & Hoyer, 2011a).

> **!** **Vor Beginn einer psychotherapeutischen Behandlung** hat in der Regel eine sorgfältige diagnostische Abklärung unter Einbeziehung anamnestischer Erhebungen zu erfolgen. Dabei sind, falls erforderlich, Befundberichte Dritter einzuholen. Unter Berücksichtigung der mit den Patienten erarbeiteten Behandlungsziele ergeben sich die Prüfung der Indikationsstellung und die Erstellung eines Gesamtbehandlungsplans aus der diagnostischen Abklärung.

Röhrle (2008, S. 19) liefert eine Definition für den Begriff der klinisch-psychologischen Diagnostik.

> **Definition**
>
> **Klinisch-psychologische Diagnostik** ist die wissenschaftlich begründete Erhebung klinisch-psychologisch bedeutsamer Phänomene mit Hilfe valider und reliabler Methoden, die unterschiedliche Ebenen und Aspekte des zu Diagnostizierenden (Systeme, Situationen, Kognitionen, Verhalten, biopsychologische Indikatoren), Datenquellen und Zeitpunkte nutzen. Die gewonnenen Daten dienen als Hilfe für Schlussfolgerungen und Entscheidungen, die für Auftraggeber und Ausführende so sparsam wie notwendig und so nützlich und ethisch einwandfrei wie möglich sein sollten.

So facettenreich wie menschliches Verhalten bzw. Verhaltensprobleme und psychische Störungen sind, so vielfältig sind auch die einzelnen Aufgaben und Formen der Diagnostik.

> **!** Diagnostik hat zur Aufgabe, Personen, Person- oder Umweltmerkmale oder Situationen zu beschreiben, zu klassifizieren und zu selektieren.

Damit beschränkt sich die Diagnostik psychischer Störungen nicht nur auf die Feststellung, ob die Kriterien einer psychischen Störung erfüllt sind, sondern beinhaltet ein hoch komplexes Geschehen, das sich, je nach theoretischer und methodischer Orientierung, bezüglich Zielsetzung, Art des Auftrages und Eigenschaft des diagnostischen Objektes sehr unterschiedlich gestaltet. Für den Bereich der Psychotherapie ist der diagnostische Prozess daher auch als rekursiver Problemlöseprozess beschrieben worden (z. B. Schulte, 1996). Klinisch-psychologische Diagnostik und damit verbundene klinische Entscheidungen sind nicht als punktuelle Ereignisse, sondern als (mehrstufiger) Prozess zu verstehen, in welchem sich ein Diagnostiker oft erst nach mehreren Durchgängen und Wiederholungen dem Ziel der Beantwortung der Fragestellung annähert (Amelang & Zielinski, 2002). Im Folgenden werden mögliche Gründe für einen mehrfach gestuften diagnostischen Prozess dargestellt (Caspar, 2008):

- **Weitere Erhebungen hängen von der Auswertung zuvor erhobener Daten ab:** Ein Patient berichtet im Erstgespräch, er habe seinen Schulabschluss in einer Förderschule erworben. Der Therapeut nimmt eine Minderbegabung (Intelligenzminderung) an und erwägt die Überprüfung mittels der Wechsler Adult Intelligence Scale (WAIS-IV; früher Hamburg-Wechsler-Intelligenztest für Erwachsene, HAWIE, Petermann & Petermann, 2013). Im Laufe der beruflichen Anamnese berichtet der Patient von »so einer Untersuchung, beim Arbeitsamt«. Die Nachfrage ergibt, dass der psychosoziale Dienst der Arbeitsagentur vor ca. 6 Monaten einen solchen Test bereits durchgeführt hat. Der Patient willigt ein, die Befunde anzufordern. Eine erneute Testung des kognitiven Leistungsvermögens wird somit hinfällig, die diagnostische Einschätzung zur Intelligenz des Patienten kann allerdings erst nach Vorliegen der externen Befunde erfolgen.
- **Ein gestuftes Vorgehen reduziert Aufwand, Patientenbelastungen und ggf. Kosten:** Ein Patient mit unklarem Symptombild wird im Rahmen der Erstvorstellung gebeten, einen groben Screening-Fragebogen zu psychischen Störungen und einen Symptomfragebogen auszufüllen. Basierend auf den ersten Auswertungen werden erst im Anschluss weitere spezifische Verfahren ausgewählt, um die Beschwerden näher zu bestimmen.
- **Patienten sind aufgrund ihrer psychischen oder körperlichen Verfassung nicht in der Lage, bestimmte diagnostische Informationen zu liefern oder über einen gewissen Zeitraum hinweg bei der Diagnostik mitzuwirken (Testierfähigkeit):** Eine ältere Patientin mit starken sozialen Ängsten und ausgeprägten depressiven Symptomen klagt über zunehmende Konzentrations- und Gedächtnisprobleme. Der Behandler

möchte zur Differenzialdiagnostik einer beginnenden Demenz entsprechend kognitive Leistungstests durchführen. Allerdings können sowohl die sozialen Ängste (Test- und Bewertungsängste) als auch die depressiven Symptome (Konzentrationsprobleme) oder eine mögliche beginnende dementielle Erkrankung mit ggf. schlechteren Testergebnissen einhergehen. Es wäre ratsam, erst die Ängste bzw. die Depression zu behandeln und dann im Prozess zu evaluieren, welche kognitiven Symptome mit Reduktion der Angst und Depression abnehmen und welche Symptome weiterhin bestehen bleiben. Eine endgültige Testdiagnostik könnte ggf. erst gegen Ende einer erfolgreichen Therapie möglich sein. Auch in der Kinder- und Jugendlichenpsychotherapie, der Neuropsychologie und der Gerontopsychiatrie werden Diagnostiker häufig um eine Einschätzung des kognitiven Leistungsvermögens gebeten. Die Untersuchungen finden hierzu oft an mehreren Tagen für maximal 45 Minuten statt, um die Aussagekraft der Tests nicht durch eine Überbeanspruchung der Patienten zu verzerren.

- **Neue Informationen erfordern eine Korrektur oder weitere Vertiefung einzelner Aspekte:** Eine Patientin berichtet in der Probatorik vorwiegend über Zwangshandlungen und Zwangsrituale und damit einhergehend eine zunehmende depressive Verstimmung mit Selbstwertproblematik. Die Patientin stimmt einer Verhaltensprobe in ihrer Wohnung zu, sodass die Therapeutin das Ausmaß der Zwangshandlungen näher bestimmen kann. Während der Verhaltensprobe berichtet die Patientin auffällig häufig sozialängstliche Kognitionen, die bei weiterer Exploration auf eine ausgeprägte Soziale Angststörung hinweisen, die bislang diagnostisch nicht berücksichtigt wurde.
- **Mehrfache Kontakte tragen zum Beziehungsaufbau bei:** Ein Patient mit Verdacht auf eine rezidivierende depressive Episode und eine Bindungsstörung stellt sich im Erstgespräch vor. Er wisse auch nicht so recht, ob er »hier richtig« sei und ihm »überhaupt geholfen werden« könne. Der Patient beschreibt einerseits eine ausgeprägte Symptomatik und spürbares psychisches Leiden, lässt sich zugleich aber nur zögerlich auf die Anamnese und Probatorik mit der Behandlerin ein. Zum Ende der Probatorik wird als erstes gemeinsames Ziel »Wir wollen es versuchen, miteinander zu arbeiten« festgelegt.
- **Die Stabilität oder Veränderbarkeit von Merkmalen zeigt sich möglicherweise erst im Verlauf:** Eine Patientin mit einer Sozialen Angststörung verhält sich gegenüber einem geplanten Verhaltensexperiment (»Jemanden nach dem Weg fragen«) sehr zögerlich, wenngleich sie ihre Veränderungsmotivation und Neugier glaubhaft benennt. Bei näherer Exploration möglicher Gründe für das Zögern zeigt sich ein Mangel an sozialen Fertigkeiten (»Ich weiß gar nicht so recht, wie man das eigentlich macht«). Es wird ein Training sozialer Kompetenzen eingeführt, dessen Erfolg auch von der Fähigkeit zur sozialen Perspektivenübernahme der Patientin abhängt.

Die Vielgestaltigkeit und Vielschichtigkeit klinischer Phänomene verlangt in der Regel den Einsatz und die Kombination mehrerer Verfahren. Vor diesem Hintergrund ist die Diagnostik psychischer Störungen auch im Bereich der ätiologischen, prognostischen und therapeutischen Entscheidungsbildung unentbehrlich (Röhrle, 2008), trägt unmittelbar zu Indikations- und Behandlungsentscheidungen bei und liefert Informationen für die Evaluation des therapeutischen Prozesses und des Behandlungsergebnisses. Pawlik (2006) unterscheidet im Einzelnen vier Arten der Diagnostik im psychotherapeutischen Setting.

Arten der Diagnostik nach Pawlik (2006)

- Die **deskriptive Diagnostik** meint die Beschreibung und Einordnung psychischer Störungen anhand diagnostischer Klassifikationssysteme. Hierunter fällt auch die Erfassung und Beurteilung therapierelevanter Aspekte der Persönlichkeit, etwa im Sinne von Verhaltensdefiziten oder Verhaltensexzessen oder im Sinne von Konflikt- und Strukturmerkmalen.
- Die **prädiktive oder prognostische Diagnostik** umfasst die Vorhersage des Behandlungsverlaufs und der Behandlungsergebnisse.
- Die **dezisionale Diagnostik** liefert Entscheidungen zur Indikation bzw. Kontraindikation einer Psychotherapie und somit differenzielle Indikationsaussagen.
- Die **explikative oder explanatorische Diagnostik** stellt Erklärungsansätze zur Entstehung und Aufrechterhaltung der psychischen Beschwerden vor. In der Verhaltenstherapie gehört hierzu vor allem die Suche nach aktuellen Ursachen in Form der Bedingungs- und Verhaltensanalyse. In der psychoanalytisch-orientierten Diagnostik stehen lebensgeschichtliche Aspekte oder Eigenschaften einer Person deutlich stärker im Vordergrund. Damit sind diagnostische Erklärungen stark theorie- oder paradigmenabhängig.

Diese zahlreichen Aufgaben der klinischen oder klinisch-psychologischen Diagnostik verlangen die Zuhilfenahme diagnostischer Kriterien, klinischer Interviews und diagnostischer Instrumente sowie den Einsatz geschulter und qualifizierter Diagnostiker. Die Genauigkeit und Qualität der Diagnostik und der diagnostischen Entscheidungen sind maßgeblich für das Erkennen, die Prognose und den Verlauf der Beschwerden, die Behandlungszuweisung und Evaluation der Therapieergebnisse.

1.2 Statusdiagnostik

Aussagen über den Ist-Zustand einer Person zu treffen, ist Gegenstand der Statusdiagnostik. Gemeint ist ein Teil der psychotherapiebezogenen Diagnostik, der sich auf verschiedene psychopathologische Merkmale und den augenblicklichen Zustand des Patienten bezieht. Im Vordergrund stehen Fragen wie: »Erfüllt der Patient aktuell oder in der Vergangenheit die diagnostischen Kriterien einer psychischen Erkrankung?« oder aber auch: »Wie ist der Entwicklungsstand eines zehnjährigen Kindes im Hinblick auf seine Sprachentwicklung zu bewerten?«.

Statusdiagnostik kommt im Rahmen einer Psychotherapie zu verschiedenen Zeitpunkten zum Einsatz: zu Beginn, im Verlauf als Zwischenbilanz und am Ende der

Behandlung. So können Veränderungen im Ist-Zustand durch die Therapie abgebildet werden. Hier zeigt sich eine besondere Nähe und ein fließender Übergang zwischen Statusdiagnostik und therapiebegleitender Diagnostik (s. Abschn. 1.3).

Die Statusdiagnostik ist eng mit der klassifikatorischen Diagnostik verbunden, denn sie beschäftigt sich mit der Feststellung non-komformen oder abweichenden Verhaltens und Erlebens. Hierzu werden Eigenschaftstheorien herangezogen, die überdauernde und über verschiedene Situationen hinweg stabile Aspekte menschlichen Verhaltens mit klinisch-relevanten Merkmalen assoziieren. So können individuelle Testergebnisse Normwerten gegenübergestellt werden, die einen Schluss auf die Verteilungskennwerte des interessierenden Untersuchungsmerkmals zulassen. Neben der klassifikatorischen Statuserfassung eines Patienten kommt auch der Erhebung von weiteren Merkmalen bzw. Eigenschaften, wie aktuellen Ressourcen, Belastungen, Persönlichkeitseigenschaften oder sozialen Anpassungen, eine besondere Bedeutung zu, die in die Behandlungsplanung einfließen.

Zusätzlich zur Beschreibung des Ist-Zustandes verfolgt die Statusdiagnostik noch weitere Ziele. Zum einen soll aufgrund der Merkmale einer Person (z. B. Stand der Sprachentwicklung) zukünftiges Verhalten prognostiziert werden (z. B. Bewältigung schulischer Anforderungen). Zum anderen soll aufgrund eines Merkmals (z. B. getrübte Stimmung) auf zugrundeliegende Eigenschaftsausprägungen (z. B. Neurotizismus) geschlossen werden (Eid & Petermann, 2006).

! Aus klinischer Sicht gilt es, für die Statusdiagnostik einen möglichst repräsentativen Ausschnitt aus dem Verhalten und Erleben eines Patienten zu wählen, um daraus einen Rückschluss auf ein hypothetisches (da nicht materiell-greifbares) Konstrukt bzw. eine latente Variable (wie etwa eine Eigenschaft) zu ziehen.

1.2.1 Klassifikatorische diagnostische Ansätze

Klassifikatorische diagnostische Ansätze sind symptombezogen und verfolgen das diagnostische Ziel, Personen zuverlässig zu verschiedenen Klassen zuzuordnen. Genauer gesagt wird einer Person aufgrund von beobachtbaren und/oder berichteten Symptomen eine Diagnose zugewiesen. Die Einzelsymptome werden hierfür zu Symptom- oder Syndromkomplexen zusammengefasst. Personen werden also aufgrund ihrer Merkmalsausprägungen verschiedenen Klassen (in diesem Fall: diagnostischen Kategorien) zugeordnet. Am Ende dieser Zuordnungen steht eine Ja-nein-Entscheidung darüber, ob ein diagnostisches Kriterium bzw. alle diagnostischen Kriterien einer bestimmten Diagnose erfüllt sind (Überschreiten der diagnostischen Schwelle). Diese ersten Anhaltspunkte über das Vorliegen psychischer Probleme sind leitend für die weitere, individuelle Symptomexploration gemeinsam mit dem Patienten und erlauben zugleich eine präzise Kommunikation auf der Basis operationalisierter Begriffe mit anderen (Mit-)Behandlern.

ICD und DSM. Die zwei bekanntesten und international gebräuchlichsten Klassifikationssysteme sind die Internationale Klassifikation der Erkrankungen (International Classification of Diseases, ICD), herausgegeben von der Weltgesundheitsorganisation WHO (1991), und das Diagnostische und Statistische Manual Psychischer Störungen (DSM), herausgegeben von der American Psychiatric Association (2013; Falkai & Wittchen, 2015). Beide Systeme stellen empirisch abgesicherte und erprobte, verdichtete Nomenklaturen da, die letztlich zur vereinfachten Kommunikation von Behandlern untereinander dienen und helfen können, umfängliche und komplexe Informationen zum Erscheinungsbild psychischer Störungen zu reduzieren.

Zum Verhältnis von ICD und DSM

- Die ICD ist konzipiert als national und international verbindliche Klassifikation der Erkrankungen, einschließlich psychischer Störungen. Sie liefert für Gesundheitsdienste weltweit Klassifikationshinweise für einzelne Erkrankungsformen und muss dabei aufgrund der Fülle der Erkrankungsbilder teilweise auf Spezifikationen oder erweiterte Klassifikationshinweise verzichten. Somit ist die ICD in erster Linie ein Merkmalskatalog oder eine Nomenklatur.
- Das DSM versteht sich dagegen als ein prozedurales Manual, das ausführlich beschreibt, wie und nach welchen Regeln und Richtlinien eine Diagnose abgeleitet und begründet werden kann. Es ist daher nicht nur als klinisch-relevantes, sondern auch als forschungs-relevantes Klassifikationssystem gedacht, um Gesundheitssystemen eine breitere, ausdifferenzierte Struktur bereitzustellen.

Beide Systeme sind synergistisch entwickelt und aufgebaut. DSM und ICD unterscheiden sich mit wenigen Ausnahmen im Wesentlichen nicht substanziell in der Merkmalsbeschreibung psychischer Störungen. Nahezu alle ICD-Diagnosen lassen sich in DSM-Diagnosen überführen und umgekehrt.

Beide diagnostischen Klassifikationssysteme formulieren diagnostische Kriterien, fassen diese aufgrund ihrer Ähnlichkeit zu Merkmalsgruppen (Kategorien) zusammen und geben damit an, wie psychische Beschwerden einzuordnen und zu klassifizieren sind. Sinn einer solchen Klassifikation ist es, Personen aufgrund ihrer Ähnlichkeit in Bezug auf wichtige Merkmalsausprägungen zusammenzufassen und Unterschiede, die für die aktuelle Fragestellung nebensächlich sind, zu vernachlässigen. Sie liefern spezifische diagnostische Prinzipien und standardisierte Kriterien, um psychische Störungen verlässlich zu beschreiben und um ein pathologisches von einem nicht-pathologischen Beschwerdebild zu unterscheiden. Diagnostische Schwellen und Kriterien stellen eine Vereinfachung und Informationsreduktion dar und sind stets abhängig vom aktuellen Erkenntnisprozess und Konsens. Für die meisten psychischen Erkrankungen gibt es keine »natürlichen« Grenzen, die gesund und krank eineindeutig trennen. Tatsächlich bergen psychologische Störungskonzepte vielmehr die implizite Annahme der Kontinuität von normal zu abnormal (krank). Fast alle psychischen Störungen erfordern daher neben einer kategorialen Diagnostik einen weiterführenden (dimensionalen) diagnostischen Prozess auf klinischer, instrumenteller und zeitlicher Ebene.

Im Zuge der fortlaufenden Revision der Klassifikationssysteme sind in den vergangenen 50 Jahren erhebliche Anstrengungen unternommen worden, Standards zur Diagnostik in der Psychiatrie und Psychotherapie zu erarbeiten. So enthalten die Klassifikationssysteme auch Prinzipien im Hinblick auf den Prozess der klinisch-psychologischen Diagnostik, die sich im Sinne von Leitlinien verstehen lassen, etwa das Komorbiditätsprinzip oder der multiaxiale diagnostische Ansatz. Dies ist insofern relevant, als dass explizite Leitlinien zur Diagnostik und Klassifikation psychischer Störungen bislang nicht veröffentlicht worden sind. Sie sind häufig aber Teil der störungs- oder therapiebezogenen Leitlinienmanuale, wie sie von verschiedenen Fachgesellschaften entwickelt wurden. Zum Beispiel wurden in der Psychotherapieforschung störungsspezifische und störungsübergreifende diagnostische Modelle vorgeschlagen, die inzwischen in bestimmten Bereichen Leitliniencharakter angenommen haben (z. B. Arbeitskreis OPD, 2004).

1.2.2 Dimensionale diagnostische Ansätze

Wenngleich klassifikatorische Ansätze von qualitativen Unterschieden zwischen Personen ausgehen, erfordern sie auch quantitative Angaben zur Anzahl und Frequenz sowie zur Intensität, Schwere und zum Ausmaß psychischer Symptome. Kliniker und Praktiker haben daher häufig ein dimensionales Krankheitsverständnis, nach welchem »krank« und »gesund« auf einem Kontinuum liegen. Der Vorteil eines solchen Verständnisses liegt in der Entpathologisierung, Entdramatisierung und Entstigmatisierung (Zarbock, 2008). Streng genommen werden Gesundheit und Krankheit inzwischen nicht mehr auf einem gemeinsamen Kontinuum betrachtet; doch die Beachtung der Dimensionalität und die implizite Annahme einer Kontinuität von psychischen Symptomen haben sich erhalten. Dimensionale Strategien sind dadurch gekennzeichnet, dass Merkmalsausprägungen auf (mehr oder weniger) kontinuierlichen Dimensionen festgestellt werden, bezüglich derer sich alle Personen vergleichen lassen. Ein typisches Beispiel hierfür sind psychologische Leistungstests, die es ermöglichen, die Leistung einer Person auf verschiedenen Leistungsdimensionen festzustellen.

Dimensionale und klassifikatorische Strategien sind keine einander ausschließenden Vorgehensweisen, sondern können und sollen sinnvoll miteinander verknüpft werden. So können zum Beispiel Personen zunächst aufgrund qualitativer Unterschiede verschiedenen Klassen zugeordnet werden, es wird also eine kategoriale Diagnose zugewiesen. Innerhalb dieser diagnostischen Kategorie können dann quantitative Unterschiede hinsichtlich behavioraler, kognitiver, affektiver oder psychophysiologischer Merkmale getroffen werden. So erlauben auch moderne psychometrische Ansätze eine simultane Klassifikation und Quantifizierung von Merkmalsunterschieden. Jüngstes Beispiel hierfür sind die dimensionalen Skalen für Angststörungen im DSM-5.

Vertiefung

Dimensionale Angstskalen des DSM-5

Im Zuge der diagnostischen Neuerungen im Rahmen der Überarbeitung des DSM-5-Klassifikationssystems wurden auch neu entwickelte diagnostische Instrumente vorgestellt, die kategoriale Diagnosen um Aussagen zur Schwere, also um dimensionale Beschreibungen, ergänzen sollen. Um beispielsweise die Diagnostik von Angststörungen zu verbessern, beinhaltet die jüngste Revision des DSM-5 erstmals ein Set dimensionaler Skalen zur Beschreibung der Schwere von Angststörungen. Diese Skalen sollen auch die Grenzen kategorialer Diagnosen überwinden helfen. Sie liefern jeweils für die einzelnen Angststörungen mittels zehn Items eine Einschätzung des Schweregrades anhand der Kernmerkmale Furcht und Angst – zusammen mit kognitiven, körperlichen und behavioralen Symptomen. In klinischen und studentischen Stichproben wurden die psychometrischen Eigenschaften der Skalen und ihre Vorhersagekraft gegenüber kategorialen Skalen untersucht. Die Skalen zeigen in der Regel eine eindimensionale Faktorenstruktur, gute interne Konsistenzen und gute bis sehr gute Klassifikationsleistungen. Zudem korrelieren die Skalen mit Merkmalen des klinischen Schweregrades, etwa dem allgemeinen Funktionsniveau, der berichteten Beeinträchtigung und der Anzahl von Panikattacken (Beesdo-Baum et al., 2012; Knappe et al., 2014). Vor allem aber können sie mit Ausnahme der Skala für Spezifische Phobie im Hinblick auf die Validität überzeugen. So zeigt sich z. B. als Zeichen für die konvergente Validität für die Skala der Sozialen Angststörung (SAD-D) eine hohe Korrelation mit dem Mini-SPIN (Kurzform des Social Phobia Inventory), die im Sinne der diskriminanten Validität deutlich höher ist als die Korrelation zwischen SAD-D und der Subskala Blood-Injury des Fear Questionnaires (Knappe et al., 2013). Die Skalen zur Panikstörung (PD-D) und zur Generalisierten Angststörung (GAD-D) sind zudem veränderungssensitiv, d. h. sie bilden Veränderungen im Laufe einer Behandlung ab (Knappe et al., 2014).

Zusätzlich zu den diagnosespezifischen Skalen für die Spezifische Phobie, Soziale Angststörung, Agoraphobie, Panikstörung und Generalisierte Angststörung wurde auch eine diagnosenübergreifende Skala entwickelt, um über diese verschiedenen Angststörungen hinweg die gemeinsamen Merkmale von Angst und Furcht zu erfassen. Diese sogenannte Cross-D-Skala erweist sich als ähnlich geeignet wie die spezifischen Skalen im Hinblick auf die Fallerkennung, ist jedoch weniger veränderungssensitiv.

Die Skalen sind online und kostenlos verfügbar auf der Homepage des Hogrefe Verlages (www.hogrefe.de) als Ergänzungsmaterial zum DSM-5.

1.3 Therapiebegleitende Diagnostik

Psychotherapie soll Veränderungen anstoßen. Die diagnostische Erfassung dieser Veränderungen ist dabei erstaunlicherweise nicht so intensiv beforscht worden wie die klassifikatorische und dimensionale Diagnostik. Begrifflich lassen sich Verlaufsdiagnostik und Prozessdiagnostik unterscheiden. In der Verlaufsdiagnostik geht es um die Veränderung in Problem- und Zielbereichen, wie Symptomreduktion, therapeutische Zielerreichung, Therapieeffekte, Änderungen im Erleben und Verhalten oder im sozialen Funktionsniveau. In der Prozessdiagnostik werden Variablen des therapeutischen Prozesses, wie die Therapiebeziehung, das Verhalten von Patient und Therapeut, motivationale und emotionale Variablen oder Selbstöffnung näher betrachtet (Laireiter, 2000). Insgesamt ist therapiebegleitende Diagnostik ein zentraler Bestandteil psychotherapeutischer Verlaufsdokumentation und gewinnt im Rahmen von Qualitätssicherung und Qualitätsmonitoring zunehmend an Bedeutung.

1.3.1 Verlaufsdiagnostik

Jeder Psychotherapeut steht bei seiner praktischen Arbeit vor der Frage, ob sein konkretes Vorgehen bei einem bestimmten Patienten zum Erfolg führt. Die einfachste Variante einer solchen Veränderungs- oder Verlaufsdiagnostik ist ein Vorher-Nachher-Vergleich der (primären) Symptomatik, wobei engmaschigere Messungen auch die Beobachtung und Einordnung positiver wie negativer Entwicklungen erlauben und somit eine Begründung für therapeutisches Handeln liefern können. Vor allem zwei Fragen sind im Rahmen der Verlaufsmessung von Interesse (Lueger et al., 2001): Erstens, wie wird ein Patient angesichts seiner klinischen Merkmale auf eine Behandlung ansprechen (Behandlungsresponse)? Und zweitens, wie groß ist die Veränderung des Patienten vor dem Hintergrund einer mehr oder weniger auch natürlicherweise schwankend verlaufenden Symptomatik?

> **!** **Ziel einer Verlaufs- oder Veränderungsdiagnostik** ist es, durch den Vergleich zweier oder mehrerer Zustände im Zeitverlauf eine Aussage über Veränderungen oder die Stabilität von Merkmalen zu treffen (Eid & Petermann, 2006). Im Rahmen klinisch-psychologischer Tätigkeiten geht es um die Beschreibung, Erklärung und Prognose des individuellen Fortschritts.

Zwingend notwendig für die Verlaufsdiagnostik sind Erhebungsverfahren, die sensitiv für Veränderung sind. In der Regel wird die erzielte Veränderung als Folge eines natürlichen Prozesses (z. B. Wachstum, Reifung, Lernen, circadiane Rhythmik), einer Intervention (z. B. pädagogische Förderung, Psycho- oder Pharmakotherapie) oder situationsbedingter Variabilität (z. B. Tagesereignisse) interpretiert. Daher verlangt die Interpretation von Testleistungen oder – allgemeiner formuliert – von diagnostischen Informationen im Rahmen einer Verlaufsdiagnostik auch gezielte Annahmen über (normative) Entwicklungs- und Interventionsverläufe, Situationseinflüsse und das Veränderungspotenzial. Auch der Vergleich des tatsächlich beobachteten Verlaufs mit dem erwarteten Verlauf ähnlicher Patienten kann interessieren. Im Idealfall verfolgt der Patient diesen, seinen Veränderungsprozess aktiv mit.

Typische Fragestellungen im Rahmen der Verlaufsdiagnostik nach Röhrle (2008, S. 24)

- Gibt es beobachtbare tageszeitliche Stimmungsschwankungen? Sprechen diese für die Veränderungen depressogener, zugrundeliegender Kognitionen?
- Wie verändert sich der Ausgangswert im Beck-Depressions-Inventar gegen Ende einer kognitiven Therapie?
- Verändert sich die Häufigkeit aggressiven Verhaltens unter Bedingungen des Löschens gegenüber einer Phase der Zuwendung und einer Baseline?

Die Verlaufsdiagnostik kann als fortlaufender Überprüfungs- und Rückmeldeprozess verstanden werden: Die beständige Kontrolle der Auswirkungen therapeutischen Handelns erfordert das Abschätzen, also das Messen der individuellen Verhaltens- und Problemveränderungen als Reaktion auf therapeutische Interventionen. Damit stellt die Verlaufsdiagnostik auch einen wichtigen Aspekt der Qualitätssicherung von Psychotherapie dar.

Vertiefung

Qualitätsmonitoring in der ambulanten Psychotherapie: Modellprojekt einer Deutschen Krankenkasse

Bislang war wenig bekannt über die Ergebnis- und Verlaufsqualität ambulanter Psychotherapien und die Wirksamkeit des praktizierten Qualitätssicherungsverfahrens (Gutachterverfahren) im Rahmen der Gesetzlichen Krankenversicherungen. Letzteres wird u. a. wegen der fehlenden Dokumentation von Behandlungsergebnissen und fehlender Berücksichtigung von Patientenangaben kritisch diskutiert.

In dem Modellprojekt der Techniker Krankenkasse »Qualitätsmonitoring in der ambulanten Psychotherapie« wurden psychotherapeutische Behandlungen im Rahmen der Standardversorgung durch niedergelassene Psychotherapeuten aller Richtlinienverfahren für die Behandlung von Erwachsenen unter den Bedingungen des herkömmlichen Gutachterverfahrens mit einem Qualitätsmonitoring-Verfahren (QM) verglichen. Dazu wurden zu Beginn und im Verlauf der Behandlung psychometrische Befunde an die Behandler rückgemeldet. Unter der QM-Bedingung wurde das traditionelle Gutachterverfahren modifiziert und der Therapeut bestimmte die erforderliche Therapiedauer. Als Zielvariablen wurden neben symptom- und beschwerdeorientierten Variablen auch interpersonelle Faktoren, Merkmale der Therapeut-Klient-Interaktion sowie Aspekte der Lebensqualität und Strukturveränderungen erfasst.

Im QM-Modell führten die Therapeuten die Diagnostik nach den QM-Bedingungen durch, d. h. Eingangsdiagnostik, Zwischenmessungen, modifiziertes Gutachterverfahren, Abschlussmessung und Katamnese. Die Therapeuten erhielten die Ergebnisse der psychometrischen Diagnostik (Fremdbeurteilung) von einer unabhängigen Auswertungsstelle unmittelbar via Internet oder in schriftlicher Form zurückgemeldet. In der Interventionsgruppe (IG) wurde sofort eine Empfehlung zu einer Langzeittherapie gegeben, wenn für den Patienten mindestens eine Diagnose nach ICD-10 gestellt wurde und wenn in mindestens einem der zentralen Selbstbeurteilungsinstrumente ein klinisch auffälliger Wert erreicht wurde. Falls diese Kriterien nicht zutrafen und dennoch eine Therapie begonnen werden sollte, wurde ein modifiziertes Gutachterverfahren ähnlich dem traditionellem Verfahren eingesetzt. Zentrale Maßnahmen der internen Qualitätssicherung waren eine standardisierte Basisdokumentation und Eingangsdiagnostik, eine psychometrische Verlaufs- und Abschlussdiagnostik sowie eine katamnestische Untersuchung 12 Monate nach Abschluss der Behandlung. Die externe Qualitätssicherung bestand aus einem modifizierten Gutachterverfahren, bei welchem neben verkürzten klinischen Berichten durch die Behandler auch die psychometrischen Ergebnisse bei der Entscheidung, ob die Behandlung weitergeführt werden soll, berücksichtigt wurden. Das QM-Modell erlaubte so gezielte Rückmeldung über den Verlauf der Therapie (Schulte, 2003).

Im Modellprojekt wurden keine Unterschiede zwischen dem traditionellen Gutachterverfahren und dem QM-Modell hinsichtlich der zur Bewertung der Ergebnisqualität herangezogenen Skalen und multiplen Ergebniskriterien aufgezeigt. Mit Blick auf die Prozess- und Ergebnisqualität psychotherapeutischer Behandlungen ergaben sich keine empirisch belegbaren, statistisch signifikanten Unterschiede zwischen Interventionsgruppe und Kontrollgruppe, weder durch die psychometrischen Messungen bei den Patienten bzw. Befragungen von Therapeuten und Patienten, noch durch den weitgehenden Verzicht auf das traditionelle Gutachterverfahren bei der Genehmigung von Langzeittherapien in der Interventionsgruppe. Geht man davon aus, dass es sich beim Gutachterverfahren ebenso wie beim QM-Modell um eine Form der Qualitätsbeurteilung handelt, lassen sich im Vergleich beider Vorgehensweisen keine Unterschiede in den Behandlungsergebnissen finden. Beide Varianten der Qualitätssicherung führen zu gleich guten Ergebnissen (Wittmann et al., 2011). Allerdings könnte die kurzfristige, möglicherweise zukünftig zunehmend internetgestützte Rückmeldung psychometrischer Daten eine hilfreiche Ergänzung der täglichen therapeutischen Praxis sein. Besonders nennenswert sind dabei die hohen Zufriedenheitswerte der Patienten, die zum größten Teil angaben, dass der Zeitaufwand für die (mehrfachen) Befragungen vertretbar gewesen sei, dass die Rückmeldungen verständlich und hilfreich gewesen seien, dass sich teilweise durch die Rückmeldungen die Beziehung zum Behandler verbessert habe und dass sie durch die Rückmeldungen das Gefühl hatten, selbstverantwortlicher mit ihrer Störung umgehen zu können (Lutz et al., 2011). Die

Sicherheit sensibler Patientendaten bei ständiger Verbindung zwischen Internet und Praxiscomputer muss allerdings gewährleistet sein (Engelhardt, 2013).

Instrumente zur Verlaufsdiagnostik. Die Verlaufsdiagnostik bei psychischen Störungen bedient sich verschiedenster Instrumente. Allerdings gibt es bislang wenig Konsens über Strategien oder besonders empfehlenswerte Erhebungsinstrumente. Allgemeine Anforderungen an diagnostische Instrumente zur Verlaufsdiagnostik sind:

- Die Instrumente sollten kurz und zeitökonomisch einsetzbar sein.
- Sie sollten ein breites Spektrum relevanter Aspekte erfassen.
- Sie sollten veränderungssensitiv sein, also auch kleine Veränderungen im Zuge einer Intervention verlässlich und valide abbilden können.
- Sie sollten wiederholt einsetzbar sein.
- Normen zum Vergleich mit einer repräsentativen Patientengruppe sind wünschenswert.

Daher werden statt kompletter diagnostischer Interviews kürzere Verfahren bevorzugt, die binnen weniger Minuten bearbeitet werden können. Auch verhaltensbezogene Maße können dazu beitragen, für Therapeut und Patient gleichermaßen den individuellen Fortschritt zu verdeutlichen. Globale Ergebnisinstrumente sind geeignet zur Verlaufsdokumentation, wenn sie am Ende jeder Sitzung oder aber in größeren Abständen aller drei bis vier Sitzungen eingesetzt werden. Der Einsatz von Stunden- oder Verlaufsbögen ist auch unter dem Aspekt der Sorgfalts- und Dokumentationspflicht zu empfehlen.

Der häufigste Einsatz liegt in der regelmäßigen Anwendung von einfachen Selbstbeobachtungsprotokollen oder Tagebüchern. Diese können bilanzierend sein und z. B. einmal pro Tag oder Woche oder ereignisbezogen (z. B. nach jeder Panikattacke) ausgefüllt werden. Tagebücher und Protokolle können leicht vom Patienten selbst angefertigt und im Therapieverlauf angepasst werden.

Bestimmung von Zielzuständen. Eine individuell erstellbare und universell einsetzbare Methode ist das sogenannte Goal-Attainment Scaling (GAS), im Deutschen auch als Zielerreichungs-Skalierung bezeichnet (s. Abschn. 7.4). Dabei wird der Patient gebeten, einen für ihn erreichbaren, erwünschten Zielzustand zu formulieren. Dieser sollte positiv formuliert, verhaltensnah verankert und messbar sein. Dieser Zielzustand wird mit dem Skalenwert 0 verstehen. Dann beschreibt der Patient Überschreitungen (+1, +2, +3) und Unterschreitungen (–1, –2, –3) des Ziels mit verhaltensverankerten Zielzuständen. Dies wird für mehrere, in der Regel drei, Zielzustände durchgeführt. Durch einfaches Abfragen, wie weit ein Ziel schon erreicht, überschritten oder unterschritten wurde, ist so eine ökonomische Veränderungsmessung möglich. Mit dieser einfachen Methode wird zudem sichergestellt, dass sich sowohl der Patient als auch der Therapeut der Therapieziele bewusst sind, diese nicht aus den Augen verlieren oder im gemeinsamen Arbeitsprozess nötige Veränderungen vornehmen. Die Gefahr, dass eine Therapie ziellos »vor sich hinplätschert«, wird somit deutlich minimiert.

Evaluation von Therapieverläufen. Ein standardisierter Fragebogen zur Verlaufsmessung liegt mit dem »Fragebogen zur Evaluation von Psychotherapieverläufen« (FEP-2) von Lutz und Böhnke (2008) vor, der vier Dimensionen therapeutischer Ergebnisse (Wohlbefinden, Symptombelastung, Inkongruenz und interpersonelle Probleme) mit 40 Items erfasst. Der FEP-2 bildet psychische Symptome differenziert ab und liefert zusätzlich einen allgemeinen Kennwert für psychisches Befinden, der sich klar von anderen Dimensionen des Wohlbefindens abhebt (z. B. rein somatische Beschwerden). Der FEP-2 erhebt drei zentrale Konzeptualisierungen therapeutischer Veränderungen: das Phasenmodell therapeutischer Veränderung (Howard et al., 1993), das interpersonale Kreismodell (Horowitz et al., 1988; Kiesler, 1996) und das Inkongruenzkonzept (Grawe, 1998). Durch die so realisierte theoretische Breite ist der FEP-2 für verschiedene Therapieschulen anschlussfähig und geeignet. Der Fragebogen ist online und kostenfrei verfügbar.
Evaluation anhand symptomübergreifender Instrumente. Aus dem Englischen sind inzwischen ebenfalls mehrere symptomübergreifende Instrumente übersetzt worden. Lutz und Kollegen (2006) zeigen beispielsweise basierend auf bestehenden Instrumenten, wie eine Entwicklung von Kurzformen aus längeren Originalinstrumenten möglich ist. Diese könnten dann für die nötigen wiederholten Messungen im Therapieverlauf verwendet werden. Allerdings fehlen Instrumente, welche »public domain« und damit für die klinisch-diagnostischen Anwender einfach zugänglich sind und günstig eingesetzt werden können (Lutz et al., 2009).

Ein weiteres bekanntes Beispiel zur Verlaufsdiagnostik ist die Figurationsanalyse nach Grawe (1994): Sie erlaubt die graphische Darstellung der Patientendaten vor dem Hintergrund der Mittelwerte und Standardabweichungen einer Referenzpopulation.
Engmaschige Evaluation zu Therapiebeginn. Gemäß Befunden der Psychotherapieforschung, nach denen deutliche Veränderungen schon in den ersten Stunden der Behandlung festgestellt werden, sollten Verlaufsmessungen zur Beginn der Behandlung engmaschiger erfolgen. Im weiteren Verlauf können größere Zeitabstände gewählt werden. Die Messzeitpunkte orientieren sich zudem an den Veränderungsschritten beim individuellen Fall.

! In jeder Therapie können Nicht-Veränderungen oder Stagnationen im Therapieprozess sowie Verschlechterungen der Symptomatik auftreten. Dabei ist eine häufige klinische Beobachtung, dass es Patienten, z. B. infolge einer Besprechung ihrer Probleme, zeitweise auch schlechter gehen kann als zu Therapiebeginn. Es ist daher Aufgabe des Therapeuten, auf derartige Entwicklungen zu achten und sie abzuschätzen.

Veränderungen können auf der Ebene von Symptomen, der Therapeut-Patient-Beziehung oder der Zielerreichung stattfinden und verschiedentlich erfasst und dokumentiert werden.

Vertiefung

Wie gut bemerken Therapeuten Symptomverschlechterungen bei ihren Patienten?

Symptomverschlechterungen treten bei 5 bis 10 % aller Patienten und zu jedem Zeitpunkt innerhalb des therapeutischen Prozesses auf. Wichtig ist daher, eine solche Verschlechterung rechtzeitig zu erkennen und angemessene Schritte einzuleiten. In einer Untersuchung an einem universitären Beratungszentrum in den USA (Hatfield et al., 2010) füllten 70 Patienten vor jeder Therapiesitzung den Outcome Questionnaire-45 (OQ-45) zur Erfassung der allgemeinen Symptomschwere aus. Bei einer Veränderung um 14 oder mehr Punkte spricht man von einer klinisch bedeutsamen Verbesserung oder Verschlechterung. Zugleich wurden die schriftlichen Aufzeichnungen zur Therapiedokumentation nachträglich und qualitativ dahingehend ausgewertet, ob der Therapeut eine maßgebliche Veränderung oder Stabilität des Patienten (also eine Veränderung des Patienten im OQ-45 um 14 oder mehr Punkte) registrierte und wenn ja, welche klinische Entscheidung der Therapeut in diesem Fall traf.

Bei Patienten, die eine maßgebliche Veränderung angaben, fanden sich in 58,6 % der Protokolle der Therapeuten keine Hinweise auf Veränderungen aufseiten des Patienten, in 2,9 % wurde eine Verbesserung registriert, in 21,4 % eine Verschlechterung und in 8,6 % wurde die Symptomatik des Patienten als stabil beschrieben. Bei weiteren 8,6 % war der Therapeut nicht sicher, ob eine Veränderung stattgefunden hatte. Für die Fälle, in denen keine Veränderung oder aber eine Verschlechterung beobachtet wurde, ergab die Auswertung der klinischen Entscheidungen in der Mehrzahl der Fälle (jeweils 23,8 %) eine Fortsetzung (treatment as usual, TAU) oder Verweis auf eine medikamentöse Behandlung. In einem Drittel der Fälle gab es hierzu keine Informationen. In einer anschließenden Befragung berichteten praktisch tätige Mitglieder der American Psychiatric Association, dass sie eine Symptomverschlechterung am häufigsten dem verbalen Bericht des Patienten entnehmen (47,2 %) oder selbst registrieren (36,1 %). In nur 11,1 % wurde dies anhand von Ratingskalen beobachtet oder verifiziert. Auch in dieser Studie war die häufigste klinische Entscheidung daraufhin die Einleitung einer Medikation (55,6 %) oder die Erhöhung der Therapiedosis (Anzahl der Sitzungen; 33,3 %). In knapp 20 % der Fälle wurden spezifische Interventionen eingeleitet (Hatfield, 2010). Solche Ergebnisse verdeutlichen, dass es auch erfahrenen Therapeuten nicht immer gelingt, eine Symptomverschlechterung zu erkennen. Im Rahmen von Verlaufs- und Prozessdiagnostik kommt daher der (automatisierten) Rückmeldung symptom- und prozessbezogener Ergebnismaße eine maßgebliche Rolle für den Behandlungserfolg zu.

Eine diagnostische oder klinische Entscheidung erfordert auch die Berücksichtigung von intraindividuellen Veränderungen der behandelten Patienten in zentralen therapeutischen Veränderungsbereichen. Die Abschätzung des Ausmaßes und der Relevanz von Verbesserungen oder Verschlechterungen kann gemäß dem Konzept der klinischen Bedeutsamkeit (Jacobson et al., 1999; Jacobson & Truax, 1991) vorgenommen werden (s. Abschn. 7.4).

Schwierigkeiten im Rahmen der Verlaufsdiagnostik. Kritische Aspekte der Verlaufsdiagnostik könnten zum einen sein, dass eine wiederholte Testung einen Störfaktor im Therapieprozess darstellt. Hierzu zeigen Befunde jedoch, dass sobald eine Verlaufsmessung regelmäßig bei einem bestimmten Patienten, oder besser noch, regelhaft bei der Mehrzahl der Patienten durchgeführt wird, diese auch unproblematisch von statten geht (s. auch Lutz et al., 2011). Zum anderen berichtet Zarbock (2008) über die Gefahr von Urteilerverzerrungen aus Patientensicht: Patienten befürchten, gerade zu Behandlungsbeginn, dass sie deutliches Leiden berichten müssen, um eine Aufnahme der Behandlung und Übernahme der Kosten durch den zuständigen Kostenträger zu erreichen. Im Verlauf befürchten Patienten, wenn »zu gute« Werte berichtet werden, könne die Therapie vorzeitig beendet werden. Wenn keine Veränderungen zu verzeichnen sind, könnte wiederum der Therapeut Schwierigkeiten bekommen. Es ist somit sicherlich sinnvoll, auch beim Ausgeben von Fragebogen immer wieder die Wichtigkeit von ehrlichen subjektiven Angaben zu betonen.

1.3.2 Prozessdiagnostik

Prozessdiagnostik im engeren Sinne meint die Beobachtung des Geschehens *während* der therapeutischen Intervention und ist letztlich auch Ausdruck eines Bemühens um die wissenschaftliche oder empirische Fundierung des praktisch-psychologischen Handelns sowie um größtmögliche Transparenz gegenüber dem Patienten. Dutzende Aspekte können das therapeutische Geschehen widerspiegeln; auch hier orientiert sich die Wahl des Instrumentes an der diagnostischen Fragestellung, und daran, welcher Aspekt des Geschehens interessiert. Therapieziele, Motivation und Zuversicht, die Erwartungen des Patienten an die Behandlung, an den Therapeuten und an die mögliche Veränderung, Manualtreue des Therapeuten oder Passung und Qualität der Therapeut-Patient-Beziehung sind ebenfalls Indikatoren des Therapiegeschehens.

Beispiele für typische Fragestellungen im Rahmen der Prozessdiagnostik (nach Röhrle, 2008)

- Sind die beobachteten Effekte auf die Therapie oder auf andere externe Faktoren zurückzuführen?
- Welche Rahmenbedingungen wirken sich auf den therapeutischen Prozess und dessen Ergebnis aus?
- Lassen sich Verbesserungsmöglichkeiten im Behandlungsplan erkennen und mit welchen Methoden sind sie am ehesten erreichbar?

Prozessvariablen sind häufig Gegenstand von Supervision oder Intervision. Stockende Therapieprozesse, Schwierigkeiten in der Therapiebeziehung, Umgang mit Widerständen – all diese Variablen können und sollten regelmäßig erfasst werden, um Veränderungen sichtbar werden zu lassen. Hier gilt besonders: Die Rückmeldung prozessualer Veränderungen in der Diagnostik kann zugleich therapeutische Effekte haben. Die Besprechung von Schwierigkeiten oder Auffälligkeiten in der Therapiebeziehung oder die Klärung von Widerständen können einen stagnierenden therapeutischen Prozess wieder in Gang bringen. Dies gelingt dann besonders gut, wenn diese Schwierigkeiten nicht erst im Problemfall erfasst werden, sondern der Therapieprozess kontinuierlich diagnostisch begleitet wird. Auch wird das Ansprechen bestehender Auffälligkeiten und der Vergleich mit einer bisher erhobenen, individuellen »Baseline« leichter.

Vertiefung

In der unter Abschnitt 1.3.1 besprochenen Modellstudie der Techniker Krankenkasse war ein interessanter Befund, dass Patienten sich durch mehrfaches Ausfüllen von Fragebogen überwiegend nicht belastet fühlten. Ungefähr die Hälfte der Patienten gab an, dass sich die therapeutische Beziehung durch die standardisierten Rückmeldungen der Testergebnisse verbessert habe und dass sie das Gefühl hatten, aufgrund der Rückmeldungen selbstverantwortlicher mit ihrer Störung umgehen zu können (Lutz et al., 2011). Regelmäßiges Einbinden von Patienten durch therapiebegleitende Diagnostik kann also sogar die gefühlte Verantwortlichkeit für den eigenen Behandlungserfolg erhöhen.

Instrumente zur Beschreibung des Therapieprozesses: Hierfür kommen z. B. der Stundenbogen für Patienten und Therapeuten (STEP; Krampen, 2002), der Berner Patienten- und Therapeutenstundenbogen (Flückinger et al., 2015), der bereits genannte Fragebogen zur Evaluation von Therapieverläufen (FEP-2, Lutz & Böhnke, 2008) oder der Fragebogen zur Erfassung der Therapiezufriedenheit (Zarbock, 2008) in Frage. Ihr Einsatz liefert möglicherweise Hinweise auf Störungen in der therapeutischen Beziehung.

Beobachtung des psychotherapeutischen Prozesses. Eine besonders wichtige Methode zur Erfassung von Prozessen innerhalb der Psychotherapie liegt in der Auswertung von Videoaufzeichnungen der Therapiesitzungen. Im Rahmen von Supervision, Intervision oder Studienauswertungen können so, neben den zwangsweise subjektiv gefärbten Einschätzungen der beteiligten Therapeuten, Einblicke in Prozesse, Interaktionen und in die Beziehungsgestaltung erfolgen.

Vertiefung

Untersuchung emotionaler Erregung während der Therapiesitzungen

Ein neuerer Ansatz zur Aufklärung von Prozessmechanismen in der Psychotherapie und ihrem Bezug zum letztendlichen Therapieerfolg ist die Untersuchung von emotionaler Erregung (Arousal) während Therapiesitzungen – d. h. der Versuch abzubilden, wie stark Emotionen ganz allgemein im Patienten bzw. im

Therapeuten aktiviert sind. Da es verzerrend und unpraktisch sein kann, emotionale Erregung während der Therapie mit bisherigen Methoden wie Herzraten- oder Blutdruckmessung zu erheben, wurde in jüngerer Zeit eine interessante Methode zur Ableitung herangezogen: die Stimmgrundfrequenz (u. a. Scherer, 2003). Die Stimmgrundfrequenz bezeichnet eine physikalische Komponente der Stimme und kann aus Videoaufzeichnungen von Therapiesitzungen für jeden Gesprächspartner separat ermittelt werden.

Bisher konzentrierte sich die Forschung zu vokal enkodiertem emotionalem Arousal im therapeutischen Kontext auf Paartherapien. So zeigten beispielsweise Baucom et al. (2009), dass eine höhere Stimmgrundfrequenz während einer Paartherapie vorhersagte, wie gut die Partner noch zwei Jahre nach Therapieende auf die Therapie ansprachen.

In einer kürzlich durchgeführten Studie untersuchten Wieder et al. (in Vorb.) erstmals emotionales Arousal über die Ableitung der Stimmgrundfrequenz von $N = 64$ Patienten mit Panikstörung und Agoraphobie während der kognitiven Vorbereitung in einer Expositionstherapie. Die Analysen offenbarten einen negativen Zusammenhang zwischen der emotionalen Erregung während der Ableitung des Therapierationals für die Exposition in vivo und der Symptomreduktion am Ende der Therapie – d. h. je höher die Erregung, desto geringer die Symptomreduktion. Dies wirft die Frage nach einer Spezifizierung der aktivierten Emotion während bestimmter Therapiesitzungen und -prozesse auf und verdeutlicht gleichzeitig, dass sich ein Monitoring emotionaler Erregung während der Therapie durchaus lohnen kann. Ein Zukunftswunsch ist die automatisierte Erhebung des Arousals mittels Sprachaufzeichnungen inklusive Feedback schon während der Therapie.

1.4 Klinische Entscheidungen und diagnostische Fehler

1.4.1 Klinische Entscheidungsfindung als formalisierter Prozess

Die Diagnostik in der Verhaltenstherapie im Sinne eines primär verhaltenstheoretischen Konzeptes rückt vor allem in den Vordergrund, was eine Person »tut« – weniger dringlich ist die Frage nach einer Eigenschaft, die eine Person möglicherweise »hat«. Zur Beschreibung von Verhalten liegt eine nahezu unüberschaubare Fülle diagnostischer Instrumente vor. Aus klinischer Sicht ist die Vielfalt diagnostischer Instrumente beeindruckend und verwirrend zugleich. Wann wähle ich welche Art von diagnostischem Instrument und zu welchem Zweck? Zugleich sind der diagnostische Prozess und die Ableitung klinischer Entscheidungen wenig definiert oder konzeptualisiert. Der Forderung nach einer umfassenden, verlässlichen und aussagekräftigen Diagnostik steht möglicherweise die Forderung einer zugleich sparsamen und ökonomischen Diagnostik entgegen.

Vertiefung

Knappe und Hoyer (2014) haben in einem Überblicksbeitrag zur Diagnostik von Angststörungen eine Heuristik für den diagnostischen Prozess aufgezeigt, die unter Berücksichtigung der instrumentellen, der klinischen und der zeitlichen Ebene zu einem atheoretischen, aber dennoch formalisierten und nachvollziehbaren diagnostischen Vorgehen beitragen soll (s. Abb. 1.1).

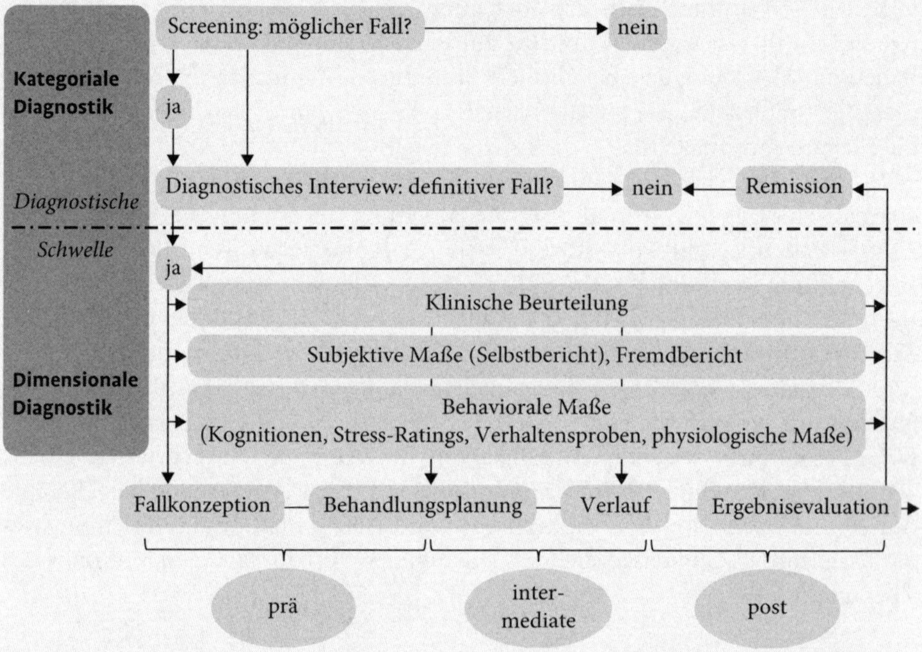

Abbildung 1.1 Das diagnostische Vorgehen und der Einsatz kategorialer und dimensionaler diagnostischer Instrumente orientieren sich am diagnostischen Auftrag, dem Zeitpunkt der Erhebung und dem klinischen Bild

Die Abbildung zeigt das Zusammenspiel kategorialer und dimensionaler Diagnostik und beschreibt die Auswahl diagnostischer Instrumente zunächst in Abhängigkeit vom diagnostischen Auftrag. Geht es nur um ein Screening oder gibt es einen begründeten Verdacht, dass es sich um einen klinisch-relevanten Fall handelt? Ergänzend zur Ableitung kategorialer Diagnosen können dann fortlaufend dimensionale Maße eingesetzt werden, um die Fallkonzeption zu ergänzen, aber auch für die Behandlungsplanung und das Monitoring des weiteren (Behandlungs-)Verlaufes und die Ergebnisevaluation. Feedback-Schleifen verdeutlichen die Reziprozität des diagnostischen Prozesses.

1.4.2 Partizipative Entscheidungsfindung und Patientenpräferenzen

Ergänzend zur zuvor beschriebenen ansatzweisen Formalisierung findet der diagnostische Prozess in Interaktion zwischen Patient und Therapeut statt (ggf. auch zwischen weiteren relevanten Dritten). Der Patient ist dabei nicht ausschließlich in der Rolle des Informationsgebers zu sehen. Vielmehr ist er ein dem Therapeuten gleichgestellter Partner im Sinne einer partizipativen Entscheidungsfindung. Das heißt, sowohl Patient als auch Therapeut stellen Fragen und beantworten Fragen. Im Hinblick auf die Gestaltung des diagnostischen Prozesses kann das gemeinsame Herausarbeiten von Informationen auch das Engagement beider Interaktionspartner positiv befördern und zugleich helfen, Informationen und Hypothesen zu validieren. Tatsächlich gelingt eine Beteiligung der Patienten am ehesten, wenn diese auch die diagnostischen Hintergründe kennen, die zur Entscheidung beitragen.

Partizipative Entscheidungsfindung (engl. Shared Decision Making) meint, dass Patient und Behandler gemeinsam zu einer Übereinkunft über eine angemessene (psycho-)therapeutische Behandlung kommen. Der Begriff ist vor allem in der Medizin und Pflege gebräuchlich. Die Bedeutsamkeit des Prinzips der partizipativen Entscheidungsfindung wird jedoch zunehmend auch bei der Versorgung psychischer Störungen erkannt. Charakteristisch für die partizipative Entscheidungsfindung ist u. a. eine »partnerschaftliche Beziehung« zwischen Patient und Therapeut mit möglichst gleichem Informationsstand über Wahlmöglichkeiten bezüglich einer behandlungsrelevanten Entscheidung. Dabei sollen Arzt bzw. Therapeut und Patient bzw. Klient ihre Entscheidungskriterien aktiv und gleichberechtigt in den Abwägungs- und Entscheidungsprozess einbringen und partnerschaftlich für die Entscheidung Verantwortung übernehmen. Formal gesehen hat der Patient das Selbstbestimmungsrecht. Zugleich muss der Therapeut Sorge dafür tragen, dass dem Patienten ausreichend Informationen zur Verfügung stehen, um sich am Entscheidungsprozess sinnhaft zu beteiligen. Je nachdem an welcher Stelle im diagnostischen oder Behandlungsprozess man sich gerade befindet, kann dies z. B. durch die Rückmeldung der Eingangs-, Verlaufs- oder Ergebnisdiagnostik geschehen.

Gemeinsam Entscheidungen treffen. Die partizipative Entscheidungsfindung gestaltet sich aus verschiedenen Handlungsschritten (Giesdorf et al., 2004):

- die Übereinkunft zwischen Patient und Therapeut, dass eine Entscheidung (z. B. für oder wider eine Psychotherapie) ansteht
- das Angebot des Therapeuten, dass die Entscheidung bezüglich einer Behandlung oder einer bestimmten Behandlungsoption (z. B. massierte vs. gestufte Exposition) von Patient und Therapeut in gleichberechtigter Partnerschaft entwickelt wird
- das Aufzeigen verschiedener gleichwertiger (im besten Falle evidenzbasierter) Optionen
- umfassende gegenseitige Information über Behandlungsoptionen, ihre Evidenzen, Alternativen, Vor- und Nachteile, evtl. unter Nutzung von Entscheidungshilfe-Materialien wie schriftlichen Patienteninformationen

- die Rückmeldung über Verständnis der Optionen und Erfragen weiterer Optionen aus Sicht des Patienten
- die Ermittlung der Präferenzen des Patienten bzw. des Therapeuten (s. u.)
- das Aushandeln der Entscheidungsmöglichkeiten
- die gemeinsame (partizipative) Entscheidung oder einseitige Entscheidung des Patienten (Selbstbestimmungsrecht), auch gegen den Willen oder die Ansichten des Therapeuten
- evtl. ein Vertrag oder eine Selbstverpflichtung, zumindest ein Plan zur Umsetzung der Entscheidung

Von einer partizipativen Entscheidungsfindung werden positive Effekte auf die Therapietreue (Compliance) des Patienten, auf den Behandlungserfolg und die Patientenzufriedenheit erwartet.

Eng verknüpft mit einer partizipativen Entscheidungsfindung ist die Berücksichtigung der Präferenzen von Patienten.

Vertiefung

In einer Hausarztstudie wurden 82 Patienten vor der Konsultation mit ihrem Hausarzt gebeten, an einer schriftlichen Befragung teilzunehmen (Bauer, 2014). Ziel war die Exploration von Patientenpräferenzen beim Bericht psychischer Beschwerden wie Ängsten oder Depressionen beim Hausarzt. Die Befragung verdeutlichte den Wunsch der Patienten, ihre jeweiligen Wahrnehmungen, Bedürfnisse und Bedenken in der Arzt-Patienten-Interaktion zu berücksichtigen (patientenzentriertes Vorgehen) und psychische Beschwerden anzusprechen. Dabei möchten die Patienten über den Prozess der Diagnoseprüfung und -stellung und die Diagnose im Speziellen informiert werden, sich aber bei Entscheidungen eher nach der Meinung des Arztes richten (Recht auf Mitbestimmung). Des Weiteren konnte ein Zusammenhang zwischen einem längeren Bildungsweg und dem Wunsch nach patientenzentriertem Vorgehen aufgezeigt werden. Ferner wurde deutlich, dass Patienten mit psychischen Beschwerden sich häufiger die Thematisierung psychischer Beschwerden wünschen, insbesondere in Form von direktem Nachfragen und durch den Einsatz von Screeningfragebogen.

Das patientenzentrierte Vorgehen und das direkte Fragen nach psychischen Beschwerden, zum Beispiel mit Fragebogen, sind demnach von Patienten gewünscht und somit wichtige Schritte, um das Erkennen und damit eventuell die Versorgung psychischer Störungen zu verbessern.

! Der **Einbezug von weiteren Experten**, z. B. des Überweisers, aktueller Mitbehandler oder auch früherer Behandler, (fach)ärztlicher Kollegen, von Pflegekräften oder Kollegen in multiprofessionellen interdisziplinären Teams kann wertvolle und teils recht spezifische Informationen aus den jeweiligen Begegnungskontexten liefern. Sofern eine Schweigepflichtsentbindung seitens des Patienten erteilt wird, sollten diese Befunde unbedingt eingefordert werden. Für spezielle, insbesondere differenzialdiadiagnostische Abklärungen (s. Abschn. 2.8) sind derartige Informationen unerlässlich.

1.4.3 Diagnostische Fehlerquellen

Die Komplexität menschlichen Erlebens und Verhaltens zu beschreiben und zu klassifizieren, verlangt Vereinfachung, Reduktion und Abstraktion. Das ist nicht einfach, mitunter mit Fehlern behaftet – und dennoch ein Muss in der Psychotherapie!

Stieglitz (2008) nennt eine Reihe von Faktoren, die die Diagnostik psychischer Störungen und daraus abgeleitete klinische Entscheidungen maßgeblich beeinflussen können.

- **Subjekt- bzw. Situationsvarianz:** Ein Patient erlebt zu zwei verschiedenen Zeitpunkten die Symptome seiner Erkrankung unterschiedlich, und stellt seine Beschwerden daher auch unterschiedlich dar.
- **Beobachtungsvarianz:** Verschiedene Beobachter legen ihr Augenmerk auf verschiedene Merkmale und gewichten sie anders.
- **Kriterienvarianz:** Verschiedene Beurteiler haben unterschiedliche – oft implizite – Kriterien hinsichtlich einer Störung.

Die Entwicklung klarer Kriterien für psychische Störungen in den klassifikatorischen Systemen ICD und DSM hilft, das letztgenannte Problem zu minimieren; der Einsatz strukturierter Interviews kann zudem die Informations- und Beobachtungsvarianz deutlich reduzieren. Derartige Interviews sind für Epidemiologie sowie für die klinische Grundlagen- und Psychotherapieforschung längst unverzichtbar geworden und sind zunehmend auch in der psychotherapeutischen Praxis verbreitet.

Zahlreiche Untersuchungen und Übersichtsarbeiten beschäftigen sich mit der klinischen Urteilsbildung (vgl. Caspar, 2008). Bekannt sind bereits seit Mitte der 1950er-Jahre die Gegenüberstellungen von Meehl (1954) zur klinischen vs. statistischen Vorhersage. In den meisten Arbeiten wird die Qualität klinischer Urteile mit Skepsis gesehen. Sturm (1986) beklagte die mangelnde Reliabilität und Validität intuitiv gewonnener klinischer Urteile. Tatsächlich besteht ein nicht unerhebliches Irrtums- und Fehlerpotenzial angesichts der individuellen Informationsverarbeitung auf Seiten des Diagnostikers und auch auf Seiten des Patienten:

- Ignorieren von Basisraten (Merkmal kann auf Störung x oder auf Störung y hinweisen, Störung y ist aber deutlich seltener verbreitet)
- Ungeeignete Gewichtung von Hinweisen
- Nichtbeachtung der Regression zur Mitte
- Ungeeignete Heuristiken, z. B. Bevorzugung eigener Erfahrungswerte gegenüber Ergebnissen empirischer Studien
- Überrepräsentativität und Überinterpretation von Randhäufigkeiten

Problematisch ist, dass diese Fehler aufgrund fehlender Feedbacksysteme kaum korrigiert werden. Allerdings hat das Wissen um diese möglichen Fehlerquellen zur Verbesserung diagnostischer Strategien und Instrumentenentwicklung beigetragen.

Vertiefung

Junge vs. ältere Diagnostiker

Im Zusammenhang mit der Güte des diagnostischen Urteils sind Therapeutenvariablen bislang weniger häufig systematisch untersucht als Methoden- und Patientenvariablen. Bisherige Untersuchungen stellten vor allem die Rolle der Erfahrung des Therapeuten und mögliche Kohorteneffekte in den Vordergrund. Zu ersterem fanden sich insgesamt nur wenige Hinweise auf eine Überlegenheit erfahrener Therapeuten gegenüber fortgeschrittenen Studierenden (Garb, 1989). Caspar (1995, in: Caspar, 2008) untersuchte u. a. unerfahrene im Vergleich zu erfahrenen verhaltenstherapeutisch und psychodynamisch-orientierten Kollegen und fand, dass erfahrenere Kollegen selektiver, interpretierender und präziser in ihrem Vorgehen waren, aufmerksamer für nonverbales und analoges Verhalten waren und regelgeleiteter, mit mehr Begründungen, bewusster und zugleich automatisierter (routinierter) dachten. Zugleich betont Caspar die Spannbreite individueller Unterschiede unabhängig von der therapeutischen Ausrichtung, mit der Möglichkeit zum Optimierungspotenzial für diagnostische Prozesse.

Möglicherweise machen jüngere Kollegen nicht zwangsläufig mehr, sondern eher andere Fehler als ältere Kollegen. Daher wurde auch überlegt, welche Rolle die mehr oder weniger systematische Ausbildung jüngerer Therapeutengenerationen für die Güte der Diagnostik und der klinischen Entscheidungen spielt. Doch auch hier sind die Effekte scheinbar eher umgrenzt (Beutler et al., 2004).

Diagnostische Fehler. Diagnostische Untersuchungen können aus den verschiedensten Gründen fehleranfällig sein. Dabei lässt sich am ehesten unterscheiden nach Fehlern aufseiten des Diagnostikers, nämlich im Hinblick auf die Auswahl und Anwendung diagnostischer Strategien und Methoden, sowie aufseiten des Befragten im Hinblick auf die Art und Auswahl der berichteten Beschwerden.

Tabelle 1.1 Mögliche diagnostische Fehlerquellen auf Seiten des Diagnostikers und des Befragten

Fehlerquellen aufseiten des Diagnostikers	Fehlerquellen aufseiten des Befragten
mono-operation bias: Nur ein Aspekt des Konstruktes oder Merkmals wird untersucht.	**Bagatellisierung:** Real vorhandene Symptome oder Beschwerden werden nicht als besonders relevant präsentiert.
mono-method bias: Nur eine Methode wird zur Operationalisierung des Konstruktes verwendet.	**Dissimulation:** Verbergen oder Verheimlichen von Krankheitssymptomen zur Vortäuschung von Gesundheit

Tabelle 1.1 (Fortsetzung)

Fehlerquellen aufseiten des Diagnostikers	Fehlerquellen aufseiten des Befragten
Soziale Erwünschtheit: Informationen werden nicht erhoben, weil der Diagnostiker dies für unnötig oder unerwünscht hält	**Soziale Erwünschtheit:** Bestehende Probleme oder Symptome werden nicht berichtet, da sie als schambehaftet und nicht berichtbar erlebt werden, oder Veränderungen in Symptomen werden als positiver dargestellt, um den Therapeuten nicht in Verlegenheit zu bringen
Hawthorne-Effekt: Verhaltensänderungen aufgrund des Wissens um eine Messung oder ein Experiment	**Übertreibung:** Um Zugang zum Gesundheitssystem / zur Psychotherapie zu bekommen oder weiterhin die Therapie fortsetzen zu können, werden Symptome als stärker / beeinträchtigender dargestellt.
Rosenthal-Effekt: Erwartungen des Versuchsleiters	
Subjektive Faktoren und Zusatzinformationen: eigene Erfahrungen, Werte, Haltungen, Interessen und Vorlieben	
Halo-Effekt und logische Fehler: Ausgehend von einem hervorstechenden Merkmal oder einem allgemeinen Eindruck wird auf eine andere Merkmalsausprägung geschlossen.	
Tendenzfehler und Milde- / Strengefehler: Tendenz zur Mitte oder zu extremen Urteilen	
Reihungsfehler (primacy- bzw. recency-Effekte): Zuerst bzw. zuletzt berichtete Ereignisse bleiben besser im Gedächtnis haften und prägen den Eindruck besonders stark.	

Fallbeispiel

Ein 22jähriger Patient berichtet im Erstgespräch von massiven Ängsten, die seit der Lehrzeit zunehmend bestünden, »immer wenn ich mit anderen zusammen bin« oder »wenn ich irgendwo hin muss«. Er leide dann unter starkem Zittern, Unruhe, Nervosität und »Panik«. Er befürchte, gegenüber anderen »komisch« zu erscheinen, könne sich kaum konzentrieren und wisse hinterher nicht mehr, worum es in der Situation eigentlich gegangen sei. Besonders schlimm seien diese Ängste, wenn er von anderen beobachtet werde oder etwas vor anderen tun müsse. Er könne deshalb seinen erlernten Beruf nicht mehr ausüben. Seit geraumer Zeit sei er nach einer betriebsbedingten Kündigung arbeitsuchend, könne sich aber aufgrund seiner Ängste auch Bewerbungssituationen nicht mehr stellen.

Ein standardisiertes diagnostisches Interview ergab die Diagnose einer Sozialen Angststörung. Im Brief Symptom Inventory (Franke, 2000) zur Erfassung des aktuellen Ausmaßes und der Schwere der psychischen Beschwerden erreichte der Patient überdurchschnittliche Werte auf allen Subskalen und Indizes mit Aus-

Liebowitz Social Anxiety Scale (LSAS) (Liebowitz, 1987; dt: Stangier & Heidenreich, 2004)
Eingabe zwischen 0 und 3 Punkten

Nr.	Item	Angst	Vermeidung
1	In der Öffentlichkeit telefonieren.	1	0
2	Teilnahme an einer Aktivität in einer kleinen Gruppe.	1	1
3	In der Öffentlichkeit essen.	1	1
4	In der Öffentlichkeit trinken.	0	0
5	Mit einem Vorgesetzten oder einer Autoritätsperson sprechen.	3	3
6	Vor Publikum handeln, auftreten oder sprechen.	3	3
7	Zu einem Fest, einer Party gehen.	1	1
8	Bei der Arbeit beobachtet zu werden.	3	1
9	Beim Schreiben beobachtet werden.	0	0
10	Mit jemandem telefonieren, den man kaum kennt.	3	2
11	Mit jemandem sprechen, den man kaum kennt.	3	2
12	Mit Fremden zusammen treffen.	2	1
13	Besuchen einer öffentlichen Toilette.	1	3
14	Einen Raum betreten, in dem andere bereits sitzen.	2	1
15	Im Mittelpunkt der Aufmerksamkeit stehen.	2	2
16	Ohne Vorbereitung auf einer Veranstaltung sprechen.	3	3
17	An einem Test teilnehmen.	3	0
18	Gegenüber jemandem, den man kaum kennt, seine fehlende Zustimmung oder Anerkennung äußern.	0	0
19	Jemandem, den man wenig kennt, direkt in die Augen schauen.	1	2
20	Vor einer Gruppe einen vorbereiteten mündlichen Bericht geben.	2	2
21	Eine Liebes- oder Intimbeziehung aufnehmen.	1	2
22	Waren in einem Geschäft umtauschen.	1	3
23	Ein Fest, eine Party geben.	1	2
24	Dem hohen Druck eines Verkäufers widerstehen.	1	1
	Skalenwerte (Angst und Vermeidung)	**39**	**36**
	Gesamtwert	**75**	

Abbildung 1.2 Fallbeispiel eines 22jährigen Patienten mit Sozialer Angststörung. Erkennbar ist die Diskrepanz zwischen einem Angstrating und dem berichteten Vermeidungsverhalten, die im Rahmen einer Nach-Exploration geklärt werden konnte. Das geringe Angstrating war aus Patientensicht erklärbar: »Ich gehe da nicht hin – deshalb macht mir die Situation nicht so viel Angst.«

nahme der Subskala »Somatisierung«. Im Beck-Depressions-Inventar (Hautzinger et al., 2006) ergaben sich Hinweise auf eine klinisch-bedeutsame depressive Symptomatik.

Interessant sind jedoch vor allem die Befunde aus der störungsspezifischen Diagnostik zur Sozialen Angststörung: Hier erreichte der Patient u.a. in der Liebowitz Soziale Angstskala (LSAS, Liebowitz, 1987; Hoyer et al., 2005) einen Wert von 75 Punkten und überschreitet damit den Grenzwert für eine Soziale Angststörung.

Bei der Betrachtung einzelner Items (s. Abb. 1.2) fiel auf, dass erwartungskonform Situationen wie »Mit einem Vorgesetzten oder einer Autoritätsperson sprechen« oder »Vor Publikum handeln, auftreten oder sprechen« mit maximaler Angst und Vermeidung angegeben wurden. Zugleich wird eine Situation wie »das Besuchen einer öffentlichen Toilette« mit geringer Angst, aber maximaler Vermeidung angegeben. Auf Nachfrage gibt der Patient an, die Vermeidung sei weniger durch Bedenken um die Sauberkeit öffentlicher Toiletten begründet. Er fürchte, dass andere Menschen Geräusche oder Gerüche während seines Toilettengangs wahrnehmen könnten und empfinde dies als ausgesprochen peinlich. Aufgrund dieser Furcht meide er öffentliche Toiletten gänzlich. Überzeugend stellt der Patient damit einhergehendes Sicherheits- und Vermeidungsverhalten dar (Verzicht auf harntreibende Getränke, Planung des Alltags für die Rückkehr in die eigene Wohnung für einen Toilettengang etc.). Das geringe Ausmaß der berichteten Angst ist aus Patientensicht erklärbar: »Ich gehe da nicht hin – deshalb macht mir die Situation nicht so viel Angst«.

Aufseiten des Patienten mögen hier Tendenzen zur Bagatellisierung eine Rolle gespielt haben, der Therapeut mag aufgrund der Angaben aus dem Erstgespräch und den diagnoseübergreifenden Instrumenten von massiven Ängsten und ausgeprägtem Vermeidungsverhalten in nahezu allen sozialen Situationen ausgegangen sein. Dies mag auch so sein – für die Therapieplanung ist es jedoch unverzichtbar, ausgehend von den Angaben zum Ausmaß von Angst und Vermeidung gezielt Informationen zu erheben, z. B. zu Sicherheitsverhaltensweisen, die das unerwartet geringe Ausmaß der Angst erklären helfen können.

Bei der Beschreibung diagnostischer Fehlerquellen ist zu berücksichtigen, dass Diagnostiker und Therapeuten nicht zwangsläufig bei der Arbeit an richtigen Patienten untersucht wurden. Vielmehr beruht die Beobachtung von Fehlern auf der Arbeit an Fallvignetten oder Schauspiel-Patienten. Die Diagnostiker hatten demnach auch keinen Zugang zu klinischen Interviews, Vorbefunden oder Ähnlichem. Caspar (2008) verweist damit zu Recht auf die gewisse Künstlichkeit solcher Untersuchungen. Dennoch erscheint es nachvollziehbar und schlichtweg menschlich, dass auch im diagnostischen Prozess Fehler passieren können (wie bei wohl jeder anderen Tätigkeit auch). Diagnostiker arbeiten nicht selten unter Zeit- und / oder Handlungsdruck, mit mehr oder weniger sicheren Informationen, daher »ist nicht anzunehmen, dass sie unter diesen Umständen jemals fehlerfrei arbeiten könnten.« (Caspar, 2008, S. 51).

Minimierung diagnostischer Fehler. Das Bewusstsein um mögliche Fehler kann bereits zu einem gewissenhaften und fehlerärmeren klinisch-diagnostischen Prozess beitragen. Zugleich haben die Überarbeitungen der klassifikatorischen Diagnostiksysteme und ihre zunehmend detaillierten Anwendungshinweise zu einer deutlichen Präzisierung der Störungsmerkmale geführt, sodass sich die Störungsdiagnostik gleichermaßen verbessert haben sollte. Auch zahlreiche Anweisungen zur Durchführung und Auswertung von Fragebogen und Testverfahren, die Ausbildungs- und Berufspflicht zur Supervision und Intervision können als Beitrag zur Fehlerminimierung angesehen werden.

Ungeachtet dessen können Therapeuten- bzw. Diagnostik-Fehler im diagnostischen Prozess bzw. in der individuellen Fallkonzeption unterlaufen, die in Caspar (2008, S. 49 f.) zusammengefasst werden:

(1) Überflutung durch zu viele unverarbeitete Informationen, ausgelöst durch das Bemühen, möglichst viele Informationen zu erheben, nicht voreilig zu schlussfolgern
(2) exzessive Datenerhebung und -verarbeitung statt sorgfältiger Planung und unter Vernachlässigung des aktuellen diagnostischen Auftrages
(3) unvollständiges Erheben von Informationen (z. B. Auslassen von Fragen nach Sexualität aufgrund eigener Schamgefühle oder aus Sorge um Schamgefühle aufseiten des Patienten)
(4) Vernachlässigung von Basisraten, Überschätzung individueller Aspekte
(5) Vernachlässigung des Individuellen, aus Unkenntnis über Details oder Besonderheiten
(6) Fehlinterpretation von Daten
(7) unkritisches Übernehmen diagnostischer Konzepte statt datengeleitetes Hinterfragen
(8) Impression Management: Vorgabe von Expertenwissen
(9) ungerechtfertigter Zuwachs subjektiver diagnostischer Sicherheit mit zunehmender Datenmenge
(10) Über-Gewichtung des Bestätigenden, Ignorieren des Infrage-Stellenden (confirmation bias)
(11) Festlegung durch den Patienten oder eine andere Person auf eine Sicht des Problems (sog. Plausibilitätsfallen)
(12) Sich-zufrieden-Geben nach einer ersten plausibel erscheinenden Erklärung – aber es könnte doch auch ganz anders sein!
(13) Therapeut und Patient schreiben einander maximalen Einfluss und Kontrolle zu, im Vergleich zu externalen Faktoren

1.5 Rechtliche Aspekte

Juristische Aspekte im Rahmen der Diagnostik und gegebenenfalls der Behandlung psychischer Störungen umfassen die Schweigepflicht, die Einwilligung in die diagnostischen Maßnahmen und die Behandlung, Dokumentations- und Mitteilungspflichten sowie Haftungsfragen und berufsrechtliche Regelungen.

Haftungsfragen. Zu Haftungsfragen wollen wir an dieser Stelle zumindest kurz berichten, und für weitere Details auf Behnsen et al. (2016) verweisen. Ein Psychotherapeut ist dann haftbar, wenn er einen Behandlungsfehler entweder vorsätzlich oder durch Fahrlässigkeit verschuldet. In Behnsen et al. (2016) wird als Leitfrage angeführt: »Was hätte ein gewissenhafter und fachkundiger Psychotherapeut im konkreten Fall und zur konkreten Zeit getan bzw. unterlassen?« Anhand dieser Frage muss dann jeder Einzelfall geprüft werden. Eine vorsätzliche Verschuldung wäre strafrechtlich relevant und wird durch das Strafgesetzbuch geregelt. Im klinischen Alltag weit bedeutsamer ist die Fahrlässigkeit. Gemäß § 276 Abs. 2 BGB spricht man von Fahrlässigkeit, wenn der Therapeut die erforderliche Sorgfalt außer Acht gelassen hat, wie es etwa in den Berufsordnungen geregelt ist. Maßstab für den Begriff der Erforderlichkeit bildet das Maß an Umsicht und Können, das von einem besonnenen und gewissenhaften Angehörigen des betreffenden Verkehrskreises zu erwarten ist (s. auch Berufsordnung, OPK, 2014).

Im Rahmen der Diagnostik und Verhaltensanalyse psychischer Störungen ist möglicherweise die Rolle diagnostischer Fehler relevant (s. Abschn. 1.4.3). Ein solcher Fehler bezieht sich auf die falsche Wahl der diagnostischen Methode oder eines Verfahrens, auf das Nichterheben erforderlicher Befunde oder die Fehlinterpretation von Befunden. Der Psychologe oder Psychotherapeut haftet ggf. dann, wenn die Diagnose objektiv falsch ist und der objektivierbare Schaden auf die Fehldiagnose oder den diagnostischen Fehler zurückzuführen ist, der Schaden nicht korrigiert werden kann und Vorsatz oder Fahrlässigkeit des Behandlers nachgewiesen wird (vgl. Schnoor, 2009).

1.5.1 Schweigepflicht

Die Verpflichtung zur Verschwiegenheit in der Krankenbehandlung hat eine lange Tradition und geht zurück auf den Eid des Hippokrates für Ärzte aus dem 5. Jahrhundert v. Chr.: »Was ich bei der Behandlung sehe oder höre oder auch außerhalb der Behandlung im Leben der Menschen, werde ich, soweit man es nicht ausplaudern darf, verschweigen und solches als ein Geheimnis betrachten.« Jüngeren historischen Bezug hat das Genfer Gelöbnis für Ärzte aus dem Jahr 1948.

Rechtliche Grundlagen für die Schweigepflicht ergeben sich aus § 203 Strafgesetzbuch (StGB), aus § 8 der Berufsordnung für die Psychologischen Psychotherapeuten und Kinder- und Jugendlichenpsychotherapeuten bzw. der jeweiligen Berufsordnung der Landespsychotherapeutenkammern. Letztere regelt die grundlegenden Bestimmungen der berufsrechtlichen Verpflichtungen und besagt, dass über alles, was der Psychotherapeut im Rahmen seiner Tätigkeit über den Patienten erfährt, Stillschweigen zu bewahren ist. Diese Verpflichtung gilt vom ersten Kontakt an bis über den Tod hinaus. Gegen ungerechtfertigte Auskunftsansprüche kann sich der Psychotherapeut auf seine Schweigepflicht und vor Gericht auf § 53 und § 53a StPO berufen. Bei Verletzung der Schweigepflicht drohen strafrechtliche, zivilrechtliche und berufsrechtliche Folgen, etwa in Form einer Geldstrafe oder Freiheitsstrafe bis zu einem Jahr (s. auch Frederichs, 2003; Sonnenmoser, 2009; Haeberle, 2006).

Die Schweigepflicht ist maßgeblich für eine vertrauensvolle Zusammenarbeit zwischen Therapeut und Patient. Sie gilt für Psychologen und Psychotherapeuten, aber auch deren Assistenten, Praxishelfer, Sekretäre und andere Angestellte. Sie sind ebenfalls zur Verschwiegenheit verpflichtet und darüber zu belehren. Diese Belehrung ist schriftlich festzuhalten.

! Gemäß ihrer Berufsordnung sind Psychotherapeuten zur Verschwiegenheit über Behandlungsverhältnisse verpflichtet und über das, was ihnen im Zusammenhang mit ihrer beruflichen Tätigkeit durch und über Patienten und Dritte anvertraut und bekannt geworden ist. Dies gilt auch gegenüber Familienangehörigen des Patienten und in jedem Fall über den Tod der betreffenden Person hinaus.

Die Schweigepflicht im Rahmen der Diagnostik und Behandlung psychischer Störungen

Die Schweigepflicht bezieht sich im Einzelnen auf:

- die Behandlung
  - die Tatsache der Behandlung
  - Entstehung des Behandlungsverhältnisses
  - Namen und alle persönlichen Daten des Patienten
  - Anamnese, Diagnose, Prognose und Therapie
- Patientenunterlagen
  - Akten, Befundunterlagen (z. B. Anamnesebogen, Tests)
  - schriftliche Informationen der Patienten
- anderweitig erhaltene Informationen
  - verbale Mitteilungen der Patienten
  - fremdanamnestische Angaben

Psychotherapeuten sollten Patienten darüber explizit aufklären und sich umgekehrt vom Patienten von der Schweigepflicht ausdrücklich entbinden lassen – am besten in schriftlicher Form –, z. B., wenn sie aufgefordert werden, Patientendaten weiterzugeben oder vor Gericht auszusagen. Auch Angehörige und Begleitpersonen von Patienten sollten über die Schweigepflicht informiert werden, da sie auch ihnen gegenüber besteht. Eltern sollten auf die Selbstbestimmungsfähigkeit des Kindes hingewiesen werden. Ab dem Alter von 14 bis 15 Jahren ist das Patientengeheimnis zu beachten.

> **!** Bereits bei geringen Unsicherheiten bezüglich der Rechtslage sollten Psychotherapeuten sich beraten lassen, beispielsweise von Kollegen, Berufsverbänden und Rechtsanwälten.

Kollegen, etwa einer Abteilung innerhalb einer psychiatrischen oder psychotherapeutischen Station, Tagesklinik oder in ähnlichen Versorgungseinrichtungen bilden den Kreis der sogenannten »zum Wissen berufenen Personen«, d. h. die Funktionseinheit unterliegt der Schweigepflicht und Geheimhaltung, wobei zur ordnungsgemäßen Berufsausübung erforderliche Personen untereinander Informationen austauschen dürfen.

Anonymisierung personenbezogener Informationen. Im Rahmen (externer) kollegialer Beratung, Intervision, Supervision oder zum Zwecke der wissenschaftlichen Forschung und Lehre dürfen Informationen über Patienten und Dritte allerdings nur in anonymisierter Form im Sinne des Bundesdatenschutzgesetzes verwendet werden. Die Anonymisierung muss sicherstellen, dass keinerlei Rückschlüsse auf die Person des Patienten erfolgen können. Kann diese Anonymisierung nicht gewährleistet werden, ist die Weitergabe von Informationen nur mit vorausgegangener ausdrücklicher Entbindung von der Schweigepflicht zulässig.

> **Definition**
>
> **Anonymisieren** ist das Verändern der personenbezogenen Daten derart, dass die Einzelangaben über persönliche oder sachliche Verhältnisse nicht mehr oder nur mit einem unverhältnismäßig großen Aufwand an Zeit, Kosten und Arbeitskraft einer bestimmten oder bestimmbaren natürlichen Person zugeordnet werden können.

Bild- und Videodokumentation. Gerade während der Ausbildung zum Psychologischen Psychotherapeuten oder Kinder- und Jugendlichenpsychotherapeuten werden häufig Ton- und Bildaufnahmen psychotherapeutischer Tätigkeit gemacht, um in der nachfolgenden Supervision bedeutsame Szenen zum Problem zu erhalten oder in der therapeutischen Arbeit nachzubesprechen. Ähnlich verhält es sich mit der Aufzeichnung von Patientenkontakten zu Lehrzwecken oder zur Qualitätssicherung, z. B. in Psychotherapiestudien. Unabhängig von ihrem Zweck sollten sich Psychologen oder Psychotherapeuten eine Entbindung von der Schweigepflicht zum Zwecke der Fortbildung vom Patienten zu Beginn der Behandlung unterzeichnen lassen. Eine solche Schweigepflichtentbindung ist aber nicht notwendig, wenn der Patient nur unter größten Schwierigkeiten identifizierbar ist. Generell gilt jedoch das Gebot der Transparenz: Die Verwendung von Bild- und Tonaufnahmen unterliegt der Schweigepflicht. Der Patient ist auch über das Recht zu informieren, eine Löschung zu verlangen. Darüber hinaus verlangt die Sicherung und Aufbewahrung der Daten besondere Vorkehrungen.

Vertiefung

Maßnahmen zur Gewährleistung des Datenschutzes sind alle angemessenen personellen, technischen und organisatorischen Maßnahmen, die erforderlich sind, um eine den Vorschriften dieses Gesetzes entsprechende Datenverarbeitung zu gewährleisten. Werden personenbezogene Daten in »Akten« verarbeitet, wie es im Rahmen der klinischen Arbeit mit Patienten üblich ist, sind besondere Maßnahmen zu treffen, um zu verhindern, dass Unbefugte bei der Bearbeitung, der Aufbewahrung, dem Transport und der Vernichtung auf die Daten zugreifen können. Es ist explizit zu regeln, wer, wann, wozu Zugriff auf die Daten einer Person hat.

Gesetzliche Vorschriften. Ein Sonderfall tritt dann ein, wenn die Schweigepflicht aufgrund einer gesetzlichen Vorschrift eingeschränkt ist. Darüber ist die betroffene Person zu unterrichten. Zum Beispiel kann gemäß § 1902 BGB ein Betreuer als gesetzlicher Vertreter des Patienten für das Aufgabenfeld Gesundheitssorge bestellt werden. Dieser Betreuer muss in der Regel genauso von einem Arzt oder Psychotherapeuten informiert werden wie der Betroffene selbst. Ist der betreute Patient mit der Weitergabe seiner personenbezogenen Daten an den Betreuer nicht einverstanden, muss der Betreuer diesen Willen allerdings in der Regel beachten (§ 1901 Abs. 3 BGB). Ist der Betreute aktuell einwilligungsfähig, darf der Psychotherapeut (ebenso ein Arzt) nicht ohne Zustimmung des Betreuten Informationen an den Betreuer weitergeben. Bei Einwilligungsunfähigkeit jedoch muss der Betreuer an Stelle des Betreuten in psychotherapeutische oder ärztliche Behandlungen einwilligen und muss dazu vom Arzt bzw. Psychotherapeuten umfassend aufgeklärt werden (§ 1901b BGB).

Rechtfertigender Notstand. Umfängliche Ausnahmen von den o. g. Regelungen zur Schweigepflicht bestehen nur nach den Kriterien des rechtfertigenden Notstands und bei minderjährigen Kindern oder Jugendlichen. Hier ist einerseits zwischen dem Geheimhaltungsinteresse des Kindes und andererseits dem Anspruch der Sorgeberechtigten (Eltern) auf Mitwissen abzuwägen.

Im Falle des sog. »rechtfertigenden Notstand«, das heißt bei Gefahr für Leben, Leib, Freiheit, Ehre und Eigentum oder ein anderes Rechtsgut, darf der Psychotherapeut Patientengeheimnisse offenbaren, um die Gefahr von sich oder anderen abzuwenden. Konkret ist hier die Eigen- und Fremdgefährdung des Patienten gemeint. Gefährdet ein Patient sich selbst oder andere oder wird er gefährdet, so haben Psychotherapeuten zwischen Schweigepflicht, Schutz des Patienten, Schutz eines Dritten beziehungsweise dem Allgemeinwohl abzuwägen und gegebenenfalls Maßnahmen zum Schutz des Patienten oder Dritter zu ergreifen. Ein Bruch der Schweigepflicht bleibt in solchen Fällen straffrei. Wichtig ist jedoch die Berücksichtigung des Gebots des mildesten Mittels.

Vertiefung

Rechtfertigungsgründe für einen Bruch der Schweigepflicht

- Es ist zulässig, bei Suizidgefahr die Angehörigen des Patienten zu informieren.
- Auch wenn ein Patient droht, eine andere Person zu verletzen oder umzubringen, darf die betroffene Person oder die Polizei informiert werden.
- Zudem ist ein Therapeut berechtigt, die Polizei oder das Jugendamt zu benachrichtigen, wenn er Misshandlung oder Missbrauch von Kindern und Schutzbefohlenen feststellt.

Offenbarungspflichten. Grundsätzlich bleibt bei Kenntniserlangung von Straftaten die Schweigepflicht bestehen. Eine Ausnahme sind aber bevorstehende Straftaten, die gem. § 138 StGB angezeigt werden müssen. Dies sind z. B. Hochverrat, Vorbereitung eines Angriffskriegs, Mord, Totschlag, Raub oder räuberische Erpressung, Brandstiftung und schwerer Menschenhandel. In solchen Fällen besteht nicht nur keine Schweigepflicht mehr: Der Psychologe oder Psychotherapeut *muss* Anzeige erstatten (sog. Offenbarungspflicht). Im Zweifel sollte man jedenfalls den aktuellen Gesetzestext mit allen anzuzeigenden Straftaten lesen. Diese Vorschrift kann man z. B. im Internet nachlesen unter bundesrecht.juris.de/bundesrecht/stgb/index.html bzw. http://www.gesetze-im-internet.de/stgb/138.html (URL, letzer Abruf am 22.04.2016).

Offenbarungspflichten betreffen auch die Kenntnis bei einer Wiederholungsgefahr und im Rahmen der Aufklärung von Kapitalverbrechen. Die Rechtsprechung verlangt im Streitfall, dass der Therapeut nachweisen kann, dass er alle Möglichkeiten zur Abwendung der Gefahr durch andere Mittel (das Gespräch) erprobt hat. Daher ist es zwingend, dass solche Gespräche dokumentiert werden. Der behandelnde Therapeut muss sich darüber klar sein, dass er in persönlicher Verantwortung im Einzelfall entscheiden muss.

Das Gebot des mildesten Mittels. Kann eine angekündigte Tat z. B. durch die Warnung des Opfers verhindert werden, so ist dieser Weg einer Anzeige bei der Polizei vorzuziehen. Ein Psychologe oder Psychotherapeut, der sich trotz Kenntnis der Straftat an seine Schweigepflicht hält, macht sich in aller Regel weder der Beihilfe oder gar Mittäterschaft zu bevorstehenden Straftaten, noch der Strafvereitelung bzgl. begangener Straftaten schuldig und damit strafbar. Sein berufliches Behandeln, Therapieren oder Beraten des Patienten oder Klienten ist stets mindestens neutral zur Straftat, wenn es nicht sogar tendenziell verhindernde Wirkung hat. Der Vorwurf könnte daher allenfalls im Unterlassen der Verhinderung der Tat (oder der Aufdeckung einer begangenen Tat) liegen. Strafrechtlich ist ein solches Unterlassen aber nur dann relevant, wenn der Psychologe oder Psychotherapeut eine sog. Garantenstellung hat, also rechtlich dafür einstehen muss, dass der Tatbestand nicht eintritt. Dies ist in aller Regel nicht der Fall, außer er stünde ausnahmsweise auf andere Weise mit der Straftat in Verbindung. Die bloße Kenntniserlangung einer Straftat begründet keine Garantenstellung.

Güterabwägung. Bei abgeschlossenen, anderen Straftaten geht es aus juristischer Sicht »nur noch« um das Schutzgut der Strafverfolgung, das zwar nicht immer, aber doch in der Regel nicht als höherwertig gegenüber dem Schutzgut der Schweigepflicht zu erachten ist (sog. Abwägen der Rechtsgüter). Eine Ausnahme bilden hier abgeschlossene Straftaten mit Wiederholungsgefahr: Das Schutzgut der freien sexuellen Selbstbestimmung bzw. der ungestörten sexuellen Entwicklung einer Person ist im Einzelfall höher als das Schutzgut der Schweigepflicht.

1.5.2 Aufklärungspflicht

In Deutschland ist das Selbstbestimmungsrecht grundgesetzlich garantiert. Dieses schließt das Recht von Patienten ein, über ihre körperliche Unversehrtheit zu bestimmen. Jeder Eingriff von Ärzten oder Psychotherapeuten ist juristisch zunächst als Körperverletzung zu betrachten, die nur dann nicht rechtswidrig ist, wenn der Patient in die Behandlung explizit eingewilligt hat. Dies setzt eine vollumfängliche, informierte Aufklärung, den sogenannten Informed Consent, voraus. Dazu muss sichergestellt sein, dass ein Patient alle relevanten Informationen zu Interventionen und deren Ablauf in der Praxis, zu möglichen Effekten, zu möglichen Konsequenzen bezüglich Wohlbefinden, beruflicher, familiärer und sozialer Situation, zu möglichen Nebenwirkungen sowie zu alternativen Interventionsmöglichkeiten erhalten und verstanden hat. Eine fehlende, ungenügende oder nicht nachweisbare Aufklärung eines Patienten hat einen rechtswidrigen Heileingriff zur Folge, selbst wenn der Patient ursprünglich auf Grundlage der unzureichenden Information seine Einwilligung erteilt hatte. Materialen und Arbeitsblätter zur Aufklärungspflicht finden sich beispielsweise bei Neudeck und Mühlig (2013).

> **!** In der Patientenakte ist die Aufklärung durch den Diagnostiker / Therapeuten und die informierte Einwilligung des Patienten aus berufs- und haftungsrechtlichen Gründen unbedingt zu dokumentieren. Dies kann auch per Aufklärungsbogen und unterschriebener Einwilligungserklärung erfolgen.

Gerade für den Zeitpunkt der Diagnostik muss allerdings auch gewährleistet sein, dass der Patient durch die Aufklärung z. B. über vorläufige oder Verdachtsdiagnosen keinen Schaden erleidet. Auch wenn eine umfassende Aufklärung des Patienten die Heilungschancen verringern könnte, zum Beispiel durch einen Therapieabbruch oder selbstverletzendes Verhalten aufgrund der mitgeteilten Diagnose, kann die Aufklärungspflicht eingeschränkt werden. Gerade durch »Selbstdiagnosen« und im Internet leicht erhältliche, aber oft nicht qualitätsgeprüfte Informationen können Patienten auch Schäden und (Selbst-)Stigmatisierung erleiden. Eine eingeschränkte Aufklärung sollte sorgfältig und begründet dokumentiert werden und zum nächstmöglichen Zeitpunkt nachgeholt werden.

1.5.3 Einwilligung und Einwilligungsfähigkeit

Die mündliche und schriftliche Einwilligung des Patienten sollte als unerlässliche Bedingung erachtet werden und ist bei der Durchführung von Untersuchungen, psychologischen Testverfahren und anderen diagnostischen Maßnahmen stets erforderlich. Grundlage hierfür ist das Recht auf Selbstbestimmung eines jeden Einzelnen. Dies gilt für Kinder und Jugendliche unter 18 Jahren nur in begrenztem Umfang. Hier geht man eher von Schutz- und Fürsorgebedürftigkeit aus. Es gibt allgemein keine klare Altersgrenze, ab wann die Einwilligungsfähigkeit uneingeschränkt gegeben ist, in der Regel trifft der Diagnostiker (Behandler) eine individuelle Entscheidung darüber, wann Minderjährige die Tragweite ihrer Entscheidung über eine diagnostische Maßnahme oder Behandlung ermessen können. Bei Kindern von 6 Jahren oder jünger wird die Einwilligungsfähigkeit aufgrund des Entwicklungsstandes und des Alters nicht angenommen, sodass die Einwilligung vom (Allein-)Sorgeberechtigten eingeholt werden muss. Davon unabhängig sind jedoch immer das Informationsbedürfnis, der Wunsch des Kindes nach Beteiligung an Entscheidungen sowie Aussagen des Kindes über seine (Nicht-)Teilnahme zu respektieren. Kinder und Jugendliche, die mit einer (psycho-)diagnostischen oder Behandlungsmaßnahme nicht einverstanden sind, sollten auch nicht gegen ihren erklärten Willen dazu untersucht werden, abgesehen davon, dass die Aussagefähigkeit der Befunde und die Behandlungsmotivation vom fehlenden Einverständnis berührt sein können (vgl. Schnoor, 2009).

1.5.4 Dokumentations- und Mitteilungspflicht

Psychotherapeuten sind gemäß ihrer Berufsordnung verpflichtet, die psychotherapeutische Behandlung und Beratung zu dokumentieren. Eine ordnungsgemäße Dokumentation dient dem Schutz des Therapeuten, welcher die Darlegungs- und Beweislast trägt, und erfüllt folgende Ziele: (1) die Therapiesicherung im Falle einer Weiter- oder Begleitbehandlung, (2) die Rechenschaftslegung zur späteren Nachvollziehbarkeit therapeutischer Maßnahmen und (3) die Beweissicherung in Haftungsfällen, berufsrechtlichen oder Strafverfahren (Neudeck & Mühlig, 2013).

Eine ordnungsgemäße Dokumentation muss mindestens Datum, anamnestische Daten, Diagnosen, weitere Befunde, Fallkonzeptualisierungen, Indikationsstellung, Therapieziele und -plan, psychotherapeutische Maßnahmen, ggf. Ergebnisse psychometrischer Erhebungen und Informationen zum Therapieverlauf enthalten. Ebenfalls dokumentiert werden sollten alle Kommunikationen mit Dritten. Alle psychotherapeutischen Dokumentationen haben eine Mindestaufbewahrungsdauer von zehn Jahren (§ 9 Abs. 2MBP-PP / KJP, § 57 Abs. 3 BMV-Ä, § 13 Abs. 10 BMV-Ä / Ersatzkassen). Patienten haben auf ihr Verlangen hin das Recht auf Einsicht in ihre Behandlungsdokumentation, einschließlich objektiver Therapiedaten und subjektiver Aufzeichnungen des Therapeuten, auch nach Abschluss der Behandlung. Dieses Recht auf Akteneinsicht nach § 630 BGBg ist ein Ausfluss des Rechts auf informationelle Selbstbestimmung.

Auskunfts- und Einsichtsrecht des Patienten. Dem Grundrecht auf informationelle Selbstbestimmung folgend haben Patienten oder ein vom Patienten bevollmächtigter Dritter grundsätzlich und jederzeit Anspruch auf Einsicht in die sie betreffenden Unterlagen. Für die Diagnostik bedeutet das, dass Patienten alle objektiven Befunde zu Diagnosen, Testergebnissen, Befundberichte von Vor- oder Mitbehandlern sowie die allgemeinen Stundenprotokolle inklusive audiovisueller Dokumentation einsehen dürfen. Nicht einsehen darf der Patient alle subjektiven persönlichen Aufzeichnungen des Therapeuten inklusive Verdachtsdiagnosen sowie vertrauliche Informationen Dritter, zum Beispiel Angehöriger oder anderer Gruppentherapiepatienten, zu denen ebenfalls ein Schweigepflichtverhältnis besteht. Ähnlich wie die Aufklärungspflicht (s. Abschn. 1.5.2 Aufklärungspflicht) kann auch das Einsichtsrecht beschränkt werden, wenn sonst höherwertige oder schützenswerte Interessen verletzt würden. Dies ist ebenfalls sorgfältig zu begründen und zu dokumentieren.

Konsilanforderungen und Mitteilung von Befunden. Für Konsilanforderungen und Mitteilung von Befunden besteht gemäß § 24 Abs. 6 Satz 2 des Bundesmantelvertrages für Ärzte, der auch für Psychologische Psychotherapeuten gilt, eine Berichtspflicht gegenüber einem überweisenden oder weiterbehandelnden Arzt oder Psychotherapeuten. Ohne explizite Entbindung von der Schweigepflicht dürfen erhobene Befunde und Therapiemaßnahmen in dem Maße mitgeteilt werden, wie es für die angemessene Mit- und / oder Weiterbehandlung durch den Arzt oder Psychotherapeuten notwendig (»erforderlich«) ist. Dazu zählt auch die Inanspruchnahme eines Konsiliararztes.

> **!** Mit dem Wunsch des Patienten nach Überweisung durch den Arzt oder Psychotherapeuten an einen geeigneten Fachkollegen wird von einer stillschweigenden (konkludenten) Einwilligung in die Weitergabe für die Behandlung notwendiger Informationen ausgegangen. Daher ist hierfür keine gesonderte Entbindung von der Schweigepflicht notwendig. Im Hinblick auf die Transparenz der Arbeitsbeziehung zwischen Patient und Therapeut ist eine gegenseitige Mitteilung über den Umgang mit einer Konsil- oder Befundanforderung anzuraten. Gemäß Berufsordnung sind wir verpflichtet, die Patienten über die Tatsache der Berichterstattung oder der Anforderung von Konsiliarberichten zu unterrichten.

Die Angaben des Bundesmantelvertrages weichen allerdings von den teils anderslautenden Hinweisen und Regularien des Bundesdatenschutzgesetzes (BDSG) ab. Eine schriftliche Einwilligung des Patienten in die Behandlung ist daher in jedem Fall angeraten, auch gemäß § 100 Abs. 1 Satz 2 SGB X. Hintergrund dieser strengeren Auslegung ist die Betrachtung der Übermittlung von personenbezogenen Daten (Sozialdaten) als besonders gefährlicher Vorgang im Hinblick auf das Persönlichkeitsrecht des Betroffenen. Als Faustformel kann angenommen werden, dass das Übermitteln von Befundberichten verboten ist, es sei denn, der Patient hat schriftlich eingewilligt oder ein besonderes Gesetz erlaubt die Übermittlung oder erzwingt gar die Übermittlung.

1.6 Ethische Aspekte

Nach Lindenmeyer (1999) beziehen sich ethische Fragen in der Verhaltenstherapie primär auf die Zielfestlegung, die Methodenauswahl, die informierte Einwilligung (informed consent) sowie Interessenskonflikte zwischen Forschen und Behandeln. Die ersten drei dieser ethischen Fragen stellen sich im Regelfall bereits während des diagnostischen Prozesses. Die Diagnostikphase ist somit hochrelevant im Hinblick auf ethische und moralische Entscheidungen (vgl. Irblich & Renner, 2009; Reiter-Theil & Medau, 2009). Bei der Übernahme diagnostischer Aufträge ist immer auch die Frage nach der Indikation (Wozu dient die diagnostische Untersuchung?) und der Qualifikation des Untersuchers (Bin ich für die Beantwortung der Fragestellung ausgewiesen? Verfüge ich über die notwendige Sachkenntnis zur Anwendung, Durchführung und Auswertung des diagnostischen Verfahrens?) zu beantworten. Die Auswahl des Untersuchungsverfahrens orientiert sich am aktuellen Fachwissen, der diagnostischen Fragestellung und der Verhältnismäßigkeit. In jedem Fall ist der Patient aufzuklären über Untersuchungsziel, Methoden, Nutzen, Risiken und Nebenwirkungen, Dauer der Untersuchung, ggf. Kosten, die Folgen einer (Nicht-)Untersuchung und über die Berichtspflicht gegenüber Dritten. Die informierte Einwilligung (informed consent) oder bei Minderjährigen auch die informierte Einwilligung der Sorgeberechtigten (proxy consent) sollte schriftlich eingeholt werden (s. Abschn. 1.5.3). Die Untersuchung selbst ist fachgerecht durchzuführen, auszuwerten und angemessen zu interpretieren. Während der Untersuchung und im Umgang mit Aufzeichnungen von Untersuchungsergebnissen sind die Maßstäbe des Datenschutzes und der Schweigepflicht (s. Abschn. 1.5.1) zu berücksichtigen. Im Besonderen gilt der sogenannte Testschutz, d.h. psychologische Testverfahren sind so aufzubewahren, dass sie nicht für jedermann zugänglich sind, sondern ausschließlich dem psychologisch-geschulten Anwender zum Untersuchungszweck zugänglich bleiben. Die ethische Verpflichtung des Untersuchers ist ausdrücklich nicht nur auf die Untersuchungssituation begrenzt, sondern erstreckt sich auch auf die Folgen des Handelns des Untersuchers (z.B. Befundvermittlung, s. Abschn. 1.5.4).

Doch wie sehen ethische Fragen in der Praxis aus? Mögliche Fragstellungen sind im Kasten als Fallbeispiele beschrieben.

Fallbeispiel

Häufige ethische Fragen im diagnostischen Prozess

Zielfestlegung

- Sie haben in letzter Zeit einige sehr komplexe und anstrengende Patienten aufgenommen. Heute kommt ein sehr netter und psychisch vollständig gesunder Patient in Ihre Praxis mit dem Wunsch, Beratung in allgemeinen Fragen der Lebensführung und der Berufswahl zu erhalten. Beginnen Sie eine Behandlung?
- Sie sind sich mit den Eltern eines siebenjährigen Jungen über die Notwendigkeit einer psychotherapeutischen Intervention einig. Der Junge möchte allerdings keine psychotherapeutische Behandlung. Beginnen Sie eine Therapie?

- Sie möchten für die Behandlung eines Patienten mit Anorexia nervosa eine Mindestgewichtszunahme pro Woche festlegen, um Ihre ambulante Behandlung durchführen zu können. Ihr Patient möchte auf keinen Fall einer fixen Gewichtssteigerung zustimmen. Welche Therapieziele legen Sie fest?
- Eine traumatisierte Patientin, welche im häuslichen Umfeld weiterhin körperlicher Gewalt ausgesetzt ist, möchte die Häufigkeit von Flashbacks und anhaltendem Wiedererleben des Traumas verringern. Einem (vorläufigen) Auszug aus dem sozialen Umfeld stimmt sie nicht zu. Welche Therapieziele legen Sie fest?

Methodenauswahl

- Bei einem Patienten mit Panikstörung halten Sie als Behandler ein Expositionsverfahren für indiziert. Ihr Patient sagte gleich im Erstkontakt, zu so einer »Schockbehandlung«, über die man im Internet lesen könne, sei er unter keinen Umständen bereit. Was tun Sie?
- Sie erklären Ihrem Patienten gerade, dass Sie ihn aufgrund seiner akuten Suizidalität in eine Klinik einweisen möchten. Er schreit Sie an, dass er niemals in die »Klapse« gehen wird und rennt aus Ihrer Praxis. Wie gehen Sie weiter vor?
- In der letzten Gruppenstunde wollte eine Patientin nichts sagen. Daraufhin übte der Rest der Gruppe enormen Druck auf sie aus und argumentierte, dass eine Gruppe nur dann fair sein, wenn alle Mitglieder sich ehrlich beteiligen würden. Nehmen Sie Stellung hierzu? Für wessen Seite würden Sie plädieren, wenn überhaupt?

Informierte Einwilligung

- Kann ein sehr überzeugter Verhaltenstherapeut, der sich abwertend gegenüber tiefenpsychologischen oder psychoanalytischen Verfahren oder Psychopharmakotherapie verhält, eine ausreichend offene, fundierte und authentische Aufklärung über Eigenheiten, Risiken und Chancen der eigenen Ausrichtung und der Alternativen leisten?
- Eine neue Patientin, die unter großem Leidensdruck mehrere Wochen auf einen Behandlungstermin bei Ihnen gewartet hat, entpuppt sich als Mathelehrerin Ihres Kindes – leider sein schlechtestes Fach. Welche Auswirkungen hätte eine Übernahme der Patientin auf Ihre Neutralität als Behandler?
- Sie klären zu Therapiebeginn Ihren neuen Patienten über mögliche Veränderungen in der Partnerschaft als Folge oder Nebenwirkung der Therapie auf. Er reagiert entsetzt mit: »Wenn die Therapie meine Ehe gefährdet, breche ich sofort ab.« Wie klären Sie weiter auf?
- Eine minderjährige Patientin berichtet, sexuell missbraucht zu werden. Dies dürften die Eltern unter keinen Umständen erfahren und sie habe es Ihnen nur gesagt, weil Sie zu Therapiebeginn absolute Schweigepflicht zugesichert hätten. Wie fahren Sie fort?

Entscheidungshilfen für die oben genannten Beispiele können aus dem juristischen Bereich kommen, nämlich dann, wenn eindeutige Rechtsvorschriften, z. B. aus dem Berufsrecht, Strafrecht oder Haftungsrecht vorliegen (s. auch Abschn. 1.5). Häufig können aber auch aus juristischer Sicht keine eindeutigen Handlungsempfehlungen abgeleitet werden, da jeder Einzelfall in seiner Komplexität und eingebettet in seinen Kontext betrachtet werden muss.

Vier-Prinzipien-Ansatz. Im gesamten Bereich der Heilkunde wird für die ethische Reflexion zumeist der angloamerikanische Vier-Prinzipien-Ansatz zugrunde gelegt (Beauchamp & Childress, 2013). Mit diesen als universell gültig betrachteten und weltanschaulich weitgehend neutralen Prinzipien werden drei Aspekte vereinigt: die Tradition ärztlicher Ethik dem Eid des Hippokrates entsprechend mit der Betonung der Schadensvermeidung und der Verpflichtung zu helfen, die philosophische Aufklärung mit der Betonung der Autonomie und Gerechtigkeit sowie das Prinzip der Verteilungsgerechtigkeit im Gesundheitswesen (Reither-Theil & Medau, 2009).

Vertiefung

Vier-Prinzipien-Ansatz nach Beauchamp und Childress (2013)

- **Prinzip der Nichtschädigung (nonmaleficence):** Unterlassung von Schädigung und Risikozufügungen. Negative Auswirkungen fachlich notwendiger Interventionen sollen so gering wie möglich sein, z. B. Belastung durch die Untersuchung, unerwünschte Folgen von Diagnosen. Entspricht dem traditionellen ärztlichen Grundsatz »primum non nocere«.
- **Prinzip der Fürsorge (beneficence):** Verhinderung möglicher Schäden, Linderung eingetretener Schäden und Verbesserung der Situation anderer. Dem Wohle des Patienten ist zu dienen, ggf. und in engen Grenzen auch einschließlich solcher Handlungen, für die er keine Einwilligung gegeben hat oder die er ablehnt (vgl. Gesetz über Hilfen bei psychischer Krankheit [PsychKG] sowie die Regelungen der einzelnen Bundesländer zu Gesetzen über »Schutz« und »Hilfen« für psychisch kranke Menschen. Aber Achtung: Konflikt mit dem Prinzip der Autonomiewahrung).
- **Prinzip der Autonomiewahrung (respect for autonomy):** Wünsche, Ziele und Lebenspläne von anderen sind zu respektieren, auch wenn sie aktuell wenig nachvollziehbar erscheinen. Der Patient ist umfassend zu informieren, um ihm eine eigenverantwortliche Entscheidung zu ermöglichen.
- **Prinzip der Gerechtigkeit und Gleichheit (justice):** Gleichbehandlung anderer Menschen unabhängig von Alter, Herkunft, Geschlecht, Behinderung etc.

Die genannten vier Prinzipien werden als gleichwertig wichtig betrachtet und müssen im Einzelfall gegeneinander abgewogen werden. Sehr ähnlich geben die ethischen Richtlinien der American Psychiatric Association APA und der American Educational Research Association (1999) vor, dass klinisch-psychologische Diagnostik umfassend, fehlerfrei, dauerhaft integer, angemessen normbezogen, auf testtheoretischem Wissen basierend, für Rückmeldungen geeignet, Eigenschaften der betroffenen Personen berücksichtigend – und zwar in Hinsicht auf Geschlecht, Alter, Rasse, Ethnizität, Nationalität, Religion, sexuelle Orientierung, Behinderung, Sprache und sozioökonomischen Status – zu erfolgen hat.

Kritik an der Prinzipienethik bezieht sich meist darauf, dass die Prinzipien sehr abstrakt sind und im Einzelfall keine konkrete Hilfestellung bringen. Als Alternative wird eine eher narrative Ethik vorgeschlagen, in welcher ethisches Handeln am erlebten / erzählten Einzelfall diskutiert und begründet wird. Auch eine Kombination aus Prinzipien und narrativer Ethik ist denkbar.

Richtlinien zur Ethik in der Berufsausübung. Eine Informationsmöglichkeit über ethisches Handeln bieten Richtlinien und Leitlinien der verschiedenen Berufsverbände bzw. die Berufsordnungen der Landespsychotherapeutenkammern. Beispielhalft seien die Richtlinien der Deutschen Gesellschaft für Psychologie (DGPs) und des Berufsverbandes Deutscher Psychologinnen und Psychologen (BDP) genannt, welche die fachlichen und ethischen Leitlinien der Berufsausübung für Psychologinnen und Psychologen in Deutschland darstellen und zugleich die Berufsordnung des Berufsverbandes der Psychologinnen und Psychologen bilden. Die Richtlinien können hier: www.dgps.de/index.php?id=96422 (Stand: 03.11.2016) nachgelesen werden.

Vertiefung

Auszug aus der Präambel der ethischen Richtlinien der DGPs und des BDP

Verkürzte Wiedergabe der Präambel der ethischen Richtlinien der Deutschen Gesellschaft für Psychologie (DGPs) und des Berufsverbandes Deutscher Psychologinnen und Psychologen (BDP) (www.dgps.de/index.php?id=96422; Stand: 03.11.2016):

[Psychologen]

- vermehren das Wissen über den Menschen durch Forschung und Lehre,
- bewirken durch Reflexion und durch einen offenen Austausch über Einstellungen, Orientierungen und Menschenbilder Veränderungen bei Einzelnen, Institutionen und in der Gesellschaft,
- üben ihren Beruf auf der Basis ihrer wissenschaftlichen Fachkompetenz aus,
- bilden sich kontinuierlich fort und halten ihre Kenntnisse auf aktuellem Stand,
- achten besonders auf die eigenen psychischen und körperlichen Voraussetzungen, die eine kompetente Berufsausübung erlauben,
- erbringen Dienstleistungen eigenständig nur in den Tätigkeitsfeldern, für die sie durch eine wissenschaftlich fundierte Ausbildung, fachliche Fortbildung und berufliches Handeln qualifiziert sind,
- orientieren sich bei neuen beruflichen Ansätzen und Methoden am Grundsatz wissenschaftlicher Redlichkeit, überprüfen systematisch die Wirkungen ihres Handelns,
- sind wachsam gegenüber persönlichen, sozialen, institutionellen, wirtschaftlichen und politischen Einflüssen, die zu einem Missbrauch bzw. zu einer

falschen Anwendung von psychologischen Kenntnissen und Fähigkeiten führen könnten,
- sind sich über das Ungleichgewicht der Machtverteilung in beruflichen Beziehungen bewusst,
- zeigen in beruflichen Beziehungen Aufmerksamkeit für mögliche Gefahren des Machtmissbrauches und vermeiden Handlungen im Sinne eines Machtmissbrauches.

Dieser Text soll Psychologen zur Orientierung in ethischen Fragen dienen. Ob Richtlinien dies in der Praxis auch tun, ist aktuell noch nicht beforscht worden. Es ist auch unklar, inwieweit Praktiker solche Richtlinien lesen und ob die Texte geeignet sind, Praktikern in konkreten Fragestellungen weiter zu helfen (Reiter-Theil & Medau, 2009).

Im nächsten Kapitel soll ein möglichst systematischer Überblick über verschiedene Ansätze und Techniken zur Datenerhebung vorgestellt werden. Welche Art von Instrument wird wann und zu welchem Zweck eingesetzt? Wie kann ich den diagnostischen Prozess für mich und den Patienten gestalten?

2 Methoden der Datenerhebung

Die Vielfalt verschiedener diagnostischer Verfahren ist nicht erst in den letzten Jahren nahezu unüberschaubar geworden. Eine Vorstellung (zahlreicher) diagnostischer Instrumente und Verfahren würde den Umfang dieses Buches angesichts ihrer Vielzahl und »inflationären Entwicklung« (Stieglitz, 2008) über Gebühr strapazieren. Daher soll hier ein eher allgemeiner, aber möglichst systematischer Überblick über die verschiedenen Ansätze und Techniken zur Datenerhebung vorgestellt werden. Welche Art von Instrument wird wann und zu welchem Zweck eingesetzt? Hierfür gibt es keine eineindeutigen Regeln oder Vorgaben, denn die Gestaltung des diagnostischen Prozesses und Auswahl eines diagnostischen Instrumentes sind auch immer abhängig von der Fragestellung, dem Zeitpunkt der Diagnostik vor, während und nach einer Behandlung, der Häufigkeit der Messzeitpunkte sowie letztlich auch von Merkmalen und Wünschen des Diagnostikers und des Patienten. Daher erfolgt die Differenzierung eher nach Verfahrensgruppen, diagnostischen Fragestellungen, therapie- und störungsbezogenen Verfahren oder dem Aspekt der zeitlichen Dimension (vgl. Stieglitz, 2008).

! Gemäß einem aktuellen Beschluss des Gemeinsamen Bundesausschusses (G-BAG) (https://www.g-ba.de/downloads/39-261-2634/2016-06-16_PT-RL_Aenderung_Strukturreform-amb-PT.pdf) sollten standardisierte diagnostische Instrumente bereits in der Sprechstunde für eine »orientierende diagnostische Abklärung«, und, wenn indiziert, für eine »differenzialdiagnostische Abklärung« eingesetzt werden. Damit soll auch die weitere Verfahrenswahl bestimmt werden.

Das diagnostische Vorgehen und die Auswahl spezifischer diagnostischer Instrumente sind darüber hinaus auch abhängig vom Ausmaß der benötigten Genauigkeit und Ausführlichkeit. Bei der Auswahl diagnostischer Instrumente spielen zudem die psychometrischen Eigenschaften des Instrumentes wie Objektivität, Reliabilität, diskriminante und konkordante Validität, Spezifität, Sensitivität, Änderungssensitivität, Vorhersagekraft sowie der Praktikabilität (s. Kap. 7) eine wesentliche Rolle. Dabei sind auch klinische Erfahrung, Training im Umgang mit dem jeweiligen Instrument sowie klinisches Wissen zur Psychopathologie zu berücksichtigen. Unabhängig von einem spezifischen diagnostischen Verfahren könnte die übergeordnete Fragestellung lauten: Was soll zu welchem Zweck erfasst werden?

Tabelle 2.1 Foki und typische Fragestellungen innerhalb des klinisch-diagnostischen Prozesses (in Anlehnung an Stieglitz, 2008)

Fokus (Abschnitt) innerhalb des klinisch-diagnostischen Prozesses	Fragestellung	Beispiel
Screening	Gibt es Hinweise auf eine psychische Störung?	Fragebogen, z. B. Symptom Screening Questionnaire (SSQ; Wittchen & Pfister, 1997)
Klassifikatorische Diagnostik	Erfüllt der Patient die diagnostischen Kriterien für eine oder mehrere psychische Störungen?	Einsatz diagnostischer Interviews, Checklisten nach ICD-10, Selbst- und Fremdbeurteilungsskalen
Prüfung der Indikation	Liegt ein behandlungsbedürftiges psychisches Problem vor? Wie ist die Behandlungsmotivation einzuschätzen?	Bestimmung des Schweregrades mittels dimensionaler Skalen
Problembeschreibung und -analyse	Wie lässt sich das Problem spezifizieren im Hinblick auf Auftretenshäufigkeit, Art, Ausmaß (Frequenz, Umfang oder Schwere)? Welche auslösenden und aufrechterhaltenden Bedingungen werden angenommen?	Mikro- und Makroanalyse
Identifikation des Alternativverhaltens und Zielformulierung	Welche individuellen Therapieziele sollen erreicht werden?	Zielerreichungsskala
Therapieverlauf	Gibt es Veränderungen der Symptomatik bzw. des Problemverhaltens im Verlauf der Behandlung, und können diese auf die Behandlung oder auf andere Faktoren zurückgeführt werden?	Wiederholungsmessung zur Symptomausprägung, dimensionale Skalen
Therapieerfolg	Ist am Ende der Behandlung ein Symptomrückgang bzw. der Aufbau alternativen Verhaltens zu verzeichnen? Welche allgemeinen und spezifischen Veränderungen wurden erreicht?	Wiederholungsmessung zur Symptomausprägung, störungsspezifische und störungsübergreifende dimensionale Skalen

Strupp et al. (1997) leiten aus einer Expertenbefragung allgemeine und störungsbezogene **Empfehlungen für eine Basisdokumentation** ab, die folgende Bereiche umfasst:

- Symptomatik
- interpersoneller Bereich (familiäre und weitere soziale Beziehungen) und soziale Unterstützung
- Selbstkonzepte
- Persönlichkeitseigenschaften und Fähigkeiten
- Lebenszufriedenheit
- kritische Lebensereignisse und Bewältigungsfertigkeiten (Coping)

2.1 Aller Anfang ist ... schwer? – Kontaktaufnahme, erste Exploration und Gesprächsverhalten

Der diagnostische Prozess beginnt eigentlich nicht erst mit dem ersten Treffen zwischen Patient und Therapeut oder dem Einsatz des (ersten) diagnostischen Instrumentes. Vielmehr liefert schon die Kontaktaufnahme am Telefon erste Informationen. Bereits telefonisch können Stichworte gesammelt werden, um einen ersten Eindruck vom Patienten und seinen Beschwerden zu erhalten.

Dem Telefonat schließt sich in der Regel ein erstes Gespräch an, das je nach Vorlieben des Therapeuten oder abhängig vom Setting (ambulant, stationär, in einer Hochschulambulanz oder in einem Medizinischen Versorgungszentrum) unterschiedlich stark strukturiert sein kann.

Vertiefung

Zum Umgang mit E-Mail-Anfragen und E-Mail-Kontakten zu Patienten

Die Kommunikation mittels elektronischer Post, also E-Mails, gehört für Therapeuten und Patienten zunehmend zum Alltag, und zunehmend wenden sich Patienten per E-Mail an einen Behandler.

An dieser Stelle sei vor allem auf die Datensicherheit hingewiesen: Selbst wenn ein Therapeut seinen Computer diesbezüglich gut ausgestattet hat, kann er nicht davon ausgehen, dass dies auch auf seine Patienten zutrifft. Erhöhte Vorsicht vor Viren, Spams und Hackerangriffen ist also geboten. Ebenfalls schwierig ist die Wahrung des Patientengeheimnisses und der Schweigepflicht. Ein Therapeut kann schließlich nicht sicherstellen, dass der Patient die vertraulichen E-Mails nicht weiterleitet oder dass unbefugte Personen die Korrespondenz verfolgen. Zudem sind rechtliche Aspekte noch nicht abschließend geklärt: Wie oft und in welchen zeitlichen Abständen muss ein Therapeut seine E-Mails abrufen und darauf antworten? Was ist, wenn er eine aus Patientensicht wichtige E-Mail (z. B. einen Hilferuf, eine Suizidankündigung) aus Versehen löscht oder übersieht? Auch ist noch nicht geklärt, ob bestimmte psychische Erkrankungen den E-Mail-Kontakt ausschließen und welchen Einfluss der E-Mail-Kontakt mit Patienten auf den Krankheits- und Therapieverlauf hat.

Allgemein erscheint es zunächst sinnvoll, dass E-Mails mit einem Hinweis auf die Verschlüsselung versehen werden. Unverschlüsselte E-Mails ähneln Postkarten der Briefpost. Auch Unbefugte könnten sie lesen. Daher empfiehlt es sich, Patienten vorab zu fragen, ob sie mit E-Mail umgehen können und ob E-Mail als ergänzendes Kommunikationsmittel eingesetzt werden soll. Das ausdrückliche Einverständnis oder eben Nicht-Einverständnis sollte in den Patientenunterlagen dokumentiert werden. Der Therapeut kann z. B. auch darauf hinweisen, dass E-Mails nur für die Klärung von Routine- oder Verständnisfragen genutzt werden sollten oder um Organisatorisches mitzuteilen. Alles andere sollte in den Therapiesitzungen besprochen werden.

Derzeit gibt es noch keine offiziellen Richtlinien einschlägiger Fachgesellschaften zum Umgang mit E-Mails im psychiatrischen und psychotherapeutischen Bereich. Sonnenmoser (2009, S. 64 f.) empfiehlt daher in Anlehnung an die Richtlinien der American Medical Informatics Association:

- Erklären Sie Ihren Patienten, wann Sie in der Regel online sind, wann und wie oft (pro Tag / pro Woche) Sie E-Mails beantworten.
- Gehen Sie mit E-Mails sorgfältig um. Vergewissern Sie sich, dass die Patienten Ihre E-Mails erhalten haben und dass Sie keine E-Mails von Patienten aus Versehen gelöscht oder übersehen haben. Achten Sie darauf, dass sowohl Ihre als auch die E-Mails Ihrer Patienten immer einen Adressanhang haben, wenn möglich auch einen Betreff. Speichern Sie regelmäßig die E-Mails auf externen Speichermedien, um einen Datenverlust zu vermeiden. Bewahren Sie die E-Mails ausgedruckt oder gespeichert auf, denn diese können bei gerichtlichen Auseinandersetzungen als Beweismaterial dienen.
- Achten Sie auf Ihre Sprache. Bleiben Sie stets sachlich, freundlich und neutral, seien Sie aber nicht zu geschäftsmäßig und unverbindlich. Werden Sie auch nicht zu persönlich und gefühlsbetont. Vermeiden Sie Wörter, Anreden und Grußformeln, die missverstanden werden können (z. B. Alles Liebe!). Verschicken Sie E-Mails nur zu den üblichen Geschäftszeiten.
- Fassen Sie sich in Ihren E-Mails kurz. Konzentrieren Sie sich auf das Wesentliche. Bitten Sie auch die Patienten darum. Vermeiden Sie, dass die E-Mail-Korrespondenz ausufert.

Gestaltung der explorativen Gesprächsphase

Der Kontakt zu einem (Psycho-)Therapeuten stellt für Patienten nicht selten eine neue und bislang unbekannte Situation dar. Hier ist es Aufgabe des Therapeuten, das »Eis zu brechen«, zuzuhören, zu leiten, zu informieren und eine Struktur vorzugeben. Im Rahmen der freien Exploration versucht der Therapeut anhand der Beschreibung des Patienten Informationen u. a. zu Symptomen, Beschwerden und problematischen Verhaltensweisen durch gezieltes, also hypothesengeleitetes Fragen zu sammeln. Dies bedeutet auch, Patienten mitunter kurz zu unterbrechen, Gesagtes oder besser noch Verstandenes wiederzugeben, um weiter Informationen einzuholen. Ein Schweigen des Therapeuten wirkt manchmal verunsichernd oder bedrohlich.

Die freie Exploration von Beschwerden, problematischen Verhaltensweisen, aber auch Ressourcen ist in der Regel gegenwartsbezogen. Jugendliche und Erwachsene berichten meist selbst über sich; bei Kindern werden zusätzlich Familienangehörige oder Dritte gebeten, ihre Beobachtungen und Perspektiven zu berichten.

Vertiefung

Im Rahmen der freien Exploration ist vordergründig zu klären: Was ist das Problem, wie oft tritt es auf, wo und wann tritt es auf? Wie lange dauert es an, gab es Phasen geringerer Intensität oder Symptomfreiheit? Gibt es aktuell eine Gefahr für eine Krise, Eigen- oder Fremdgefährdung? (vgl. Zarbock, 2008).

Die freie Exploration ist bereits erster Bestandteil der Anamnese.

Definition

Zur **Anamnese** (griech. f. Erinnerung) als fester Bestandteil des diagnostischen Prozesses gehören neben der Erfassung aktueller Beschwerden auch die Erfassung des bisherigen Verlaufs der Beschwerden, frühere Erkrankungen sowie frühere und aktuelle Belastungen in der Lebensgeschichte, wichtige biographische Stationen, persönliche und soziale Ressourcen.

Aus den anamnestischen Informationen können letztlich die wichtigsten und therapeutisch relevanten Informationen zur Problembeschreibung und zur Aufrechterhaltung der Beschwerden abgeleitet werden.

Ergänzende Informationsquellen. Die freie Exploration kann z. B. in der Vor- oder Nachbereitung ergänzt werden durch einen Fragebogen zur Lebensgeschichte (z. B. Klann et al., 2003; Lazarus et al., 1978), um einen breiten Überblick über das aktuelle und vergangene Leben des Patienten, wichtige (prägende) Bezugspersonen und die Ursprungsfamilie zu gewinnen (Fliegel, 2010). Günstig ist ein halbstrukturiertes, aber standardisiertes Vorgehen, d. h. die interessierenden Bereiche (s. Kasten *Fragenbereiche im Rahmen der freien Exploration*) sind vorab festgelegt und werden nach und nach abgefragt. Dabei können erste Fragen vorgegeben sein und aufgrund der individuellen Schilderungen fragt der Diagnostiker weiter nach. Situative Fragen wie »Wer war in diesem Moment noch bei Ihnen?« oder »Was hat Sie zu *xy* bewogen?« sind oft hilfreicher als allgemeine Fragen (»Beschreiben Sie bitte …« (vgl. Fliegel, 2010).

Zur Gesprächseröffnung bietet sich Smalltalk an, um gegebenenfalls Erwartungsängsten aufseiten des Patienten zu begegnen und sie zu reduzieren. Der Therapeut bittet den Patienten zunächst, seine aktuelle Lebenssituation zu schildern und beispielsweise seine berufliche und / oder familiäre Situation zu beschreiben. Erst daran anschließend fragt der Therapeut nach Problemen.

Dennoch unterliegt die freie Exploration der Gefahr von Urteilsverzerrungen sowohl aufseiten des Patienten als auch des Therapeuten. Daher ist neben einer freien Exploration zu Rahmenbedingungen und Erklärungsmodellen, zu bisherigen Lösungs- oder Behandlungsversuchen und Ressourcen häufig auch eine stärker formalisierte (sprich: instrumentenbasierte) Diagnostik für die diagnostische Einordnung der Problemstruktur und Beschwerden anzuraten. Angesichts der zahlreichen diagnostischen Kriterien und Kategorien fällt es auch dem geübtesten Diagnostiker schwer, alle Kriterien und Entscheidungsregeln während des Gesprächs mit dem Patienten zu bedenken. Ergänzend können auch Verhaltenstests, standardisierte Beobachtungen sowie etablierte Messinstrumente eingesetzt werden.

Fragenbereiche im Rahmen der freien Exploration (aus Fliegel, 2010, S. 75 f.)

- Problemebenen Verhalten, Kognitionen, Emotionen, Körper
- auslösende Bedingungen
- verstärkende Bedingungen
- Grundannahmen und Lebenspläne / -ziele
- motivationale und systemische Bedingungen
- Reaktionen und Verhalten von Bezugspersonen
- Rahmenbedingungen / Lebenszusammenhänge
- Erklärungsmodelle des Patienten
- bisherige Lösungs- / Bewältigungsversuche und Behandlungserfahrungen – mit welchen Ergebnissen?
- Ressourcen
- biografische Besonderheiten und Entwicklungsverläufe

Vertiefung

Fragen- und Antwortstile nach Fliegel (2010)

Offene Fragen (»Was führt Sie her?«, »Was ist Anlass für Ihre Vorstellung?«): Offene Fragen bieten sich an, wenn freie Antworten gewünscht sind, also freie Beschreibungen in mehreren Sätzen. So ergeben sich manchmal auch Hinweise auf nicht behandelte Fragen / Themen. Schwierigkeiten können auftreten bei sehr auskunftsfreudigen Patienten, wenn Patienten ihre Probleme nur schwer benennen können, nach Formulierungen suchen oder wenn nur Globales berichtet wird. Außerdem ist zu bedenken, dass Patienten nur über subjektiv relevante Bereiche berichten. Offene Fragen sind hilfreich bei emotional relevanten, sehr persönlichen oder gar tabuisierten Themen, da der Patient ausweichen kann. Sie entsprechen den Erwartungen vieler Patienten, v. a. beim Erstgespräch. Strukturiert wird das Gespräch durch den Diagnostiker mittels gezielter Nachfragen, Zusammenfassungen oder richtungsweisender Fragen.

Geschlossene Fragen (»Wie macht sich die Angst bemerkbar?«, »Wann genau haben Sie erstmals die Symptome bemerkt?«, »Wie häufig kommt es vor, dass Sie ein Gespräch mit anderen vermeiden?«): Geschlossene Fragen helfen z. B. bei der Spezifikation offener Fragen und schaffen Sicherheit, da sie dem Patienten deutlich machen, worum es gerade genau geht. Geschlossene Fragen können nachteilig sein, wenn der Patient den Eindruck hat, dass er ausgefragt oder verhört wird, oder wenn er das Gefühl eines unangenehmen Frage-Antwort-Spiels hat.

Alternativ-Antworten (»Patienten mit ähnlichen Beschwerden berichten auch körperliche Symptome, wie starkes Herzklopfen, Schwitzen oder Zittern. Haben Sie davon auch bei sich etwas beobachtet? Was?«): Alternative Antworten können angeboten werden, wenn ein Patient keine Antwort geben kann oder es ihm schwer fällt, seine Antwort in Worte zu kleiden. Berücksichtigt werden sollte, dass möglichst viele Alternativen vorgegeben werden sollten, um die Antwort nicht zu verfälschen.

Suggestivfragen (»Möchten Sie dann nicht am liebsten weglaufen?«): Suggestivfragen sollten möglichst vermieden werden, insbesondere im Kinder- und Jugendbereich oder bei (straf-)rechtlich relevanten Themen.

Als Diagnostiker und/oder Behandler ist man zum einen Akteur, zum anderen möglicherweise auch Modell und sozialer Verstärker für das Antwortverhalten des Patienten. Vor dem Hintergrund eines transparenten und klar strukturierten Vorgehens – auch und gerade im Rahmen der freien Exploration – sollten Fragenkomplexe eingeleitet und eine Begründung für das Erfragen bestimmter Themen oder Bereiche angeboten werden.

T: Ich würde gern zunächst einen ersten Überblick darüber gewinnen, welche Beschwerden Sie zu mir führen. Was ist der Anlass Ihrer Vorstellung?

P: Mein Hausarzt meinte, ich solle mich 'mal vorstellen. Ich habe immer dieses starke Herzklopfen, aber bis jetzt konnte mir kein Arzt helfen.

T: Wie stark ist das Herzklopfen, und seit wann ist es so stark?

P: Das hat vor ungefähr drei Jahren angefangen, als meine Frau und ich uns getrennt haben. Erst war es nur manchmal da, jetzt spüre ich es fast ununterbrochen. Da muss doch was sein (…)

T: Was hat denn Ihr Hausarzt gesagt, als er Sie zu mir überwiesen hat? Hat er eine Erklärung für das Herzklopfen?

P: Ja, er meinte, das wäre 'was Psychisches. Alle Untersuchungen haben ja nichts ergeben.

T: Haben Sie denn selbst auch eine Idee, was es mit dem Herzklopfen auf sich haben könnte?

P: (…)

T: Gibt es außer dem Herzklopfen noch andere Beschwerden?

P: (…)

T: Sie sagten, dass die Beschwerden vor etwa drei Jahren eingesetzt haben und Sie und Ihre Frau sich etwa zur gleichen Zeit getrennt haben. Solche Lebensereignisse können das Befinden schon maßgeblich beeinflussen. Ich würde gerne wissen, wie das bei Ihnen war …

Auch wenn ein Diagnostiker/Behandler unter Umständen aufgrund der unterstellten Expertise oder fachlichen Qualifikation, seiner akademischen oder Berufsbezeichnung einen Vertrauensvorschuss genießt, gilt es, die Zustimmung des Patienten für das Erfragen von Informationen einzuholen. Umgekehrt sollen Patienten auch wiederholt aufgefordert werden, dem Therapeuten Fragen zu stellen.

T: Ich werde Ihnen wahrscheinlich eine Menge Fragen stellen, damit ich sicher bin, Sie auch richtig zu verstehen. So kann ich möglichst viele Informationen sammeln und mir einen Überblick über Ihre Beschwerden machen. Wenn es aber etwas gibt, was Sie nicht beantworten möchten, sagen Sie das bitte. Geben Sie mir bitte auch Rückmeldung, wenn Sie eine Frage nicht verstehen oder unsicher sind.

P: In Ordnung, danke.

T: Dann lassen Sie uns noch weiter überlegen. Sie waren bei verschiedenen Ärzten, die allesamt keine organische Ursache feststellen konnten, richtig?

P: Ja, ich war beim (…) und bei (…), alle sagten, ich wäre gesund. Wenn mein Hausarzt mich jetzt zu Ihnen schickt, bin ich dann etwa verrückt oder bilde mir alles nur ein?

T: (…)

Neben der Erfassung erster Anhaltspunkte zu den Beschwerden und Fakten über den Patienten erhält der Therapeut aber auch weitere wichtige Informationen:

- Wie schildert der Patient das Problem? Wie wird es von ihm oder auch von anderen bewertet?
- Wie geht der Patient mit dem Problem um?
- Was löst die Schilderung des Problems im Therapeuten aus? Welche Gedanken, Gefühle, Fantasien oder auch Handlungsimpulse erkennt der Therapeut bei sich infolge der Schilderungen des Patienten?

2.2 Standardisierte oder strukturierte diagnostische Interviews

Standardisierte oder strukturierte Interviews werden häufig als Goldstandard der klinisch-psychologischen Diagnostik bezeichnet. Ihr Einsatz erfordert mitunter mehr personelle und zeitliche Ressourcen als Fragebogen zur Selbst- oder Fremdauskunft und klinische Ratings (Bruchmüller et al., 2011).

Vor- und Nachteile kategorialer Diagnostik

Fast 2000 Psychologen aus 22 Ländern, darunter 170 deutsche und 37 Schweizer Psychologen, nahmen 2012 an einem Online-Survey über Einstellungen zur klassifikatorischen Diagnostik teil (Maercker et al., 2014). Hintergrund war die Einschätzung zum konzeptionellen Rahmen der geplanten 11. Revision der Internationalen Klassifikation der Krankheiten und verwandter Gesundheitsprobleme, kurz ICD-11. Die Befragung wurde über eine Zusammenarbeit mit Deutschen Psychologenvereinigungen (Deutsche Gesellschaft für Psychologie; Berufsverband Deutscher Psychologinnen und Psychologen) und der Föderation der Schweizer Psychologinnen und Psychologen realisiert. Dabei ging es neben allgemeinen Fragen (z. B. Einsatz im klinischen Alltag, Zweck der Klassifikation, kriteriumsbezogene vs. flexible Anleitung) auch um Anwendungshäufigkeiten von spezifischen Diagnosen und deren »Benutzerfreundlichkeit«. Unter den deutschen Teilnehmern verwenden 93,2 % »häufig« oder »fast immer« ein Klassifikationssystem als

Teil ihrer alltäglichen klinischen Arbeit, 59,3 % bevorzugen ein Klassifikationssystem mit 31–100 Kategorien, 11,7 % mit 101–200 Kategorien und 8 % mit mehr als 200 Kategorien. Wie sicher kann man sich daher als Anwender und angesichts der Fülle diagnostischer Kategorien und Merkmale in seiner diagnostischen Entscheidung sein? Beispielsweise umfasst allein das Kapitel F4 der ICD-10 derzeit 70 mögliche Diagnosen. Diagnostische Interviews können helfen, angesichts der Fülle diagnostischer Kategorien und Merkmale auf der einen Seite, und angesichts bekannter Gefahren bei der klinischen Urteilsbildung auf der anderen Seite, notwendige Informationen strukturiert zu erfassen.

Diagnostische Interviews erlauben die reliable Erfassung einer Bandbreite klinischer Merkmale und führen zu kategorialen Diagnosen im Sinne der Klassifikationssysteme; je nach Interview werden auch Informationen zu Beginn und Verlauf, aktuellem Status

Tabelle 2.2 Übersicht zu diagnostischen Interviews für die Erfassung psychischer Störungen

Freies, klinisches Interview	Freies Gespräch mit bestimmter Zielsetzung, Ablauf und Ausgestaltung des Gesprächs individuell vom Interviewer festgelegt, Auswertung nicht festgelegt			
Teil- oder halbstrukturierte Interviews	Interview basiert auf einem Gesprächsleitfaden, in dem Themen und mehr oder weniger ausformulierte Fragen festgelegt sind. Vorgegebene Struktur erlaubt Vergleiche zwischen mehreren Interviews oder Prä-Post-Vergleiche. Individuelle Variationen sind aber trotz des Leitfadens möglich. So können Zusatzfragen, Erläuterungen oder Ergänzungen gestellt werden, falls es die Antworten des Befragten erfordern oder nahe legen.			
	HAM-A	Hamilton Anxiety Rating Scale	Interraterreliabilität: 0,89	Hamilton (1959)
Strukturiertes Interview	Fragen und Ablauf sind in einem Interviewleitfaden vorgeben. Hinweise für Kodierungen liegen vor; hier kodiert der Interviewer, ob das diagnostische Kriterium erfüllt ist. Die Auswertung folgt einem festgelegten Algorithmus.			
	DIPS	Diagnostisches Interview bei Psychischen Störungen	Interraterreliabilität: 0,80 bis 0,91 (Kappa)	Schneider & Margraf (2011)
	SKID-I	Strukturiertes Klinisches Interview für DSM-IV	Interraterreliabilität: 0,78 (Kappa)	Wittchen et al. (1997a)
	SKID-II	Strukturiertes Klinisches Interview für DSM-IV Persönlichkeitsstörungen		Wittchen et al. (1997b)
Standardisiertes Interview	Fragen, Ablauf, Kodierung der Antworten sind vorgegeben, Auswertung festgelegt			
	DIA-X/ M-CIDI	Diagnostisches Expertensystem	Interraterreliabilität: 0,81 bis 1,00 (Kappa)	Wittchen & Pfister (1997)

und bisherigen Behandlungsmaßnahmen erfasst. In der klinischen Praxis allerdings werden diagnostische Interviews mit dem Verweis auf begrenzte zeitliche und personelle Ressourcen nicht immer eingesetzt (Hoyer et al., 2005; Hoyer & Knappe, 2012). Interessanterweise sind die Übereinstimmungsraten zwischen den Diagnosen basierend auf standardisierten oder (halb-)strukturierten Interviews mit sog. klinischen Routinediagnosen für die meisten psychischen Störungen gering (Andreas et al., 2009). Die Verlässlichkeit und Aussagekraft klinischer Routinediagnosen liegen deutlich unter denen diagnostischer Interviews.

Diagnostische Interviews können nach dem Grad der Formalisierung unterschieden werden (Stieglitz, 2008). Je höher die Formalisierung, umso höher ist auch die Übereinstimmung zwischen mehreren Beobachtern (sog. Interrater-Reliabilität).

Die bekanntesten strukturierten und halb-strukturierten diagnostischen Interviews für den Einsatz bei Erwachsenen im deutschsprachigen Raum sind das Strukturierte Klinische Interview für DSM-IV (SKID, (Wittchen et al., 1997b) und das Diagnostische Interview psychischer Störungen (DIPS, Schneider & Margraf, 2011) bzw. das Mini-DIPS (Margraf, 1994) und die Hamilton Anxiety Rating Scale (HAM-A; Hamilton, 1959), unter den standardisierten diagnostischen Interviews das computerisierte Composite International Diagnostic Interview (CIDI, Wittchen & Pfister, 1997). Die genannten diagnostischen Interviews unterscheiden sich häufig im Grad der Strukturierung und der Erfordernis einer standardisierten Durchführung und Auswertung.

Strukturiertes oder standardisiertes diagnostisches Interview? Der wesentliche Unterschied zwischen strukturierten und standardisierten Interviews besteht darin, dass letztere die Antwort codieren und bei ersteren der Interviewer basierend auf der Antwort des Befragten entscheiden muss, ob das diagnostische Kriterium erfüllt ist. Das heißt, strukturierte Interviews verlangen ein umfangreiches klinisches Wissen um diagnostische Kriterien incl. Ein- und Ausschlusskriterien, während das standardisierte CIDI über eine computergestützte und damit objektive Auswertung verfügt. Bei einem standardisierten Interview sind die Fragen vorgegeben, es sind mit wenigen spezifischen Ausnahmen keine Rückfragen seitens des Diagnostikers gestattet; bei einem (halb-)strukturierten Interview dagegen fragt der Diagnostiker im Zweifelsfall so lange und abweichend vom Interviewleitfaden nach, bis er das erfragte diagnostische Kriterium sicher kodieren kann. Inzwischen werden auch für strukturierte Interviews wie das DIPS (Schneider & Margraf, 2011) oder Kinder-DIPS (Unnewehr et al., 2009) computerisierte Durchführungen und Auswertungsalgorithmen angeboten. Prinzipiell ist ein diagnostisches Interview im Rahmen und vor allem zu Beginn der Störungsanamnese zu empfehlen. Patienten stellen sich nicht selten mit unklaren oder unspezifischen Symptomen vor und berichten vornehmlich über aktuelle und/oder sehr dringliche Beschwerden, sodass auch der Diagnostiker einem Bias unterliegen kann. Darüber hinaus verlangt die Diagnostik bestimmter psychischer Störungen, wie etwa affektiver Störungen oder auch Störungen des schizophrenen Formenkreises eine längsschnittliche Perspektive, also die Betrachtung langer (vergangener) Zeiträume. Auch die Differenzialdiagnostik, etwa innerhalb der Angststörungen, kann durch ein diagnostisches Interview erheblich erleichtert werden. Bei einem konkreten Anfangsverdacht können durch den modularen Aufbau der Interviews auch einzelne Sektionen, etwa nur zu Angststörungen, durchgeführt werden. Dann ist besonderes Augenmerk auf die Differenzialdiagnostik zu legen. Das abschließende klinische Urteil, etwa über Primär- und Sekundärdiagnosen, kann jedoch kein Interview leisten und bleibt Aufgabe des Interviewers.

Vertiefung

Das diagnostische Expertensystem DIA-X

Das modular aufgebaute diagnostische Expertensystem DIA-X (Wittchen & Pfister, 1997) ist ein standardisiertes diagnostisches Interview. Es wird häufig auch als DIA-X/M-CIDI oder CIDI benannt und beinhaltet ein Screeningverfahren zur Erfassung von Angst, Depression oder allgemein psychischen Störungen (ASQ: Anxiety Screening Questionnaire, DSQ: Depression Screening Questionnaire, SSQ: Symptom Screening Questionnaire) sowie insgesamt 16 Sektionen zur Erfassung psychischer Störungen nach DSM und ICD im Quer- und Längsschnitt (lebenszeitbezogen) im Alter von 16 bis 65 Jahren. Diese 16 Sektionen erfragen jeweils Symptomatik, Auftretensbeginn und -ende, Dauer und Schwere der Symptomatik, Ausmaß psychosozialen Leidens und Beeinträchtigungen in den Bereichen (a) Haushalt und alltägliche Aktivitäten, (b) Schule, Ausbildung, Beruf, (c) soziale Beziehungen (Familie und Freunde), und (d) bei der Freizeitgestaltung. Das Interview ist als Papier-Bleistift- sowie als PC-Version verfügbar.

Die Sektionen umfassen im Einzelnen:

- Allgemeine Informationen und Soziodemographie
- Somatoforme Störungen
- Angststörungen: Panikstörung, Soziale Angststörung, Spezifische Phobie, Generalisierte Angststörung, Agoraphobie
- Affektive Störungen: Depressive Störung, Dysthymie, Bipolar I und II Störung, Zyklothymie
- Suizidscreening
- Essstörungen: Anorexia Nervosa, Bulimia nervosa
- Screening für Psychotische Störungen
- Zwangshandlungen und Zwangsgedanken
- Missbrauch und Abhängigkeit von Alkohol
- Missbrauch und Abhängigkeit von Nikotin
- Missbrauch und Abhängigkeit von Medikamenten und illegalen Drogen

Ausgenommen sind typische psychische Störungen des Kindes- und Jugendalters (F8, F9) sowie Persönlichkeitsstörungen (F6).

Aus der Forschung heraus sind verschiedene Abwandlungen des DIA-X bzw. CIDIs entwickelt worden, aktuell befindet sich eine CIDI-Version für DSM-5 für den Einsatz ab 14 Jahren in der Validierung.

Tabelle 2.3 Übersicht zu Abwandlungen des standardisierten diagnostischen Interviews DIA-X / CIDI

Akronym	Titel	Zielpopulation	Referenz
CIDI 65+	Composite International Diagnostic Interview für Ältere	Das CIDI 65+ ist angepasst an die sozialen, kognitiven und psychischen Besonderheiten und Bedürfnisse von Personen ab dem 65. Lebensjahr. Das Interview berücksichtigt somatische Aspekte, somatoforme und Angststörungen, depressive Störungen, ein Psychose-Screening, Zwangsstörungen und Substanzstörungen, Anpassungs- und traumabezogene Störungen sowie kognitive Beeinträchtigungen nach DSM-IV und ICD-10.	Andreas et al. (2013)
CIDI-MI	Composite International Diagnostic Interview, Militärversion	Diese Version des CIDI beinhaltet zusätzlich zu den Sektionen zu psychischen Störungen nach DSM-IV-TR eine Erweiterung der Sektion affektiver Störungen zu subklinischen Beschwerden, Anpassungsstörungen, Fatigue und Schlafstörungen und eine Erweiterung der Anamnese zu Traumata und Posttraumatischen Belastungsstörungen. Zusätzlich werden militärspezifische Informationen (Einsatzmerkmale, militärische Ränge und Aufgaben) erhoben.	Wittchen et al. (2012)
DIA-X	Diagnostisches Expertensystem für psychische Störungen	Das DIA-X besteht aus drei unterschiedlichen Komponenten: (1) Screening-Verfahren zu irgendeiner psychischen Störung (DIA-SSQ), einer Angststörung (DIA-ASQ) oder einer Depression (DIA-DSQ), (2) einem standardisierten Interview zur Erfassung psychischer Störungen im Längsschnitt (gesamte Lebenszeit) oder im Querschnitt (letzte 12 Monate), (3) einem umfassenden computergestützten Diagnosesystem, das über 400 verschiedene Diagnosen nach DSM-IV oder ICD-10 aufgrund der Symptomkonstellation beim Patienten erstellt.	Wittchen & Pfister (1997)
CIDI-V	CIDI-Venus	Neben der Erfassung psychischer Störungen nach DSM-IV/ICD-10 erlaubt das CIDI-V auch die Erhebung bestehender psychischer Störungen in Beziehung zu den reproduktiven Phasen. Erfragt werden insbesondere frauenspezifische Besonderheiten zur gynäkologischen Vorgeschichte, zum Menstruationszyklus, zu Schwangerschaften und Geburten sowie zur Peri-und Postmenopause.	Martini et al. (2009)

Diagnostische Interviews haben den Vorteil, dass sie eine umfassende und möglichst vollständige Symptombeschreibung erlauben und damit die Einordnung in die klassifikatorischen diagnostischen Systeme gut gelingt. Durch die ausführliche Befragung verschiedenster psychopathologisch relevanter Bereiche können auch komorbide Erkrankungen und die zeitliche Abfolge der einzelnen Störungsbilder berücksichtigt werden. Dies kann für die Fallkonzeption und weitere Therapieplanung relevant sein.

Anwendungsmerkmale standardisierter diagnostischer Interviews. Aufgrund der ähnlichen Fragetechniken über die Sektionen hinweg kommt es auch zu einer Reduktion der Informationsvarianz und der Beobachtungsvarianz. Standardisierte Interviews setzen anders als (halb-)strukturierte Interviewleitfäden nicht zwangsläufig klinische Erfahrung voraus, verlangen aber eine intensive Schulung in der Anwendung des Instrumentes. Aufseiten des Befragten ist Aufmerksamkeit und Konzentration erforderlich für das Verständnis der Fragen und um über die Beschwerden Auskünfte zu geben. Daher sollten auch Kontraindikationen nicht unerwähnt bleiben. Diagnostische Interviews sind nicht einzusetzen bei akuten Notfallsituationen, Krisen oder bei akuten schweren psychischen Störungen (Psychosen). Bei Älteren und ggf. bei Patienten mit einer Vielzahl komorbider Störungen dauern die Interviews mitunter recht lang (d. h. mehr als 120 Minuten) und sollten dann ggf. auf zwei Termine verteilt werden.

Vertiefung

Wie reagieren die Befragten auf diagnostische Interviews?

Häufig wird befürchtet, der Einsatz eines diagnostischen Interviews nehme unnötig viel Zeit in Anspruch und werde von Patienten nicht oder nur bedingt toleriert. Hierzu haben Hoyer und Kollegen (Hoyer et al., 2006; vgl. auch Suppiger et al., 2009) in einer Ausbildungs- und Forschungsambulanz Patienten befragt, die noch vor dem Kontakt zu einem Behandler das Dia-X/CIDI (s. o.) im Rahmen der Eingangsdiagnostik durchlaufen. Die Interviews wurden face-to-face unter Zuhilfenahme eines Laptops und Listenheftes von Teilnehmern der Ausbildung zum Psychologischen Psychotherapeuten (Fachkunde Verhaltenstherapie) durchgeführt. Es zeigte sich, dass die Mehrheit der Patienten die standardisierte Diagnostik begrüßte und für gut befand, dass im Interview sehr genaue und detaillierte Fragen gestellt wurden. Nur 4,9 % fanden es in irgendeiner Weise störend, dass Fragen und Antworten per Computer bearbeitet wurden. Obwohl dies nicht das primäre Ziel der Diagnostik ist, war die Aussage von 76 % der Patienten erfreulich, die das Interview angenehm oder sehr angenehm fanden (Hoyer et al., 2006).

Dennoch wird auch vonseiten der Anwender der zeitliche Aufwand für die Durchführung und Auswertung als mögliches Argument gegen den Einsatz diagnostischer Interviews benannt. Darüber hinaus entspricht die vorgegebene Reihenfolge von Fragen, und bei standardisierten Interviews auch die Regelung zum Umgang mit Nachfragen von Patient oder Diagnostiker, nicht immer dem intuitiven Vorgehen des klinischen Urteilers. Patienten mögen es zu Beginn des Interviews vielleicht irritierend finden, nicht sofort und direkt zu den »eigentlichen« Beschwerden befragt zu werden. Aus eigener Erfahrung heraus können wir hierzu berichten, dass vielleicht gerade an dieser Stelle die Gefahr diagnostischer Fehler sehr hoch ist: Eine Konzentration auf die initial berichteten Beschwerden mag dem Wunsch und den Erwartungen des Patienten sehr entgegenkommen und auch das Interesse des Therapeuten besonders wecken. Zugleich sollten aber der Verlauf der Beschwerden über die Zeit sowie frühere oder aktuell bestehende (wenngleich weniger prominente) Beschwerden nicht übersehen werden. Eine manchmal nachträglich zeitraubende und für den Patienten irritierende Nachexploration ist auf diese Weise vermeidbar und der Behandlungsfokus kann möglichst früh bestimmt und bearbeitet werden.

2.3 Symptomübergreifende Rating- und Beurteilungsskalen

Unterschiedliche Ratingskalen sind für diagnoseübergreifende und auch spezifische Symptome oder Syndrome konzipiert und werden dann eingesetzt, wenn eine kategoriale Diagnostik nicht möglich oder nicht erwünscht ist; etwa aus Zeitgründen oder bei niedrigem Funktionsniveau der zu untersuchenden Person. Diese Skalen erlauben meist eine detaillierte Erfassung und Beurteilung von Symptomen, ihrem Verlauf und assoziierten Beeinträchtigungen. Dennoch ist es wenig ratsam, die Diagnostik psychischer Beschwerden allein auf einer Skala beruhen zu lassen, auch wenn sie ökonomisch in der Durchführung und meist auch Auswertung ist und – wenn auch eher selten – Normen für Referenzpopulationen verfügbar sind. Vielmehr erfassen symptomübergreifende Instrumente ausgewählte Bereiche, die über Gruppen psychischer Störungen wie etwa Angststörungen hinweg relevant sind. Solche Instrumente können dazu beitragen, jene Untersuchungsbereiche zu identifizieren, die für die Behandlung und ggfs. Prognose einer Person bedeutsam sind und daher einer näheren Exploration oder Untersuchung bedürfen.

Tabelle 2.4 Übersicht zu symptomübergreifenden Rating- und Beurteilungsskalen

Akronym	Titel	Beschreibung	Referenz
SCL-90-R	Symptom-checkliste nach Derogatis	Die SCL-90-R ist eine Übersetzung der revidierten 90-Item-Symptomcheckliste von Derogatis (1977). Sie erfragt mit 90 Items und 5-stufigen Antwortskalen, wie stark körperliche und psychische Empfindungen und Wahrnehmungen bzw. »Symptome« in den letzten 7 Tagen psychisch belastet haben. 83 der 90 Items werden 9 Syndromskalen zugeordnet: Somatisierung, Zwanghaftigkeit, Unsicherheit im Sozialkontakt, Depressivität, Ängstlichkeit, Aggressivität, phobische Angst, paranoides Denken und Psychotizismus. Alle 90 Symptombeurteilungen	Franke (2002)

Tabelle 2.4 (Fortsetzung)

Akronym	Titel	Beschreibung	Referenz
		werden bei der Berechnung von drei Globalindizes (GSI: Global Severity Index, PSDI: Positive Symptom Distress Index; PST: (Positive Symptom Total) berücksichtigt.	
MDBF	Mehrdimensionaler Befindlichkeitsfragebogen	Der Mehrdimensionale Befindlichkeitsfragebogen (MDBF) besteht aus 24 Items. Gemessen werden drei bipolare Dimensionen der aktuellen psychischen Befindlichkeit: gute-schlechte Stimmung (GS), Wachheit-Müdigkeit (WM) und Ruhe-Unruhe (RU). Die Beurteilung erfolgt auf einer fünfstufigen Antwortskala mit den Endpunkten 1 (»überhaupt nicht«) und 5 (»sehr«).	Steyer et al. (1997)
PROMIS	Patient Reported Outcomes Measurement Information System	PROMIS ist eine Forschungs-Initiative zur Verbesserung und Standardisierung der Messung von selbstberichteten Merkmalen körperlicher, psychischer und sozialer Gesundheit durch Patienten. In PROMIS wurde eine Vielzahl von Instrumenten und Itemdatenbanken entwickelt, die PROs – wie z. B. »körperliche Funktionsfähigkeit«, »Depressivität« oder »soziale Funktionsfähigkeit« – standardisiert erfasst. Bei allen Dimensionen geht es um die subjektiv empfunden Einschränkungen durch Krankheit(en).	http://promis-germany.de/
KASSL	Kieler Änderungssensitive Symptomliste	Die differentiell prognostisch validen Skalen (Soziale Kontaktstörungen, Verstimmungsstörungen, Berufsschwierigkeiten, Konzentrations- und Leistungsstörungen, Symptombelastung und Änderungssensitivität) der Kieler Änderungssensitiven Symptomliste enthalten therapienahe Informationen, die eine objektive Entscheidungsgrundlage bei selektiven Indikationsentscheidungen für die therapeutische Praxis darstellen.	Zielke (1979)
MMPI-2	Minnesota-Multiphasic Personality Inventory 2	Der MMPI-2 ist ein klinischer Persönlichkeitstest. Die Items beziehen sich auf klinisch relevante Bereiche wie Medikamentenmissbrauch, Suizidtendenz, Verhaltensmuster vom »Typ A«, familiäre Anpassung, Arbeitsverhalten und Zugänglichkeit für Psychotherapien. Zusätzlich geben die Skalen einen umfassenden Überblick über alle Bereiche gestörten psychischen Wohlbefindens.	Hathaway et al. (2000)

Fremdbeurteilung und klinische Urteile. Klinische Beurteilungsskalen liegen häufig auch in der Version für eine Fremdbeurteilung vor. Die Beurteilung erfolgt durch einen vorab geschulten (und häufig auch zertifizierten) klinischen Urteiler, basierend auf seinen Beobachtungen und auch Befragungen des Patienten. Der Urteiler entscheidet dann über das Vorliegen eines Symptoms oder die Schwere der Beeinträchtigung. Die Fremdbeurteilung wird bevorzugt, wenn Selbstbeurteilungsverfahren keine sinnvollen Informationen liefern (z. B. starke kognitive Defizite). Dies erfordert neben einer hohen Qualifikation und Expertise der Urteiler auch Zeitaufwand in der Schulung und Durchführung. Wie bei anderen diagnostischen Verfahren sind auch hier Fehlerquellen, wie etwa unwissentliche Fehler durch Erinnerungsverzerrungen, absichtliche Verfälschungen oder solche durch soziale Erwünschtheit oder Tendenz zur Mitte, nicht ganz auszuschließen. Zudem verfügen nicht alle Rating- und Beurteilungsskalen über (aktuelle) Cut-off- oder Referenzwerte.

2.4 Das AMDP-System

Eines der bekanntesten diagnostischen Instrumente aus der Gruppe der symptomübergreifenden Beurteilungsskalen ist das System der Arbeitsgemeinschaft für Methodik in der Psychiatrie, kurz AMDP-System. Hierbei handelt es sich weniger um ein einzelnes Verfahren, als vielmehr um eine Gruppe unterschiedlicher Module und Skalen für den Einsatz in unterschiedlichen Populationen.

Das AMDP-System (Roesler et al., 2012) wurde 1965 in der Arbeitsgemeinschaft für Methodik in der Psychiatrie entwickelt mit dem Ziel einer einheitlichen und verlässlichen, und damit auch kommunizierbaren, Befunderhebung in der Psychiatrie. Gerade angesichts der wachsenden Psychopharmakologie in den 1960er und 1970er Jahren sollte ein Instrumentarium entwickelt werden, das geeignet war, die Wirksamkeit neu entwickelter Psychopharmaka auf verschiedene psychopathologische Syndrome nachzuweisen. Das AMDP-System wurde 1979 erstmals unter diesem Namen aufgelegt. Entsprechend dem nomothetischen Konzept des AMDP-Systems handelt es sich um ein standardisiertes Instrument mit 100 sorgfältig definierten Symptomen, aus denen acht psychopathologische Syndrome generiert werden können. Die Ausprägungen der Symptome sind durch Ankerpunkte definiert. Es liegen Normwerte vor, die über eine Transformation in T-Werte eine Aussage über den Ausprägungsgrad der psychopathologischen Syndrome ermöglichen.

Das AMPD-System liefert eine Zusammenstellung von klinisch relevanten Symptomen aus den Kernbereichen der schizophrenen, affektiven und der organischen Störungen. Daher ist das System vor allem im stationären Sektor bzw. an Schnittstellen zur psychiatrischen Versorgung der Patienten stärker verbreitet als in der psychotherapeutischen Einzelpraxis.

Über die Jahre hat sich ein Trend (nicht nur) innerhalb des AMPD-Systems entwickelt, weg von umfassenden Globalskalen hin zu eher spezifischen Skalen für die Erfassung eng umschriebener psychopathologischer Syndrome. Es wurden AMDP-

Tabelle 2.5 AMDP-Merkmalsbereiche des Psychischen Befundes

Merkmalsbereich	Beispiel-Item	Anzahl der Items
Bewusstseinsstörungen	Haben Sie das Gefühl, z. B. die Farben intensiver zu sehen oder Musik lauter zu hören?	4
Orientierungsstörungen	Wann sind Sie in die Klinik gekommen? Welche Jahreszeit haben wir jetzt?	4
Aufmerksamkeits- und Gedächtnisstörungen	Haben Sie Schwierigkeiten, sich etwas zu merken? Fällt es Ihnen schwer, einem (diesem) Gespräch zu folgen, bei der Sache zu bleiben?	6
Formale Denkstörungen	Haben Sie das Gefühl, dass das Denken schwer geht? Brauchen Sie dazu mehr Kraft? Haben Sie zu viele Ideen, fühlen Sie sich im Augenblick reicher an Gedanken, mehr als sonst?	12
Befürchtungen und Zwänge	Beobachten Sie Dinge in Ihrer Umgebung eher misstrauisch? Verspüren Sie immer wieder den Drang, bestimmte Dinge tun zu müssen, und fürchten Sie sich davor, diese einmal tatsächlich zu tun?	6
Wahn	Haben Nachrichtensprecher zu Ihnen gesprochen? Haben Dinge in Ihrer Umgebung in letzter Zeit eine bestimmte Bedeutung für Sie gewonnen?	14
Sinnestäuschungen	Hören Sie manchmal jemanden sprechen, obwohl niemand im Raum ist?	6
Ich-Störungen	Kommen Sie sich irgendwie fremd, verändert vor? Meinen Sie, andere kennen Ihre Gedanken und wissen, was Sie gerade denken?	6
Störungen der Affektivität	Hat sich irgendetwas an Ihrem Gefühlsleben verändert?	21
Antriebs- und psychomotorische Störungen	Wie steht es mit Ihrem Schwung, Ihrer Tatkraft, Ihrem Unternehmungsgeist? Fällt es Ihnen schwer, auf einem Platz ruhig zu sitzen?	9
Circadiane Besonderheiten	Fühlen Sie sich morgens schlechter als abends?	3
Andere Störungen	Würden Sie sich am liebsten das Leben nehmen? Haben Sie sich in letzter Zeit irgendwelche Verletzungen selbst zugefügt?	9
Somatischer Befund	Wie geht es im Augenblick mit Ihrem Appetit?	9

Module für Angst-, Zwangs- und Negativsymptomatik, Depression sowie Dissoziation und Konversion vorgestellt. Daneben wurden eine AMDP-Checkliste zur Bewertung von Selbst- und Fremdgefährdung und der AMDP-Erhebungsbogen zur Erfassung gesunder Anteile (EGA) veröffentlicht (Freyberger & Möller, 2004). Ebenso wurden Versionen des AMDP-Systems für den Einsatz in besonderen Patientengruppen, wie etwa in der Gerontopsychiatrie (AGP; Gutzmann et al., 1997), in der forensischen Psychiatrie (Rösler & Ermer, 1997) und in der Kinder- und Jugendpsychiatrie (CASCAP-D; Döpfner et al., 1999) entwickelt.

Zudem liegt ein halbstrukturierter Interviewleitfaden zur Erfassung des psychopathologischen Befundes vor, der zu jedem AMDP-Symptom Fragen formuliert, die der Interviewer in der Exploration verwenden kann (Fähndrich & Stieglitz, 1989).

2.5 Exkurs: Der psychopathologische Befund

Psychopathologie umfasst die »Lehre von den Leiden der Seele« (Peters, 2011, S. 440). Im klinischen Kontext ist hiermit die Beschreibung auffälliger psychischer Erlebens- und Verhaltensweisen gemeint. Der psychopathologische Befund ist zentraler Baustein der Diagnose und Teil des Antrags auf Übernahme der Kosten einer psychotherapeutischen Behandlung durch den Kostenträger.

Bestandteile des psychopathologischen Befundes

- Erscheinungsbild
- Veränderungen der Bewusstseinslage
- Veränderungen der Orientierung
- Veränderungen der Aufmerksamkeit, Konzentration und Auffassung
- Veränderungen des Gedächtnisses
- Störungen der Intelligenz, Formale Denkstörungen
- Inhaltliche Denkstörungen, insbesondere Wahnerleben
- Wahrnehmungsstörungen, z. B. Halluzinationen
- Ich-Störungen
- Veränderungen der Affektivität
- Zwänge, Phobien, Ängste, hypochondrische Befürchtungen
- Störungen des Antriebs und der Psychomotorik
- Krankheitsgefühl und Krankheitseinsicht
- Eigen- oder Fremdgefährdung

Fallbeispiel

Beispiel eines psychopathologischen Befundes: Pat. weiblich, 29 Jahre, F41.0 (g)
Wache, hinsichtlich aller Qualitäten orientierte Patientin von sehr schlanker Statur und gepflegtem Erscheinungsbild. Sprache flüssig und auskunftsbereit. Subjektiv beurteilt mindestens durchschnittliche Intelligenz. Antrieb und Stimmung erscheinen unbeeinträchtigt. Sie beklagt Erschöpfungsgefühle und wirkt unruhig und getrieben. Es werden Panikattacken sowie Erwartungsangst berichtet. Keine Zwänge, keine exzessiven Sorgen. Kein Anhalt für Alkohol- oder Substanzgebrauch oder Essstörungen. Keine Hinweise auf Psychosen, hypomanische oder manische Episoden. Sorgen um zukünftige Panikattacken (Erwartungsängste). Keine formalen

oder logischen Denkstörungen. Subjektiv keine Hinweise auf Störungen der Mnestik oder Konzentration. Aufmerksamkeit erscheint unbeeinträchtigt. Keine Ich-Störungen. Suizidalität glaubhaft verneint. Die Pat. wirkt sehr motiviert und veränderungsbereit.

Beispielhaft wird in Tabelle 2.6 aufgeführt, zu welchen Merkmalsbereichen des psychopathologischen Befundes die Inhalte aus dem Fallbeispiel zugeordnet werden können.

Tabelle 2.6 Inhalte des psychopathologischen Befundes

Merkmalsbereich	Spezifizierung	Beschreibung
Bewusstsein	Qualitative und quantitative Störungen (benommen, somnolent, soporös)	Wache,
Orientierung	Zu Person, Situation, Zeit, Ort	hinsichtlich aller Qualitäten orientierte Patientin
Verhalten – Kleidung, Physiognomie	Statur, Erscheinungsbild	von sehr schlanker Statur und gepflegtem Erscheinungsbild.
Sprache	Sprechweise, Stimmklang, Modulation Wortwahl, Lautstärke, Tempo Sprachstörungen wie z. B. Aphasie, Paraphrasien, Neologismen Sprachproduktion (Mutismus, Logorrhöe)	Sprache flüssig und auskunftsbereit.
Intelligenz	Subjektive und grobe Einordnung in den unterdurchschnittlichen, durchschnittlichen oder überdurchschnittlichen Bereich.	Subjektiv beurteilt mindestens durchschnittliche Intelligenz.
Antrieb	Antriebshemmung, -steigerung	Antrieb und Stimmung erscheinen unbeeinträchtigt.
Affekt	Grundstimmung (Dysphorie, Gereiztheit, Depressivität, Euphorie) Vorherrschende Affekte (z. B. Angst, Panik, Aggression, Scham-, Schuld-, Neidgefühle)	Pat. beklagt Erschöpfungsgefühle
Psychomotorik	reduziert, expressiv, theatralisch, gebunden Stupor, Agitiertheit, Grimassieren, Katalepsie, Negativismus, Flexibilitas cerea etc.	und erscheint eher unruhig und getrieben.
Pathologische Affektregulation	Zwang, Sucht, Anorexie, Selbstschädigung Affektqualität: Schwingungsfähigkeit, Resonanz; Affektlabilität, -inkontinenz; Affektverflachung; Parathymie	Es werden Panikattacken sowie Erwartungsangst berichtet. Keine Zwänge, keine exzessiven Sorgen. Kein Anhalt für Alkohol- oder Substanzgebrauch oder Essstörungen.

Tabelle 2.6 (Fortsetzung)

Merkmalsbereich	Spezifizierung	Beschreibung
Wahrnehmung, einschl. Sinnestäuschungen	Illusionen optische, akustische, olfaktorische, gustatorische, taktile Halluzinationen Veränderungen der Wahrnehmung, z. B. Hypästhesie, Hyperästhesie	Keine Hinweise auf Psychosen, hypomanische oder manische Episoden.
Somatoforme, vegetative Störungen	Körperliche Symptome, Vitalstörungen, Coenästhesien, Konversionssymptome	
Inhaltliches Denken	Einengung, Grübeln, negative Gedanken, Zwangsgedanken, Wahn	Sorgen um zukünftige Panikattacken (Erwartungsängste).
Formales Denken	Kohärenz (z. B. weitschweifig; assoziativ gelockert bis zur Ideenflucht; inkohärent, zerfahren) Geschwindigkeit (Verlangsamung)	Keine formalen oder logischen Denkstörungen.
Gedächtnis	Merkfähigkeit, Neugedächtnis, Altgedächtnis, umschriebene Amnesien	Subjektiv keine Hinweise auf Störungen der Mnestik
Aufmerksamkeit, Konzentration	Auffassung Fähigkeit, sich ausdauernd einer bestimmten Sache, Tätigkeit zu widmen	oder Konzentration. Aufmerksamkeit erscheint unbeeinträchtigt.
Ich-Erleben	Depersonalisation, Derealisation, Gedankeneingebung, Gedankenausbreitung, Gedankenentzug Willensbeeinflussung Leibliche Beeinflussung	Keine Ich-Störungen, aber Derealisationserleben im Rahmen von Panikattacken.
Eigen- oder Fremdgefährdung (Suizidalität)	Aggressivität Selbstverletzendes Verhalten Passive Todeswünsche, aktive Suizidgedanken oder Vorbereitungshandlungen Akute Suizidalität Absprachefähigkeit	Suizidalität glaubhaft verneint.
Krankheitseinsicht, Krankheitsgefühl	Behandlungsmotivation Veränderungsbereitschaft	Die Pat. wirkt sehr motiviert und veränderungsbereit.

Die Herausforderung der psychopathologischen Befunderhebung besteht vor allen Dingen darin, dass oft keine Einigkeit bezüglich der Bezeichnung von Phänomenen besteht und viele Begriffe unpräzise oder in mehrdeutiger Bedeutung verwendet werden. Dies beeinträchtigt häufig die Reliabilität psychopathologischer Befunde. Zudem fällt es gerade dem Anwender oft schwer, zwischen einer rein deskriptiven Beschreibung auf Phänomen-Ebene und Beschreibungen auf höher geordneten Ebenen wie der Syndrom- oder Diagnoseebene zu unterscheiden. Weiterhin verlangt der Befund auch Aussagen über Bereiche, die streng genommen eine ausführliche (z. B.

Leistungs-)Diagnostik erfordern wie Aussagen zu Aufmerksamkeits- und Gedächtnisleistungen. Daher wird häufig der Zusatz »subjektiv« ergänzt, um zu verdeutlichen, dass es sich hierbei um den Eindruck des Untersuchers handelt und nicht um eine diagnostisch-abgeleitete Einschätzung.

2.6 Verhaltensbeobachtungen

Verhaltensbeobachtungen meinen die mehr oder weniger systematische Wahrnehmung und Registrierung von Verhalten und sind vor allem dann gefragt, wenn eine Person keine Auskunft geben kann oder will, oder wenn das Geschehen aufgrund seiner Komplexität nicht allein verbal beschrieben werden kann. Verhaltensbeobachtungen werden häufig auf Video aufgezeichnet, um das Geschehen wiederholt zu beobachten oder um Vergleiche über die Zeit zuzulassen. Gerade im Forschungskontext ist die objektivierte und systematische Analyse von sicht- und hörbaren Merkmalen, von verbalem und nonverbalem Interaktionsverhalten von großem Interesse. Eines der bekanntesten Paradigmen hierzu ist die Beobachtung des kindlichen Bindungsverhaltens an die Mutter mit dem Fremde-Situations-Test von Ainsworth et al. (1978).

Fallbeispiel

Verhaltensbeobachtung einer Mutter-Kind-Interaktion
Die standardisierte Beobachtung im Fremde-Situations-Test nach Ainsworth et al. (1978) besteht aus acht Episoden mit Spiel- und Trennungssituationen und dient der Einschätzung der Bindungsqualität des Kindes an die Mutter (sicher, unsicher-vermeidend, unsicher-widerstehend und unsicher-desorganisiert). Darüber hinaus können in der Wiedervereinigungsphase vier Verhaltensskalen (kontakterhaltendes, kontaktwiedererlangendes, vermeidendes und widerstehendes Verhalten) für die Interaktion mit der Mutter ausgewertet werden. Die Skala *Kontaktverhalten* erfasst, wie aktiv und beharrlich das Kind versucht, den Kontakt mit dem Erwachsenen aufrecht zu erhalten, nachdem dieser hergestellt wurde. Das *Wiedererlangen von Kontakt und Nähe* beschreibt die Intensität und Ausdauer des Kindes, den Kontakt nach einer Kontaktunterbrechung wiederherzustellen. Auf der Skala *Vermeiden von Nähe und Interaktion* wird beurteilt, wie intensiv und anhaltend das Kind die Nähe und Interaktion zum Erwachsenen meidet. Wenn das Kind Abwehrverhalten gegenüber dem Erwachsenen zeigt (Ärger, wegstoßen, Gegenstände wegwerfen etc.), wird dies auf der Skala *Widerstand gegen Kontakt und Nähe* kodiert. Die Videocodierung und Auswertung erfolgt softwaregestützt und erfordert zugleich eine mehrwöchige Expertenschulung, um eine ausreichend hohe Beobachterübereinstimmung (Kappa > 0,8) zu erzielen.

Für die klinische Arbeit sind derart detaillierte Beobachtungen mit Ausnahme für bestimmte Settings (z.B. Mutter-Kind-Einrichtungen für das o.g. Paradigma) eher selten relevant. Hinzu kommt der Aufwand in der Herstellung der Beobachtungssituation und ihrer Auswertung. Auch ist der diagnostische Nutzen im Hinblick auf die klassifikatorische Diagnostik eher begrenzt und nicht notwendig (Stieglitz, 2008). Alternativ können globalere Verhaltensbeobachtungen, z.B. für psychopathologische Merkmale mit dem AMDP-System (s. Abschn. 2.2.1), vorgenommen werden. So konnten wir in unserer Ambulanz bei einer Patientin beobachten, dass sie immer vor, gelegentlich während und immer nach den Sitzungen auf die Toilette ging. In der therapeutischen Exploration wurde deutlich, dass sie die Toilette zum Händewaschen aufsuchte. Ein bereits bekannter, aber eher bagatellisierter Zwang bekam so eine neue Relevanz. Für die Patientin war es so normal, sich ständig die Hände zu waschen, dass sie in der Erstexploration Angaben dazu heruntergespielt hatte (»wie jeder auch, wenn ich auf Toilette bin«). Erst durch die Beobachtung, dass sie die Toilette deutlich häufiger aufsuchte als andere und dies zumeist ohne Harndrang, sondern primär zum Händewaschen, konnte die klinische Bedeutsamkeit mit der Patientin erarbeitet und das zwanghafte Verhalten zum Thema gemacht werden.

2.7 Symptomspezifische Skalen

Spezifische Diagnoseinstrumente für umgrenzte Problembereiche erfassen zumeist somatische, kognitive und verhaltensbezogene Aspekte und die Schwere spezifischer psychischer Störungen. Solch ein diagnostisches Vorgehen kann aus verschiedenen Gründen sinnvoll sein: wenn es bereits verlässliche Hinweise auf eine bestimmte psychische Störung gibt, die Schwere von Symptomen bei bereits erkannten Fällen, der Verlauf oder das Ergebnis einer Intervention (Behandlung) evaluiert wird und um Rückfälle zu erkennen (Shear et al., 2008). Meist ist eine kategoriale diagnostische Entscheidung bereits getroffen bzw. der diagnostische Prozess hat schon begonnen. Diese Instrumente sind in der Regel nicht geeignet, zwischen verschiedenen psychischen Störungen oder zwischen psychischen und somatischen Erkrankungen zu unterscheiden. Längere Instrumente sind praktikabel für die Beschreibung von Symptomen im Hinblick auf die Behandlungsplanung; ein kürzeres Instrument ist bei der Beurteilung mehrerer Personen oder zu mehreren Zeitpunkten hilfreich (Shear et al., 2008).

Tabelle 2.7 Übersicht zu ausgewählten deutschsprachigen symptomspezifischen Rating- und Beurteilungsskalen

Akronym	Titel	Beschreibung	Referenz
F1 Substanzstörungen			
MALT	Münchener Alkoholismus-Test	Der Test kann auch als Screening eingesetzt werden und enthält eine Selbstbeurteilungs- sowie eine Fremdbeurteilungsskala. Die Fragen werden anhand einer dichotomen Skala beantwortet.	Feuerlein et al. (1999)
AUDIT	Alcohol Use Disorders Identification Test	Dieser Screeningfragebogen für alkoholbezogene Störungen besteht aus 10 Items zu Alkoholkonsum, -abhängigkeit und -missbrauch. Er wurde im Auftrag der WHO entwickelt und wird auch von ihr empfohlen. Er fokussiert insbesondere auf die Identifizierung von Personen mit einem problematischen Alkoholkonsum. Der AUDIT-Fragebogen kann online ausgefüllt, gedruckt und gespeichert werden.	Barbor et al. (2001)
F2 Psychosen			
ESI	Eppendorfer Schizophrenie Inventar	Dieser aus 40 Items bestehende Test umfasst vier Skalen: Aufmerksamkeits- und Sprachbeeinträchtigungen, Beziehungsideen, Akustische Unsicherheit, Wahrnehmungsabweichung. Er basiert auf der Selbstbeurteilung der Betroffenen.	Maß (2009)
F3 Manie			
BRMAS	Bech-Rafaelsen Mania Scale	Mit dieser Skala wird der Schweregrad eines manischen Zustandes eingeschätzt. Die Skala besteht aus 11 Items, die sich auf den Untersuchungstag und die ein bis zwei vorangegangenen Tage beziehen.	Bech & Rafaelsen (undat.)
MSS	Manie-Selbstbeurteilungs-skala	Die MSS kann im klinischen und ambulanten Bereich ab dem Alter von 15 Jahren sowohl als diagnostisches Intrument und zur Erfassung des Therapieverlaufs als auch zum Monitoring ambulanter Patienten eingesetzt werden.	Krüger et al. (undat.)
F3 Depressivität und Depression			
BDI-II	Beck-Depressions-Inventar	Der BDI-II erfasst die Schwere depressiver Symptome anhand 21 Items mit Bezug auf die vergangene Woche.	Beck et al. (2001)
HAMD (auch: HDRS oder HDSR)	Hamilton Depression Scale	Die HAMD liegt in einer 17-Itemversion und in einer 7-Item-Kurzform vor. Die Einschätzung bezieht sich auf die letzte Woche.	Hamilton (1960)

Tabelle 2.7 (Fortsetzung)

Akronym	Titel	Beschreibung	Referenz
MADRS	Montgomery-Asberg-Depression-Scale	Die MADRS ist eine Fremdbeurteilungsskala zur quantitativen Einschätzung depressiver Patienten. Sie besteht aus 10 Items, die jeweils einem Symptom entsprechen. Die Beurteilung anhand der siebenstufigen Items erfolgt auf Grundlage des Interviews und Beobachtungen.	Montgomery & Asperg (1979); Neumann & Schulte (1989)
ADS	Allgemeine Depressionsskala	Die ADS erfasst anhand einer vierstufigen Skala das Vorhandensein und die Dauer der Beeinträchtigung durch depressive Affekte, körperliche Beschwerden, motorische Hemmung und negative Denkmuster. Es handelt sich um ein Selbstbeurteilungsinstrument und die Angaben beziehen sich auf die letzte Woche.	Hautzinger et al. (2012)
F4 Ängstlichkeit und Angststörungen			
STAI	Spielberger Angstinventar	Die zwei Skalen des STAI dienen der Erfassung von Angst als Zustand (State-Angst) und Angst als Eigenschaft (Trait-Angst) und können je nach Fragestellung zusammen oder jede für sich eingesetzt werden.	Laux et al. (1981)
BAI	Beck Angstinventar	Das BAI ist ein Selbstbeurteilungsverfahren zur Erfassung der Schwere von Angst bei Erwachsenen und Jugendlichen. Es setzt sich aus 21 Items zusammen und die Schwere der Angstsymptome in der letzten Woche wird anhand einer 4-stufigen Skala beurteilt.	Margraf & Ehlers (2007)
ASI-3	Anxiety Sensitivity Index/ Angstsensitivitätsindex-3	Der ASI-3 ist ein Instrument zur Erfassung der Angstsensitivität und erfasst mit 36 Items kognitive, motorische und soziale Bedenken.	Kemper et al. (2009)
F4 Panik			
AKV	Fragebogen zu körperbezogenen Ängsten, Kognitionen und Vermeidung	Der AKV besteht aus drei Fragebögen und erfasst die zentralen Befürchtungen, innere Angstauslöser und das Muster des Vermeidungsverhaltens.	Ehlers & Margraf (2001)
PAS	Panik- und Agoraphobieskala	Die PAS besteht aus 13 Items und kann ab dem Alter von 15 Jahren eingesetzt werden, um Panikattacken, antizipatorische Angst, agoraphobe Vermeidung, Einschränkungen im täglichen Leben und Gesundheitssorgen mit Bezug auf die vergangene Woche zu erfassen. Sowohl eine Fremd- als auch eine Selbstbeurteilung sind möglich.	Bandelow (1999)

Tabelle 2.7 (Fortsetzung)

Akronym	Titel	Beschreibung	Referenz
F4 Zwangsstörungen			
HZI-K	Hamburger Zwangsinventar, Kurzform	Das HZI bildet Kontrollhandlungen, Wiederholungen von Kontrollhandlungen und gedankliches Kontrollieren nach einer Handlung, Waschen und Putzen, Ordnen, Zählen, Berühren und Sprechen, Gedankenzwänge und die zwanghafte Vorstellung, sich selbst oder anderen ein Leid zuzufügen ab.	Klepsch et al. (1983)
OCI-R	Obsessive-Compulsive Inventory-Revised	Das OCI-R ist ein kurzes Selbstbeurteilungsinstrument, das die Hauptsymptome der Zwangsstörung misst: Kontrollieren, Waschen, Ordnen, Horten, Mentales Neutralisieren und Zwangsgedanken.	Gönner et al. (2007)
SOMS	Screening für Somatoforme Störungen	Der SOMS erfasst die Art, Anzahl und Intensität körperlicher Beschwerden.	Rief et al. (1992)
SSS-8	Somatic Symptom Scale-8	Die Skala erfasst körperliche Beschwerden anhand einer fünfstufigen Skala. Der Fragebogen besteht aus acht Items und die Angaben beziehen sich auf die letzte Woche.	Gierk et al. (2014)
F5 Essstörungen			
EDI-2	Eating Disorder Inventory 2	Der EDI-2 gilt als internationales Standardverfahren zur Erfassung der Psychopathologie von Patienten mit Anorexia nervosa und Bulimia nervosa sowie anderen psychogenen Essstörungen. Er besteht aus 11 Subskalen: Schlankheitsstreben, Bulimie, Unzufriedenheit mit dem Körper, Ineffektivität, Misstrauen, Perfektionismus, Interozeptive Wahrnehmung, Angst vor dem Erwachsenwerden, Askese, Impulsregulation, soziale Unsicherheit.	Paul & Thiel (2005)
WCS	Weight Concerns Scale	Die WCS ist ein Screeninginstrument und besteht aus einer Skala und fünf Items.	Grund (2004)
EDE-2	Eating Disorder Examination-Questionnaire	Der EDE-Q ist die Fragebogenversion des strukturierten Essstörungsinterviews »Eating Disorder Examination« (EDE) zur Erfassung gezügelten Essens, essensbezogener Sorgen, Gewichts- und Figursorgen mit 28 Items bei Erwachsenen und Jugendlichen.	Hilbert & Tuschen-Caffier (2006)

Tabelle 2.7 (Fortsetzung)

Akronym	Titel	Beschreibung	Referenz
FEV	Fragebogen zum Essverhalten	Der Fragebogen enthält 3 Subskalen: Kognitive Kontrolle des Essverhaltens (rigide vs. flexibel), Störbarkeit des Essverhaltens und erlebte Hungergefühle. Das Instrument ist für den Einsatz bei Jugendlichen und Erwachsenen geeignet und wird in der Therapieverlaufsforschung, Therapiefortschrittskontrolle, Ernährungsberatung, Grundlagenforschung und frauenärztlichen Beratung angewendet.	Pudel & Westhöfer (1989)
F6 Persönlichkeitsstörungen			
ADP-IV	Fragebogen zur Erfassung von DSM-IV Persönlichkeitsstörungen	Der Fragebogen besteht aus 94 Ich-Aussagen zu Persönlichkeitseigenschaften.	Doering (2007)
PSSI	Persönlichkeits-Stil- und Störungs-Inventar	Das PSSI ist ein Selbstbeurteilungsinstrument, das die relative Ausprägung von Persönlichkeitsstilen quantifiziert. Es besteht aus 140 Items, die 14 Skalen zugeordnet sind. Beispiele für die Skalen sind: eigenwilliger Stil und paranoide Persönlichkeitsstörung, zurückhaltender Stil und schizoide Persönlichkeitsstörung, spontaner Stil und Borderline-Persönlichkeitsstörung.	Kuhl & Kazén (2009)

Beschreibung des Funktionsniveaus. Im Hinblick auf die Ergänzung kategorialer Diagnosen können dimensionale Maße auch dazu beitragen, Merkmalsvariationen einer Person (z. B. differenzieller Schwererad individueller Symptome sowohl innerhalb als auch außerhalb der diagnostischen Kriterien einer Störung), gemessen durch Intensität, Dauer oder Anzahl der Symptome sowie Art und Schweregrad der Einschränkungen zu beschreiben. Neben symptomspezifischen Instrumenten gibt es auch symptom- oder syndromübergreifende Verfahren. Eines der bekanntesten ist die GAF-Skala (Saß et al., 2001).

Vertiefung

Globale Erfassung des Allgemeinen Funktionsniveaus

Als Maß für die psychosoziale Beeinträchtigung des Patienten beschreibt die GAF-Skala (**G**lobale Erfassung des **A**llgemeinen **F**unktionsniveaus; Saß et al., 2001) Funktionswerte in 10er-Stufen von 1 bis 10, wobei ein GAF-Wert von 91 bis 100 für hervorragende Leistungsfähigkeit in einem breiten Spektrum von Aktivitäten (»Schwierigkeiten im Leben scheinen nie außer Kontrolle zu geraten«) steht (Saß et al., 2001, S. 23–24).

Tabelle 2.8 Die Erfassung des Funktionsniveaus (GAF)

Wertebereich	Funktionsniveau
0	unzureichende Informationen
1–10	ständige Gefahr, sich oder andere schwer zu verletzen (z. B. wiederholte Gewaltanwendung) ODER anhaltende Unfähigkeit, die minimale persönliche Hygiene aufrechtzuerhalten ODER ernsthafter Selbstmordversuch mit eindeutiger Todesabsicht
11–20	Selbst- und Fremdgefährdung (z. B. Selbstmordversuche ohne eindeutige Todesabsicht, häufig gewalttätig, manische Erregung) ODER ist gelegentlich nicht in der Lage, die geringste persönliche Hygiene aufrechtzuerhalten (z. B. schmiert mit Kot) ODER große Beeinträchtigung der Kommunikation (größtenteils inkohärent oder stumm)
21–30	Das Verhalten ist ernsthaft durch Wahnphänomene oder Halluzinationen beeinflusst ODER ernsthafte Beeinträchtigung in der Kommunikation und des Urteilsvermögens (z. B. manchmal inkohärent, handelt grob inadäquat, starkes Eingenommensein von Selbstmordgedanken) ODER Leistungsunfähigkeit in fast allen Bereichen (z. B. bleibt den ganzen Tag im Bett, hat keine Arbeit, kein Zuhause und keine Freunde)
31–40	einige Beeinträchtigungen in der Realitätskontrolle oder der Kommunikation (z. B. Sprache zeitweise unlogisch, unverständlich oder belanglos) ODER starke Beeinträchtigung in mehreren Bereichen, z. B. Arbeit oder Schule, familiäre Beziehungen, Urteilsvermögen, Denken oder Stimmung (z. B. ein Mann mit einer Depression vermeidet Freunde, vernachlässigt seine Familie und ist unfähig zu arbeiten; ein Kind schlägt häufig jüngere Kinder, ist zu Hause trotzig und versagt in der Schule)
41–50	ernste Symptome (z. B. Suizidgedanken, schwere Zwangsrituale, häufige Ladendiebstähle) ODER eine ernste Beeinträchtigung der sozialen, beruflichen und schulischen Leistungsfähigkeit (z. B. keine Freunde, Unfähigkeit, eine Arbeitsstelle zu behalten)
51–60	mäßig ausgeprägte Symptome (z. B. Affektverflachung, weitschweifige Sprache, gelegentliche Panikattacken) ODER mäßig ausgeprägte Schwierigkeiten bezüglich der sozialen, beruflichen und schulischen Leistungsfähigkeit (z. B. wenige Freunde, Konflikte mit Arbeitskollegen, Schulkameraden oder Bezugspersonen)
61–70	einige leichte Symptome (z. B. leichte depressive Stimmung oder leichte Schlaflosigkeit) ODER einige leichte Schwierigkeiten hinsichtlich der sozialen, beruflichen oder schulischen Leistungsfähigkeit (z. B. gelegentliches Schuleschwänzen oder Diebstahl im Haushalt), aber im allgemeinen relativ gute Leistungsfähigkeit, hat einige wichtige zwischenmenschliche Beziehungen
71–80	wenn Symptome vorliegen, sind diese vorübergehende und zu erwartende Reaktionen auf psychosoziale Belastungsfaktoren (z. B. Konzentrationsschwierigkeiten nach einem Familienstreit); höchstens leichte Beeinträchtigung der sozialen, beruflichen und schulischen Leistungsfähigkeit (z. B. zeitweises Zurückbleiben in der Schule)
81–90	keine oder nur minimale Symptome (z. B. leichte Angst vor einer Prüfung), gute Leistungsfähigkeit in allen Gebieten, interessiert und eingebunden in ein breites Spektrum von Aktivitäten, sozial effektiv im Verhalten, im Allgemeinen zufrieden mit dem Leben, übliche Alltagsprobleme und -sorgen (z. B. nur gelegentlicher Streit mit einem Familienmitglied)

Tabelle 2.8 (Fortsetzung)

Wertebereich	Funktionsniveau
91–100	hervorragende Leistungsfähigkeit in einem breiten Spektrum von Aktivitäten; Schwierigkeiten im Leben scheinen nie außer Kontrolle zu geraten; wird von anderen wegen einer Vielzahl positiver Qualitäten geschätzt; keine Symptome

In der jüngsten Revision des DSM, im DSM-5, wurde die GAF-Skala durch ein neueres Instrument ersetzt: Die *World Health Organization Disability Assessment Schedule*, Version 2.0 (WHODAS 2.0; APA, 2013) erfasst im Selbstbericht die Fähigkeit von Personen, Aktivitäten in den folgenden sechs Bereichen durchzuführen: Verständnis und Kommunikation, Mobilität, Selbstversorgung, Umgang mit anderen Menschen, Tätigkeiten des alltäglichen Lebens (z. B. Haushalt, Arbeit / Schule) und Teilnahme am gesellschaftlichen Leben. Die WHODAS 2.0 korrespondiert mit Konzepten der durch die WHO 2001 herausgegebenen Internationalen Klassifikation der Funktionsfähigkeit, Behinderung und Gesundheit (ICF, deutsche Version: DIMDI, 2005). Auch dieses Maß kann wiederholt über die Zeit eingesetzt werden, um Veränderungen in den Einschränkungen einer Person abzubilden.

2.8 Selbstbeobachtungen, Verhaltensproben und Verhaltenstests

Die Beobachtung und Messung von Verhaltensweisen und Emotionen in spezifischen Situationen mittels verhaltensbezogener Maße hat für die Diagnostik von psychischen Störungen besondere Relevanz. Hierunter fallen auch die Identifikation von Verhaltensexzessen und -defiziten sowie die Berücksichtigung von Faktoren, die diese Verhaltensweisen beeinflussen.

Selbstbeobachtungen umfassen etwa die Häufigkeit (z. B. von Panikattacken in den letzten 2 Wochen) bzw. die Frequenz von Ereignissen (z. B. notiere jede Panikattacke im Beobachtungszeitraum), um möglichst fortlaufend Informationen über den zeitlichen Verlauf, die Rolle anderer Faktoren, antizipatorische Angst und Reaktionsverhalten zu sammeln. Für eine einfache und ereignisnahe Selbstbeobachtung können Papier-Bleistift-Verfahren oder elektronische Gedankenprotokolle oder Tagebücher (Apps) genutzt werden.

Selbstberichtete Kognitionen, also Aussagen über das Selbst, automatische Gedanken oder innere Dialoge können mittels Produktions- oder Bestätigungsmethoden (Glass & Arnkoff, 1997) erfasst werden. Produktionsmethoden meinen das Aufschreiben oder Aufnehmen verbalisierter Erwartungen, Sorgen, Gedanken etc. bezüglich vorangegangener, aktueller oder zukünftiger Ereignisse. Bestätigungsmethoden beinhalten eine Liste von Gedanken bezogen auf das Angsterleben der jeweiligen Person, die gebeten wird, den Grad der Zustimmung oder Ablehnung anzugeben (Hoyer & Chaker, 2009).

Subjektive Einschätzungen sind dann nützlich, wenn es um die Erfassung der Intensität von Angst und Furcht (oder anderen emotionalen oder kognitiven Reaktionen), vorzugsweise in spezifischen Situationen, geht. Auf einer Skala von 0 bis 10 oder 0 bis 100 stehen höhere Werte für ein höheres Niveau von Angst oder Anspannung. Verschiedene Abwandlungen, etwa als Furchtthermometer oder als visuelle Analogskalen, sind bekannt. Der Vorteil besteht in der unmittelbaren Abfrage und Einschätzung des Erlebten, sodass Erinnerungsverzerrungen vorgebeugt werden kann (im Vergleich zu einem Symptomfragebogen, der am Ende der Sitzung oder der Exposition vorgelegt wird). Letztlich können aber auch absichtlich niedrige Werte berichtet werden, um der Situation vorschnell zu entkommen, oder aber höhere Werte als Signal für Hilfesuchverhalten.

Verhaltensproben oder auch Verhaltenstests sind mehr oder weniger standardisierte Verhaltenstests, um a priori ausgewählte Verhaltensweisen (problematisches Verhalten) zu beobachten, die natürlicherweise produziert werden, so z. B. der Abstand zwischen einer Person und der gefürchteten Spinne. Ziel ist, dass der Befragte sich in der Situation präsent fühlt und somit jenes Verhalten zeigt, das auch in einer »echten Situation« zu beobachten wäre. Ausgewählt werden meist idiosynkratische Verhaltensweisen, die nicht oder nur schlecht verbalisiert werden können. Verhaltenstests erlauben somit eine unmittelbare (diagnostische) Rückmeldung und liefern zugleich Informationen für die Fallkonzeption, weitere Behandlungsplanung und Ergebnisevaluation. Gerade für Angststörungen bieten sich Verhaltenstests an, da sie Aufschluss geben können über häufig automatisierte Sicherheitsverhaltensweisen, angstauslösende Reize, Kognitionen und körperliche Angstsymptome. Erhoben werden z. B. der Abstand zur Spinne in cm oder m, Anzahl der Etagen, die mit dem Fahrstuhl gefahren werden oder die Teilschritte bis zum Erreichen eines vorher festgelegten Ziels (Angsthierarchie). Ängstliches Vermeidungsverhalten kann insbesondere mit dem Behavioral Avoidance Test (BAT; Craske et al., 2000) erfasst werden: Hier werden Angstsymptome wie Atemlosigkeit, Herzklopfen oder Schwindel z. B. durch Hyperventilation, wiederholtes schnelles Drehen auf einem Drehstuhl, Einatmen durch einen Strohhalm provoziert.

Besonderes Augenmerk muss daher auf die Gültigkeit des Tests für das Alltagsgeschehen des Befragten gelegt werden; daher sind Verhaltenstests in der Regel hochspezifiziert und individualisiert und können durch subjektive Ratings wie die Dauer des Verhaltenstests ergänzt werden. Verhaltenstests ersetzen keine Techniken zur Verhaltensmodifikation wie konfrontationsbasierte Interventionen oder Verhaltensexperimente.

Beispiel

Soeter und Kind (2015) beschreiben einen dreiminütigen Verhaltenstest im Rahmen einer Studie zum Extinktionslernen. Bei diesem Test wird eine kleine Vogelspinne in einem Glas am hinteren Ende eines 3,5 × 3 m großen Raumes platziert. Die Studienteilnehmer betraten den Raum und näherten sich schrittweise der

Spinne. Sie wurden zuvor instruiert, jeden der folgenden Schritte in insgesamt drei Minuten zu absolvieren. Sie konnten den Test zu jedem Zeitpunkt beenden und die Situation verlassen. Zu jedem Schritt gaben die Teilnehmer das Ausmaß ihrer Furcht auf einer Skala von 0 bis 100 an (0 = keine Furcht, 25 etwas Furcht, 50 mittlere Furcht, 75 starke Furcht, 100 sehr starke Furcht).

Schritt 1: Platz nehmen, das Glas mit der Spinne ist etwa 20 cm entfernt.
Schritt 2: Das Glas für mindestens 10 Sekunden mit beiden Händen umfassen.
Schritt 3: Das Glas öffnen.
Schritt 4: Das geöffnete Glas in die Hand nehmen.
Schritt 5: Die Spinne mit einem Bleistift vorsichtig an den Hinterbeinen berühren und zu Bewegungen anregen.
Schritt 6: Die Spinne umsetzen in ein größeres Gefäß (z. B. ein Terrarium).
Schritt 7: Der Spinne mindestens 10 Sekunden mit dem Finger folgen, während sie im Terrarium umherkriecht.
Schritt 8: Die Spinne bewegt sich frei auf den Händen oder Armen des Studienteilnehmers.

Ein zweiter Verhaltenstest wurde als Post-Messung eingesetzt. Bei diesem Test standen die Studienteilnehmer etwa 60 cm entfernt vor einem geöffneten Terrarium mit einer kleinen Vogelspinne. Ihre Aufgabe war es, sich der Spinne anzunähern und zu versuchen, sie mit dem bloßen Finger zu berühren. Das Annäherungsverhalten und die Entfernung zur Spinne wurden beobachtet und bewertet: 0 = Abstand von 60 cm zwischen Person und Spinne, 1 = etwa 30 cm Abstand, 2 = dicht vor dem Terrarium stehen, 3 = das Terrarium berühren, 4 = eine Hand in das Terrarium hineinführen, 5 = Berühren der Spinne. Zu jedem dieser Schritte gaben die Studienteilnehmer wieder eine Einschätzung des Ausmaßes ihrer Furcht.

Diagnostische Rollenspiele

In diagnostischen Rollenspielen wird über das Erleben und Verhalten des Patienten nicht nur gesprochen, sondern das Verhalten wird »live« dargestellt. Auf diese Weise kann es gelingen, das Problemverhalten zu simulieren, einer Beobachtung zugänglich zu machen und über verbalisierbare Inhalte hinaus Informationen zu sammeln (Zarbock, 2008). Indem der Patient, und möglicherweise auch der Therapeut, in eine Rolle schlüpfen, wird auch die Gesamtheit von Rechten, Pflichten und sonstigen Verhaltensweisen, die einer bestimmten sozialen oder gesellschaftlichen Position zugeordnet sind, ersichtlich. Beispiele hierfür sind die Darstellung des Verhaltens von Angehörigen gegenüber dem Patienten (Patientenrolle), aber auch das Verhalten von Kindern, wenn sie »Räuber und Gendarm« spielen. Ein Rollenspiel ist vor allem dann hilfreich, wenn der Bericht über das Problemverhalten überwiegend subjektives Erleben widerspiegelt und wichtige zusätzliche Informationen wie z. B. das Ausmaß der Blickvermeidung bei sozialen Ängsten, Veränderungen in der Stimmführung oder Körperhaltung nur erhalten werden können, wenn der Patient das Gesagte »spielt«.

Drei Arten von Rollenspielen. Bei *impliziten* Rollenspielen wird z. B. erfragt »Wie haben Sie das zu Ihrem Chef gesagt?« – ohne dass eine lebhafte Inszenierung notwendig ist. Auf diese Weise können Schamaffekte vermieden werden, der Patient entscheidet für sich, in welchem Umfang er der »Aufforderung zum Spiel« nachkommen möchte. *Explizite Rollenspiele* verlangen dagegen eine Ankündigung, z. B. die Bitte darum, aufzustehen und eine Situation im Stehen nachzuspielen, die Bitte um die Zuweisung rollentypischen Verhaltens oder Schaffung einer bestimmten Sitzordnung oder Körperhaltung. Bei *imaginativen Rollenspielen* agiert der Patient nur in seiner Vorstellung, ähnlich wie in einem Gedankenexperiment.

Kontraindikationen für (diagnostische) Rollenspiele. Dabei ist zu berücksichtigen, dass Rollenspiele nicht durchgeführt werden sollten bei psychotischen Patienten und bei Patienten mit einer übermäßig starken Schamneigung. Dagegen können Patienten mit einer begrenzten verbalen Ausdrucksweise oder Patienten, die in der Umschreibung eigener Gefühlszustände wenig geübt sind, von Rollenspielen profitieren. Auch bei wiederholten, mitunter klagsamen Schilderungen können Rollenspiele dazu beitragen, Lösungsansätze gemeinsam zu erarbeiten. Voraussetzung hierfür ist die realistische Inszenierung, ohne zu stark auf rein beobachtbares Verhalten zu fokussieren.

2.9 Somatische Differenzialdiagnose

Das spezifisch für die westliche Welt geltende Leib-Seele-Problem mit Fragen wie »Wie verhalten sich mentale Zustände zu den körperlichen Zuständen?« oder »Sind das Mentale und das Physische eins?!« hat häufig zur Folge, dass Leib und Seele im westlichen Kulturkreis getrennt betrachtet werden. Dies zeigt sich unter anderem auch darin, dass es Spezialisten für körperliche Zustände (Ärzte) und für seelische Zustände (Psychologen / Psychotherapeuten) gibt und dass sich alle Disziplinen mit wachsenden Forschungserkenntnissen mehr ausdifferenzieren und spezialisieren.

In der psychotherapeutischen Praxis sehen wir häufig aber Patienten, bei denen nicht immer klar ist, was Leib und was Seele ist. So kann zum Beispiel Atemnot ein Symptom einer körperlichen Erkrankung wie Asthma oder ein Symptom eines psychischen Syndroms wie des Panikanfalls oder sogar beides sein. Dies sorgfältig abzuklären, ist zentrale Aufgabe und zentrale Herausforderung. Denn im Regelfall erfahren Psychologiestudierende und Psychotherapeuten in Ausbildung nur sehr wenig über somatische Erkrankungen und entsprechende Differenzialdiagnostik. Deshalb muss »aus Sorge um den Patienten und zur Absicherung des Therapeuten [...] zumindest bei Behandlungsbeginn und ggf. auch im weiteren Behandlungsverlauf ein somatisches ›Screening‹ erfolgen. [...] Man kann hier nur von einem Screening sprechen, da die Palette möglicher somatischer Ursachen für psychische Phänomene und auch die Auswahl hochspezialisierter Untersuchungsverfahren aufgrund des medizinischen und technischen Erkenntnisfortschritts mittlerweile fast unüberschaubar geworden ist.« (Jacobi & Margraf, 2009, S. 450). Dieses somatische Screening ist in Deutschland durch die Einführung des Konsiliarberichts zur Antragstellung verpflichtend einzuholen. Psychotherapeuten sollten diese Chance nutzen, eigene Hypothesen oder Vermutungen zu somatischen Erkrankungen gezielt zu überprüfen, in dem der Hausarzt nicht nur um das Ausfüllen des Formulars zum Konsiliarbericht gebeten wird, sondern in dem spezifische Fragen oder Abklärungsbitten an den Arzt formuliert werden. Wenn der Hausarzt nicht aussagefähig ist, wird er im Regelfall eine weitere fachärztliche Abklärung einleiten. Ein enger Kontakt zu verschiedenen Ärzten und Arztgruppen ist somit unbedingt erstrebenswert. Zugleich kann und sollte auch der Psychotherapeut selbst eine (kleine) medizinische Anamnese vornehmen, indem er folgende Bereiche abklärt:

- körperliche Erkrankungen der Eltern und Geschwister
- Vorerkrankungen des Patienten mit Fokus auf möglichen Folgen für den aktuellen Gesundheitszustand
- aktuelle Erkrankungen, deren Behandler und Behandlungen (Maßnahmen bzw. Medikamente)

Durch das genaue Erfragen nicht nur psychischer, sondern auch körperlicher Erkrankungen erhält der Therapeut ein ganzheitliches Störungs- und Krankheitsverständnis und kann seinen Behandlungsplan entsprechend daran ausrichten. Ein hilfreiches Arbeitsblatt zur Erhebung der medizinischen Anamnese findet sich in Born (2014).

Es würde bei weitem den Rahmen dieses Buches sprengen, hier eine Aufzählung zu möglichen oder nur zu häufigen somatischen Differenzialdiagnosen aufzulisten, eine recht ausführliche Übersicht für Angstsymptome findet sich in Jacobi und Margraf (2009). Deshalb soll an dieser Stelle primär für die Vielfältigkeit der Interaktionen körperlicher und seelischer Prozesse im Rahmen eines biopsychosozialen Krankheitsverständnisses sensibilisiert werden. Grundsätzlich können somatische und psychische Probleme sowohl rein zufällig und unabhängig voneinander zur gleichen Zeit vorhanden sein. Häufiger jedoch gibt es eine gegenseitige Beeinflussung oder sogar eine gegenseitige Auslösung.

Somatische Ursachen bei psychischen Störungen. Im Diagnostischen und Statistischen Manual psychischer Störungen (DSM) sind für viele psychische Störungen organische Erkrankungen benannt, die auszuschließen sind, damit die psychische Störung diagnostiziert werden kann. Diese Ausschlusskriterien sind wertvoll, um die somatische Differenzialdiagnostik hypothesengeleitet veranlassen zu können.

- Somatische Faktoren, die psychische Störungen auslösen. *Beispiele:* Ein somatoformer Schwindel wird durch einen vorangegangenen organischen Schwindel ausgelöst. Angstzustände treten als Nebenwirkung einer Medikamenteneinnahme auf und bleiben auch nach Absetzen der Medikation verselbständigt bestehen. Ein Hirntumor löst Zwangshandlungen aus.
- Somatische Faktoren, die psychische Störungen (negativ) beeinflussen. *Beispiele:* Brustschmerzen im Rahmen einer Angina pectoris führen zu Panikattacken und verstärken deren Häufigkeit. Häufiger Durchfall im Rahmen eines Morbus Crohn verstärkt agoraphobe Befürchtungen, es könnte keine Toilette in der Nähe sein. Eine Hypothyreose löst depressive Verstimmungen aus.

Psychische Komponenten bei somatischen Erkrankungen. Inzwischen gibt es zahlreiche Untersuchungen, die zeigen, dass eine Beachtung oder Behandlung psychologischer Faktoren bei körperlichen Erkrankungen eine Verbesserung der Grunderkrankung oder eine Besserung der Lebensqualität mit sich bringen kann.

- Psychische Faktoren, die somatische Erkrankungen auslösen. *Beispiele:* Das Herzinfarktrisiko wird durch chronisches Stresserleben oder chronische Depression deutlich erhöht. Infolge des Erbrechens im Rahmen einer Bulimia nervosa zeigen sich Verätzungen der Speiseröhre.
- Psychische Faktoren, die somatische Erkrankungen negativ beeinflussen. *Beispiele:* Starke Ängstlichkeit und Vermeidungsverhalten verlängern bzw. behindern die Genesung nach einem erfolgreich operierten Herzinfarkt. Patienten mit Diabetes mellitus, welche übersensitiv auf Angstsymptome reagieren, neigen dazu Angstsymptome wie Zittern oder Schwächegefühl vorschnell als Warnzeichen einer Hypoglykämie zu interpretieren und nehmen in Folge dessen vorschnell Kohlenhydrate auf, was zu einer Dysregulierung der Diabeteseinstellung führen kann.

Wie diese ausgewählten Beispiele zeigen, ist eine sinnvolle diagnostische Abklärung nur gemeinsam in einem Team von Spezialisten zu leisten. Das gemeinsame Auftreten von körperlichen und psychischen Symptomen kommt nicht nur im klassisch somatoformen Störungskreis oder bei psychosomatischen Störungen vor, sondern bei allen psychischen Störungen. Eine dauerhafte Kooperation mit anderen Disziplinen ist daher unerlässlich. Gerade bei Anzeichen von Stagnationen im Therapieprozess oder bei Therapieresistenz ist ein erneutes diagnostisches Abklären körperlicher Faktoren ratsam, um die diagnostische Ersthypothese einer erneuten Überprüfung zu unterziehen.

2.10 Mehrebenendiagnostik

Menschliches Verhalten, oder in diesem Kontext Problemverhalten und psychische Störungen, können sich im beobachtbaren Verhalten, in Gedanken, Emotionen und psychophysiologischen Aspekten niederschlagen. Mit dem Ziel der maximalen und zugleich hypothesengeleiteten und systematischen Informationsgewinnung sollte daher ein Mehrebenen-Ansatz Standard in der klinisch-psychologischen Diagnostik sein. Dieser Ansatz wird auch als multimodaler Ansatz bezeichnet.

Definition

Der **Mehrebenen-Ansatz** in der klinisch-psychologischen Diagnostik umfasst den Einsatz und die Kombination verschiedener Datenebenen, Datenquellen, Untersuchungsverfahren und Funktionsbereiche (Konstrukte), um zu einer differenzierten und mehrdimensionalen Beschreibung von Verhalten (psychischen Störungen) zu gelangen.

Die Datenebenen umfassen dabei die biologische, psychische oder psychologische, soziale sowie die ökologische Ebene.

- **Biologische Ebene.** Im Vordergrund stehen körperliche Vorgänge, die physikalisch oder chemisch erfassbar sind, sowie neurophysiologische und psychophysiologische Daten.
- **Psychische oder psychologische Ebene.** Beschreibung und Erfassung des individuellen Verhaltens und Erlebens, aber auch des Leistungsverhaltens
- **Soziale Ebene.** Beschreibung und Erfassung bedeutsamer interindividueller Systeme (Familie, Partner, Peers) sowie gesellschaftlicher und kultureller Rahmenbedingungen
- **Ökologische Ebene.** Informationen zu materiellen Rahmenbedingungen (Wohnsituation, Arbeitssituation); diese werden meist im Rahmen der allgemeinen Anamnese erfragt.

Datenquellen

Wesentlich kann im Hinblick auf die Quelle oder den Ursprung von diagnostischen Informationen zwischen dem Selbst- und Fremdbericht, zwischen apparativen Verfahren (z. B. zur Ableitung psychophysiologischer Parameter) und Verfahren zur Leistungs- und Intelligenzdiagnostik unterschieden werden.

Dabei müssen die Datenquellen nicht unbedingt miteinander korrelieren. So ist der Zusammenhang zwischen Selbst- und Fremdbericht mitunter nur gering bis mittelmäßig, z. B. wenn Lehrer, Eltern und Kinder über das Problemverhalten in der Schule befragt werden. Dennoch sollten die Berichte einander nicht gänzlich ausschließen. Die Berichte haben gleichermaßen Relevanz und können einander ergänzen. Die Gewichtung einzelner diagnostischer Informationsquellen kann auch von der Introspektions- und Berichtsfähigkeit einer Person (z. B. mangelnde Einsicht bei Schizophrenie, begrenzte verbale Fertigkeiten oder kognitive Kapazitäten bei Kindern und Jugendlichen) abhängen.

Aufgrund der Vielfalt diagnostischer Informationen kann der Mehr-Ebenen-Ansatz zu einem Aggregations- und Interpretationsproblem führen, etwa wenn mehrere Modalitäten zu einem Zeitpunkt (→ Konkordanz) oder im Verlauf (→ Synchronizität) nicht (mehr) übereinstimmen. Für diese Problematik gibt es bislang keine einschlägige Lösung.

Tabelle 2.9 Mehrebenendiagnostik am Beispiel von Angststörungen

Datenebene	Was wird erfasst?	Untersuchungsverfahren / Instrument
Biologisch	Psychophysiologische Veränderungen, z. B. Herzratenvariabilität, Hautleitfähigkeit	Elektrokardiogramm (EKG) Elektromyogramm (EMG)
Psychisch	Stimmung (Affekt), Antrieb, Leistungsvermögen in Testsituationen	Fragebogen, Tests (s. Abschn. 2.1–2.5)

Tabelle 2.9 (Fortsetzung)

Datenebene	Was wird erfasst?	Untersuchungsverfahren / Instrument
Soziale	Ausmaß sozialer Unterstützung, z. B. Rolle des Partners	s. Abschn. 3.1 und 3.2 (Diagnostik bei Paaren und Familien)
Ökologische	Berufstätigkeit, familiäre Situation	Allgemeine Anamnese

2.11 Befundbesprechung

Die Auswertung, Rückmeldung und Dokumentation der Rückmeldung diagnostischer Ergebnisse sind ein maßgeblicher und nicht zu vernachlässigender Teil psychotherapeutischen Handelns. Häufig erfolgt dies erstmals während oder zum Ende der Probatorik, um die Ergebnisse der Eingangsdiagnostik zu veranschaulichen. Die Nachvollziehbarkeit diagnostischer Schlussfolgerungen im Hinblick auf die Indikationsentscheidung und weitere klinische Entscheidungen tragen wesentlich zur Transparenz und Struktur des therapeutischen Vorgehens bei.

Zugleich geht die Befundmitteilung über die bloße Mitteilung der Diagnose hinaus; hier ergibt sich auch die Möglichkeit zur weiteren Etablierung und Festigung einer gemeinsamen Arbeitsbeziehung und Kooperation, und zur Eröffnung von Zukunftsperspektiven. Auch für die Befundmitteilung besteht die Dokumentationspflicht. Die Befundbesprechung erfordert vom Diagnostiker fachliche und soziale Kompetenzen, Fertigkeiten in der Gesprächsführung und von allen Beteiligten Aufmerksamkeit.

Vertiefung

Rahmenbedingungen für die Befundbesprechung

Die Befundbesprechung erfolgt persönlich, nicht telefonisch oder postalisch. So haben beide Seiten die Möglichkeit, unmittelbar nachzufragen, Missverständnisse zu klären und die Bedeutung des Befundes zu eruieren. Daher sollte für die Befundbesprechung genügend Zeit eingeplant werden. Eine Befundbesprechung erfordert mitunter Vorbereitung: Sichtung aller Unterlagen und Ergebnisse, Priorisierung, die Vorbereitung offener Fragen, gegebenenfalls die Anforderung oder Sichtung von Fremdbefunden (z. B. ärztliche Konsile), Einholen von Informationen über mögliche Mitbehandler, die hinzugezogen werden (können).

Wesentliche Inhalte der Befundmitteilung

- Diagnosen und Befunde
- Einordnung der Befunde in den alters- und lebensgeschichtlichen Kontext
- Konsequenzen der Befunde für die weitere Entwicklung (Prognose)
- Hinweise auf mögliche Ursachen
- Behandlungsmöglichkeiten
- Konsequenzen bei (Nicht-)Behandlung
- ggf. weiteres Procedere

Fallbeispiel

Herr S., wir haben bei unseren vergangenen Terminen über Ihre Beschwerden gesprochen und gemeinsam überlegt, wie diese entstanden sein mögen und was dazu beigetragen hat, dass die Probleme trotz Ihrer Bemühungen nicht weniger geworden sind. Ich habe Sie auch gebeten, eine Reihe von Fragebogen auszufüllen, sodass wir recht viele Informationen sammeln konnten. Lassen Sie uns gemeinsam auf die Auswertung schauen.

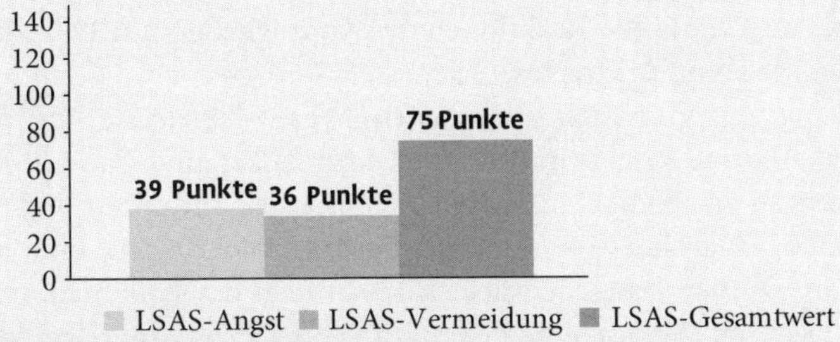

Abbildung 2.1 LSAS-Ergebnisse des Patienten (vgl. auch Abb. 1.2)

In dieser Grafik sind die Ergebnisse zu einem Fragebogen abgebildet, der recht zuverlässig den Schweregrad sozialer Ängste in verschiedenen Situationen misst und dazu das Ausmaß des Vermeidungsverhaltens angibt. Ein Gesamtwert von 75 Punkten spricht für ein mittelstarkes bis hohes Ausmaß sozialer Ängste. Der hellere Balken ganz links zeigt das Ausmaß der Ängste in verschiedenen Situationen an. Eine Situation lautete z. B. »Bei der Arbeit beobachtet zu werden.« Hier haben Sie einen Wert von 3 angegeben, also die Angst ist schwer ausgeprägt. Das zeigt mir, dass Sie während Ihrer Arbeit starke Angst erleben und darunter leiden. Können Sie mir ein Beispiel hierzu nennen? (...) Danke, und jetzt da Sie berichten, dass Sie trotz Ihrer Ängste weiter zur Arbeit gehen, wird auch klar, warum Sie diese Situation nur gelegentlich vermeiden. Es sieht so aus, als ob Sie die Situation nur unter starker Angst ertragen. Trifft das zu? (...). Im Laufe der Behandlung werde ich Ihnen diesen und auch andere Fragebogen sehr wahrscheinlich wieder vorlegen. So können wir gemeinsam schauen, wie und in welchen Situationen sich die soziale Angst weiter entwickelt. Das können wir dann auch mit Ihren heutigen Angaben vergleichen. (...)

Sofern mehrere Instrumente eingesetzt wurden, ist eine grafische Aufbereitung sinnvoll. Sie schafft Übersichtlichkeit, vermittelt einen professionellen Eindruck und bedient mitunter auch die menschliche Fähigkeit zur Mustererkennung. Bei wiederholten Messungen können so auch einfacher Vergleiche über die Zeit (Therapiebeginn, Zwischenmessung[en], Therapieende, evtl. Katamnese) erfolgen (s. Abschn. 1.3).

Neben der Berücksichtigung der statistischen Bedeutsamkeit der Angaben des individuellen Patienten in Form von Mittelwert, Über- oder Unterschreiten von

Schwellenwerten sollte die Rückmeldung der Ergebnisse auch vor dem praktischen Erfahrungshintergrund des Therapeuten in Beziehung gesetzt werden. Haben andere Patienten mit einem ähnlichen Beschwerdebild ein vergleichbares Antwortmuster? Wo sind am ehesten Veränderungen zu erwarten?

Hinweise zur Gesprächsführung. Während der Befundmitteilung liegt der Fokus auf sachlichen Informationen, die klar, anschaulich und dem Vorwissen des Patienten und seiner Sprache angepasst übermittelt werden. Wichtiges sollte voran gestellt und bei Bedarf wiederholt werden, Zusammenfassungen strukturieren die Inhalte. Der Diagnostiker bearbeitet seinen Auftrag mit größtmöglicher fachlicher Verantwortung, auch wenn dies unerwünschte Reaktionen des Auftraggebers zur Folge hat.

Nutzen und Grenzen von Diagnosen. Diagnosen sind eine von vielen Möglichkeiten zur Beschreibung von Verhalten, Fähigkeiten, Wesenszügen; sie sind nicht zwangsläufig die »gemeinsame Wirklichkeit« von Diagnostiker und Patient. Auch können Fehleinschätzungen nie sicher ausgeschlossen werden, mitunter sind Verlaufsmessungen notwendig. Darüber sind Patienten aufzuklären. Stärken sind auch Teil der Diagnostik – in welchen Bereichen liegen Ressourcen des Patienten, die möglicherweise für den weiteren Verlauf, eine Behandlung oder Prognose relevant sind?

Zu Nachfragen auffordern. Während der Befundbesprechung gilt es daher auch nachzufragen, welche Informationen beim Gegenüber angekommen sind, und wie die Informationen aufgefasst werden. Welche Erwartungen des Patienten werden bestätigt oder widerlegt, welche Gefühle oder auch Bedenken und Befürchtungen wecken die beschriebenen Befunde? Hier können auch Vorerfahrungen mit anderen Behandlern erfragt und besprochen werden.

Unerwünschte Befunde. Der Umgang mit unerwünschten Befunden ist auch Teil der Befundbesprechung. Werden Untersuchungsergebnisse abgelehnt oder abgestritten? Auf diese Reaktionen sollte eingegangen werden. Angaben zur Sicherheit der Diagnose und zur Differenzialdiagnose können ebenso zur Auseinandersetzung beitragen wie das Aufgreifen der Bedenken des Patienten. Mitunter sind seitens des Patienten Anpassungsleistungen gefordert, für die der Diagnostiker Hilfestellung geben kann, sofern dies gewünscht wird.

> **!** Es ist nicht Aufgabe des Patienten, die diagnostischen Erkenntnisse dankbar und ohne Widerspruch entgegenzunehmen, sondern Aufgabe des Diagnostikers, sich auf das Anliegen des Patienten und seine Möglichkeiten, den diagnostischen Sachverhalt zu verstehen und zu verarbeiten, einzustellen (in Anlehnung an Irblich & Renner, 2009, S. 64).

3 Diagnostik in verschiedenen Settings

Klinisch-psychologische Diagnostik orientiert sich nicht nur an der Fragestellung und dem Zeitpunkt der Diagnostik, sondern muss auch vor dem Hintergrund struktureller Rahmenbedingungen betrachtet werden. Die Möglichkeiten und Anforderungen an den Diagnostiker unterscheiden sich zudem zwischen verschiedenen Settings und Zielgruppen wie etwa in ambulanten, (teil-)stationären oder Reha-bezogenen Kontexten.

Wir wollen daher an dieser Stelle auf drei ausgewählte Zielgruppen näher eingehen und beschreiben klinisch-psychologische Diagnostik bei und mit Paaren, Familien und im Gruppenkontext, unabhängig vom ambulanten oder stationären Setting.

3.1 Diagnostik mit und bei Paaren

Partnerschaftliche Beziehungen gelten seit langem als protektive oder Risikofaktoren für die psychische Gesundheit des Einzelnen, seines Partners oder seiner Partnerin und sehr wahrscheinlich auch ihrer Kinder (Heinrichs et al., 2008).

Wie bei jeder anderen Therapie bzw. Beratung ist auch für die Arbeit mit Paaren eine gute Diagnostik die Voraussetzung für eine effektive Behandlung und ein unverzichtbarer Bestandteil der prozess- und erfolgsbegleitenden Evaluierung (Saßmann, 2000).

Merkmale einer funktionierenden Partnerschaft

Das Miteinander des Paares wird durch Kommunikationsprozesse gesteuert, die erfolgreiche Bewältigung von Alltagsanforderungen durch Coping- und Problemlösekompetenzen und die Intimität im Paar durch gegenseitige Unterstützung und das Wissen, sich aufeinander verlassen zu können. Die Fertigkeiten, sich mit dem anderem verbal und nonverbal auszutauschen, spielen daher eine tragende Rolle in der Paarberatung und -therapie. Daher stellt die Kommunikation zwischen den Partnern (und über den Partner und die Paarbeziehung) innerhalb und außerhalb von stressreichen Ereignissen einen wichtigen Themenschwerpunkt in der Diagnostik mit und bei Paaren dar (Heinrichs et al., 2008).

Paare, die sich mit einem Klärungs-, Beratungs- oder Behandlungsauftrag an einen Therapeuten wenden, berichten in der Regel über partnerschaftliche oder Eheprobleme im Sinne dauerhafter Stressoren. Mehr als die Hälfte des Klientels einer psychiatrischen Ambulanz nannten Eheprobleme als wesentlichen Teil ihrer Belastung (Burman & Margolin, 1992). Beziehungsprobleme sind nicht selten auch Thema in Einzeltherapien. Sowohl die Paare als auch der Diagnostiker laufen dabei Gefahr, individuelle Kompetenzen und Fertigkeiten zur Stressbewältigung, zum Problemlösen sowie auch persönlichkeitsbezogene Aspekte des Einzelnen zu vernachlässigen. Gleichwohl stehen diese Faktoren in Wechselwirkung mit der Qualität und den Auswirkungen partnerschaftlicher Beziehungen.

Aus diagnostischer Sicht interessiert hier vor allem, wie partnerschaftliche Probleme beschrieben (klassifiziert) werden können, welche Faktoren auf das Scheitern oder Gelingen einer Beziehung hinweisen und welche Faktoren für die Bewältigung partnerschaftlicher Krisen nützlich sind (Zimmer & Röhrle, 2008).

Wichtige Ziele in der Paardiagnostik (vgl. Saßmann, 2000)

- Klärung des Anliegens und der Motivation
- Klärung des Therapieangebotes bzw. des weiteren Vorgehens
- Rückmeldung der diagnostischen Ergebnisse
- gemeinsame Erarbeitung eines Erklärungsmodells
- erste kognitive Veränderungen (z. B. durch die Rückmeldung der Ergebnisse der Diagnostik)

Ein anerkanntes diagnostisches Klassifikationssystem im Sinne der ICD oder des DSM ist für partnerschaftliche Probleme nicht bekannt. Allerdings existiert eine Reihe von Theorien zu Themen der Partnerschaft und insbesondere zu Partnerschaftskonflikten, aus denen verschiedene Faktoren herausstechen und die die Diagnostik in diesem Bereich leiten können.

Entwicklungsaufgaben und Phasen der Paarentwicklung. Partnerschaft hat viele Gesichter und viele verschiedene Formen. Partnerschaften verändern sich im Laufe der Zeit. Vom Beziehungsanfang bis zur gesetzten Beziehung hat jede Phase ihr eigenes Thema und konfrontiert die Partner mit unterschiedlichen Aufgaben. Somit unterliegt eine Partnerschaft einer fortlaufenden Dynamik und Veränderbarkeit. Schneewind (1999, vgl. Grau & Bierhoff, 2003) beschreibt fünf Phasen der Paarentwicklung und formuliert Entwicklungsaufgaben, deren erfolgreiche Bewältigung den Übergang in eine neue Phase markiert. Diagnostisch ist also auch die Frage sinnvoll, an welcher Stelle steht das Paar aktuell? Wie ist es mit bisherigen (Entwicklungs-)Aufgaben umgegangen, welche Annahmen und Erwartungen gibt es hierzu, wo gibt es Gemeinsamkeiten und Unterschiede?

Das Circumplex-Modell of Marital and Family Systems. Das Circumplex-Modell (Olson, 2000) betrachtet drei Dimensionen familiärer Systeme, nämlich Kohäsion, Adaptabilität und Kommunikation. Kohäsion steht für das Ausmaß emotionaler Verbindung der Familienmitglieder, Adaptabilität für die Fähigkeit des Paares oder des Familiensystems, seine Machtstrukturen, Rollenbeziehungen und Beziehungsregeln entsprechend den Situationen und entwicklungsbedingten Belastungen zu verändern. Später wurde noch der Aspekt der Kommunikation in das Modell eingeführt: Ein positiver Kommunikationsstil beinhaltet das Senden von klaren und kongruenten Botschaften, Empathie, unterstützende Aussagen und effiziente Problemlösemöglichkeiten. Das

Phasen der Paarentwicklung	Entwicklungsaufgaben
Paare in der Frühphase ihrer Beziehung	► Lernen zusammenzuleben ► Klärung der Aufgabenteilung zwischen den Partnern ► Abgrenzung gegenüber konkurrierenden Beziehungen ► Sicherstellung des Lebensunterhalts als Paar ► Einigung zu Fragen der Familienplanung
Paare mit kleinen Kindern	► Anpassung des Paarsystems an die Pflege und Betreuung eigener Kinder ► Differenzierung zwischen Partner- und Elternrolle ► Ausübung einer funktionsfähigen Elternallianz
Paare mit älteren Kindern und Jugendlichen	► Aufrechterhaltung einer stabilen und befriedigenden Paarbeziehung ► Anpassung an den Beziehungswechsel im Umgang mit älter werdenden Kindern ► Entlassen der Kinder in die Eigenständigkeit
Paare in der nachelterlichen Phase	► Aushandeln eines neuen Verständnisses der Paarbeziehung nach dem Weggang der Kinder ► Neuorientierung des Lebensstils als Person und Paar ► Integration neuer Aufgaben und Rollen im Kontakt mit den erwachsenen Kindern
Paare in der späten Lebensphase	► Anpassung an die veränderten zeitlichen Rahmenbedingungen nach dem Ausscheiden aus dem Arbeitsleben ► Auseinandersetzung mit Gebrechlichkeit bzw. Tod des Partners ► Klärung testamentarischer Verfügungen gegenüber den Nachkommen

Abbildung 3.1 Phasen der Paarentwicklung und Entwicklungsaufgaben von Paaren (nach Schneewind, 1999, s. auch Grau & Bierhoff, 2003)

Modell beschreibt, wie Paare oder Familien mit Herausforderungen und aktuellen Problemen umgehen. Zudem klassifiziert das Circumplex-Modell die familiäre Funktionsfähigkeit anhand von 16 Familientypen und drei oder mehr generellen Typen, die da wären: ausgeglichen, mäßig und extrem. Olson geht davon aus, dass ausgeglichene Ehe- oder Familiensysteme generell besser arbeiten als unausgeglichene Systeme. Ziel einer Intervention kann daher sein, eine oder mehrere der drei familiären Dimensionen in Richtung balancierter Typen zu bewegen. Für Kohäsion bedeutet das, eine Balance zu finden zwischen Alleinsein und Zusammensein, für Adaptabilität zwischen Stabilität und Änderung eine goldene Mitte zu finden und die kommunikativen Fähigkeiten zu verbessern. Das Circumplex-Modell kann im Rahmen der klinischen Diagnostik, Therapieplanung und -evaluation bei Familien und Paaren eingesetzt werden, um problematische Paare oder Familien von symptomfreien Paaren oder Familien zu unterscheiden und intra-familiäre Veränderungen abzubilden. Allerdings gibt es keinen Hinweis dafür, dass ein spezifisches Symptom mit einer spezifischen Systemdimension verbunden ist.

Vertiefung

Diagnostik orientiert am Circumplex-Modell

Eine Reihe von Fragebogen sind aus dem Circumplex-Modell abgeleitet worden. Das sog. *Circumplex Assessment Package* (CAP) stellt Instrumente zur Erfassung der drei Dimensionen Kohäsion, Adaptabilität und Kommunikation bereit und enthält auch eine Dimension zur Zufriedenheit. Alle vier Dimensionen können auf Paar- und Familienebene erfasst werden. Beispielsweise erfasst die *Family Adaptability and Cohesion Evaluation Scale* (FACES) III die Wahrnehmung der Familienmitglieder, erlaubt einen Vergleich der wahrgenommenen und idealen Familienfunktionsfähigkeit sowie im Prä-Post-Vergleich (zu beziehen über Stasch et al., 2009). Durch klinische Cut-off-Werte kann der FACES-III zu diagnostischen Zwecken genutzt werden. Das Instrument kann für Familien über die gesamte Lebensspanne eingesetzt werden, von kinderlosen Ehepaaren bis zu Paaren im Rentenalter. Bereits Kinder ab 12 Jahren können den FACES-III für einen Vergleich mit ihren Familienmitgliedern ausfüllen. Die neuste Version, FACES-IV, umfasst sechs Familienskalen – zwei ausbalancierte und vier nicht ausbalancierte – mit jeweils sieben Items (42 Items gesamt). Das FACES-IV-Paket beinhaltet die Skala Familienkommunikation und die Skala Familienzufriedenheit, um das Circumplex-Modell zu vervollständigen (62 Items gesamt). Darüber hinaus kann für die Fremdbeobachtung der drei Familiensysteme die *Clinical Rating Scale* (CRS) eingesetzt werden. Speziell für Paare können Kohäsion und Adaptabilität mit den Marital Adaptability and Cohesion Evaluation Scales (MACES) erfasst werden. Die Kommunikation und Zufriedenheit verheirateter Paare wird mit einer Subskala des ENRICH (engl. married couples enrich their marriage) gemessen; das Pendant für unverheiratete Paare ist ebenfalls verfügbar (PREPARE, engl. premarital couples prepare for marriage; Olsen, 1986, 1997).

Das Circumplex-Modell hat mit anderen Ansätzen gemeinsam, dass dysfunktionale Beziehungen durch eine Verschiebung von positiver und wertschätzender Kommunikation zu zunehmender Negativität gekennzeichnet sind (Zimmer & Röhrle, 2008). Diese Negativität bezieht sich auf das emotionale Erleben und (Un)Zufriedenheit, Kognitionen über den Partner und die gemeinsame Beziehung sowie das eigene und das Verhalten des Partners. Demnach erscheinen für die Betrachtung einer Paarbeziehung die erlebte Gleichwertigkeit und Gleichberechtigung eine wichtige Rolle zu spielen.

Die Diagnostik der Paarbeziehung liefert wichtige Informationen über die Bedingungen, die zu Problemen in der Partnerschaft geführt haben bzw. diese aufrechterhalten, über die Geschichte der Partnerschaft, die Eignung des Paares für eine Paarberatung und seine konkreten Ziele. Zusammen mit Angaben über individuelle

Beziehungsdiagnostik

Zimmer und Röhrle (2008, S. 742) nennen acht Aspekte, die im Rahmen einer »Beziehungsdiagnostik« schwerpunktmäßig erfasst werden sollen:

- Zufriedenheit mit der Beziehung bzw. Ausmaß der Belastung
- Problembereiche bzw. belastende Verhaltensmuster und andere Risikofaktoren
- Ausmaß noch bestehender Bindung zwischen den Partnern und Ressourcen
- kommunikative Stile, Kompetenzen und Defizite
- förderliche und hinderliche Einstellungen und Kognitionen zur Partnerschaft
- Zufriedenheit und Belastungserfahrungen beider Partner
- Erfassung der aktuellen Lebensphase (Dyade, Familie etc.)

Zur vertieften Analyse des aktuellen Beziehungsstatus sollten nach Zimmer und Röhrle (2008) Zufriedenheit und Belastung, Konflikte, Bindungsaspekte, Kognitionen und Einstellungen, Interaktion und Kommunikation, kommunikative Kompetenzen, Beziehungsstrukturen, Interaktionsverläufe bzw. Eskalationen, komplementäre Ängste und das Verhältnis positiver und negativer Kommunikation erfasst werden.

Probleme der einzelnen Partner und über Stärken und Schwächen des Paares ist es möglich, ein Bedingungsmodell für die Problematik sowie einen spezifischen Behandlungsplan zu entwickeln.

In der Regel werden zur Diagnostik von partnerschaftlichen Faktoren die freie Exploration, Fragebogen und Verhaltensbeobachtungen herangezogen. Einen umfassenden Überblick liefern z. B. Scholz (1978), Hank et al. (1990) sowie Schindler et al. (1998).

Erstinterview und freie Exploration. Das gemeinsame Erstgespräch mit dem Paar mag von Erwartungen auf beiden Seiten, aber auch Erwartungsängsten aufseiten eines oder beider Partner geprägt sein. Ziel des Gesprächs sollte daher neben der Erfassung sachdienlicher Informationen über die Paarbeziehung und den aktuellen Status der Beziehung auch die Minderung des Angstniveaus sein. Auch ist es denkbar, dass Paare erwarten oder darum bitten, unabhängig vom Partner zu berichten. Eine Zusammenfassung am Ende des Gesprächs sollte unbedingte Wertschätzung für die Teilnahme am Gespräch voranstellen und umfasst die Sicht der einzelnen Partner, die Nennung (fehlender) Übereinstimmungen sowie die Würdigung der Paarbeziehung.

Fragebogen. Im deutschsprachigen Raum kommen vor allem die *Fragebogen zur Partnerschaftsdiagnostik* (FDP; Hahlweg, 1996) zum Einsatz. Die FDP umfassen drei verschiedene diagnostische Instrumente: den Partnerschaftsfragebogen (PFB), die Problemliste (PL) sowie den Fragebogen zur Lebensgeschichte und Partnerschaft (FLP). Der PFB dient der differenziellen Beurteilung der Partnerschaftsqualität und wird in der Eingangsdiagnostik, zur Therapieplanung und -evaluation eingesetzt. Die PL erfasst, ob und in welchem Ausmaß in der Partnerschaft Konflikte vorliegen und wie das Paar mit diesen umgeht. Diese Fragebogen können z. B. von beiden Partnern nach dem Erstgespräch zu Hause ausgefüllt und zur Auswertung vor der nächsten Sitzung zurückgesandt werden. Die Fragebogen sollten die Partner möglichst unabhängig und unbeobachtet voneinander ausfüllen.

Tabelle 3.1 Übersicht zu deutschsprachigen Fragebogen für die Diagnostik bei Paaren

Akronym	Titel	Beschreibung	Referenz
BFPE	Bielefelder Fragebogen zu Partnerschaftserwartungen	Der BFPE ist ein Instrument zur Operationalisierung von Bindungsmustern Erwachsener. Es unterscheidet clusteranalytisch begründet fünf Bindungsmuster: »sicher« sowie je zwei Varianten des »unsicher-ambivalenten« (»verschlossen« und »anklammernd«) und des »unsicher-vermeidenden« Musters (»verschlossen« und »kooperationsbereit«). Es existieren drei Skalen: »Akzeptanzprobleme«, »Öffnungsbereitschaft« und »Zuwendungsbedürfnis«.	Höger & Buschkämper (2002)
BeMus	Beziehungsmuster Fragebogen	Der Fragebogen basiert auf einem Kreismodell interpersonellen Verhaltens. Er erfasst eigene Beziehungsmuster aufgrund eines bestimmten Beziehungsverhaltens einer wichtigen Bezugsperson sowie die erwartete Reaktion des anderen auf eigenes Verhalten. Dies geschieht anhand einer Situations-Reaktions-Logik.	Kurth et al. (2002)
KSIP	Das Konfliktlösungsstil-Inventar für Paare	Der Fragebogen erfasst mit 32 Items vier Dimensionen: kämpferischer Konfliktstil, positive Konfliktlösung, Rückzug und Nachgiebigkeit jeweils in der Selbst- und Partnerbeurteilung.	Yorck Herzberg & Sierau (2010)
PFB	Partnerschaftsfragebogen	Der PFB dient der Bestimmung der partnerschaftlichen Qualität und umfasst 31 Items, die drei Skalen zugeordnet sind (Streitverhalten, Zärtlichkeit, Gemeinsamkeit / Kommunikation). Es liegt auch eine Kurzform mit 10 Items vor.	Hinz et al. (2001)
KEA	Kurzskalen zur Erfassung partnerschaftsorientierter Ansprüche	Die Kurzskalen erfassen die Ansprüche, die Männer und Frauen an ihre Paarbeziehung stellen, inwiefern diese erfüllt werden und welche emotionalen Konsequenzen sich daraus ableiten. Es werden vier Beziehungsbereiche (Freizeitgestaltung, Kommunikation negativer Gedanken und Gefühle, Zärtlichkeit, Sexualität) auf jeweils drei Dimensionen erfasst (Grenzen, Kontrolle und Macht, emotionales und instrumentelles Investment).	Wunderer (2003)

Beobachtungen zur Paarinteraktion. Um sich einen Eindruck davon zu verschaffen, wie sich ein Paar tatsächlich in Konfliktsituationen verhält, ist die direkte Beobachtung partnerschaftlicher Kommunikation sinnvoll. Ziel der Beobachtungsverfahren ist es, funktionales und dysfunktionales Interaktionsverhalten zu erfassen und diese Information für die Therapieplanung zu nutzen. Üblicherweise werden die Partner hierbei gebeten, einen Konflikt mittlerer Güte auszuwählen und diesen dann für ca. 15 Minuten zu diskutieren. Dieses Gespräch findet in Abwesenheit des Therapeuten statt und wird auf Video aufgezeichnet (Hahlweg et al., 1988). Wenngleich die Auswertung einer standardisierten Interaktion zwischen den Partnern nach wissenschaftlichen Kriterien recht aufwendig sein kann, so liefert doch die Beobachtung der Paarinteraktion wertvolle Hinweise und kann über einen längeren Zeitraum hinweg auch als repräsentativ angesehen werden. Es wird angenommen, dass Paare über eine längere Zeit nicht überzeugend »schauspielern« können (Zimmer & Röhrle, 2008).

! Im Hinblick auf die Frage nach der (manchmal eher begrenzten) Übereinstimmung der Angaben beider Partner sei betont, dass sich einerseits die Angaben auf unterschiedliche Aspekte beziehen und zum anderen in der (fehlenden) Übereinstimmung auch ein Informationsgehalt über die Partnerschaft liegen kann. Nicht zuletzt können auch schlicht methodische Gründe, wie Grenzen der Reliabilität und Validität der Instrumente und auch Antworttendenzen im Sinne des Impression Management oder der Sozialen Erwünschtheit eine Rolle spielen.

Vertiefung

Wie erfasst man sexuelle Probleme und sexuelle Funktionsstörungen? – Zwei Verfahren, die Aufschluss geben

Die Störungsgruppe der sexuellen Funktionsstörungen wird in der Praxis in hohem Maße vernachlässigt (Hoyer, 2013). Die geringe Beachtung der Störungsgruppe trotz ihrer hohen Prävalenz ist alarmierend, nicht zuletzt da eine eingeschränkte sexuelle Gesundheit mit einer reduzierten allgemeinen Lebenszufriedenheit (z.B. Mitchell et al., 2013) und mit einer reduzierten Zufriedenheit im zwischenmenschlichen, emotionalen und beruflichen Bereich (Hartmann et al., 2002) einhergeht.

Der Einsatz einfacher Screening-Verfahren als Teil der gängigen Routine-Untersuchung sowie gut erlernbarer strukturierter Interviews würde der bestehenden Unsicherheit im diagnostisch-praktischen Umgang mit der Thematik jedoch entgegenwirken; Patienten und Therapeuten würden in mehrfacher Hinsicht davon profitieren: Potenzielle Fehlerquellen würden minimiert, ein transparentes und strukturiertes Vorgehen ermöglicht, Grundlagen für eine adäquate Diagnosestellung gelegt sowie Behandlungsschwerpunkte und -strategien frühzeitig geklärt.

Der Kurzfragebogen für Sexualität (KFS; Hoyer et al., 2015) und das Strukturierte Interview für Sexuelle Funktionsstörungen (SISEX; Hoyer & Frank-Noyon, 2014; vgl. auch Hoyer et al., 2014) sollen eine standardisierte, allgemein zugängliche Befunderhebung zur Diagnostik sexueller Funktionsstörungen nach DSM-5 in Forschung und Praxis ermöglichen. Beide Verfahren lassen sich gut miteinander kombinieren, wobei sich der KFS ideal als Screening-Instrument zum routinemäßigen Einsatz eignet und das SISEX für die weiterführende klassifikatorische Diagnostik empfohlen wird.

Der **Kurzfragebogen zur Sexualität** (KFS) liefert in wenigen Minuten erste Hinweise darüber, ob Probleme aus dem Bereich der sexuellen Funktionsstörungen vorliegen und ob die zugehörigen DSM-5-Kriterien erfüllt sind. Der Betroffene beurteilt dazu die Häufigkeit des Vorliegens entsprechender Probleme in den letzten 12 Monaten, die Dauer der Beschwerden, den Leidensdruck und das Vorliegen potenzieller Ausschlusskriterien. Bei positivem Screening wird eine genauere Exploration empfohlen. Dieses effiziente Screening-Verfahren lässt sich leicht in jede Eingangsdiagnostik implementieren.

Das **Strukturierte Interview für Sexuelle Funktionsstörungen** (SISEX) ist ein klinisches Fremdbeurteilungsverfahren, das sich bei vorliegendem Verdacht auf Störungen im sexuellen Funktionsbereich zur Feststellung einer klinischen Diagnose eignet. Die diagnostischen Kriterien gemäß DSM-5 und der Leidensdruck, den die Symptome auslösen, werden detailliert abgefragt. Sind die Kriterien gemäß DSM-5 gegeben, schließt sich eine umfassende Exploration der Störungssymptomatik (Onset, Auslöser, Generalisierbarkeit, störungsfreie Episoden) und möglicher Einflussfaktoren (Partnerfaktoren, Beziehungsfaktoren, individuelle Vulnerabilitätsfaktoren, komorbide psychische Störungen oder Stressoren und medizinische Einflussfaktoren) an. Ziel ist es, anhand des Interviews beurteilen zu können, ob die für eine Störungskategorie notwendige Mindestanzahl an Symptomen vorliegt (A-Kriterium), für die für mindestens sechs Monate (B-Kriterium) ein klinisch bedeutsamer Leidensdruck bestand (C-Kriterium), wobei die Symptome nicht besser durch eines der Ausschlusskriterien erklärbar sind (D-Kriterium). Die Durchführungsdauer des SISEX beträgt je nach Symptomatik zwischen 15 und 45 Minuten.

Diagnostische Kernfragen zur Exploration sexueller Funktionsstörungen (Hammelstein & Hoyer, 2011):

- Wie zufrieden sind Sie mit Ihrer Sexualität?
- Wie häufig haben Sie Sex mit Ihrem Partner / Ihrer Partnerin? Wie zufrieden sind Sie damit?
- Wie häufig empfinden Sie sexuelles Verlangen?
- Wie sieht Ihr derzeitiges Sexualverhalten aus (Setting, Körperkontakt, Vorlieben oder Abneigungen, Koitus, Umgang mit dem sexuellen Problem)?
- Erleben Sie Schwierigkeiten während des Sex, z. B. zu geringe Erregung, Ausbleiben der Lubrikation, zu rasche Ejakulation, Ausbleiben des Orgasmus, Schmerzen?

3.2 Diagnostik mit und in Familien

Die Diagnostik in und mit Familien umfasst zum einen die Ergänzung der kindbezogenen Diagnostik und aber auch den Einbezug von Bezugspersonen in der Kinder- und Jugendlichenpsychotherapie. Insbesondere in der systemischen Therapie wird dem Einbezug von Bezugspersonen ein beträchtliches Gewicht eingeräumt.

Diagnostik mit und in Familien liefert Einblicke in Sachverhalte aus der Perspektive anderer beteiligter Personen und kann die Interaktion zwischen dem Patienten und seiner Familie oder innerhalb des Familiensystems verstehen helfen. Übergeordnetes Ziel ist ein Mehrwert an Informationen, und nicht die »Wahrheitsfindung«.

Aus zahlreichen epidemiologischen und klinischen Studien ist die Bedeutung familiärer Interaktionsmuster für die Entstehung und Aufrechterhaltung psychischer Störungen bekannt. Die Beobachtung familiärer Faktoren ist daher wesentlicher Bestandteil der Diagnostik und Behandlungsgestaltung.

Definition

Familiendiagnostik untersucht und beschreibt Interaktionen und ihre Veränderungen zwischen den Familienmitgliedern, den Systemen und analysiert die Dynamik der Familie als systemisches Ganzes. Sie untersucht die unbewussten Phantasien, Wünsche und Ängste der Familie vor dem Hintergrund der Familiengeschichte und der Lebensentwürfe für die Zukunft, um so zu einem Verständnis für die bedeutsamen Interaktionssequenzen und deren Funktionalität zu kommen. (Cierpka, 1987, S. 2, in: Stach et al., 2009)

Tabelle 3.2 Familiendiagnostische Informationen im Erstgespräch (Cierpka, 2008)

Kontext der familientherapeutischen Behandlung	▶ In welcher Institution findet die Diagnostik statt? ▶ Wie ist der Überweisungskontext, wer hat der Familie und zu welchem Zweck eine Diagnostik, Beratung, Behandlung empfohlen? ▶ In welche anderen Systeme ist die Familie eingebettet (z. B. Einzel-Psychotherapie eines Familienmitgliedes)?
Familie als soziales System	▶ Wie ist das soziale Umfeld der Familie gestaltet? ▶ In welcher Lebensform befindet sich die Familie (alleinerziehend, getrennt lebend, verheiratet etc.)? ▶ Wer arbeitet was und in welchem Umfang, wie ist die Wohnsituation? ▶ Gibt es soziale Unterstützer (Nachbarn, Freunde, Kinderbetreuung)? ▶ Wie ist die Freizeitgestaltung (was, wer und mit wem?) angelegt und welche Ressourcen gibt es dafür?
Familiärer Lebenszyklus	▶ In welcher lebenszyklischen Phase ist die Familie anzutreffen? ▶ Gibt es unerfüllte oder blockierte Entwicklungen? ▶ Wie kann das Entwicklungspotenzial genutzt werden?
Erziehungsverhalten und -stile	▶ Welche Erziehungseinstellungen der Eltern, welche Erziehungserfahrungen und -stile liegen vor? ▶ Wie ist die Qualität der Paarbeziehung? ▶ Wie ist das Macht- und Dominanzverhalten zwischen den Eltern? ▶ Wer übt wie Kontrolle aus?

Familiendiagnostik auf mehreren Ebenen. Die Familiendiagnostik erstreckt sich auf mindestens drei Ebenen: auf der Ebene der Individuen, der Ebene der Dyaden/Triaden und der Ebene des Familiensystems (Cierpka, 2013). Erst dann sind Aussagen über die Gewichtung der einzelnen Ebenen möglich. Darüber hinaus braucht es einen Einblick in den soziokulturellen Kontext, Werte und Normen der Familien, ihre soziale Vernetzung und ökonomischen Rahmenbedingungen. Die Diagnostik orientiert sich hierbei stark am Alter und Entwicklungsstand des (Index-)Patienten, den verbalen Fertigkeiten der interessierenden Familienmitglieder und natürlich der Bereitschaft, am diagnostischen (und Behandlungs-)Prozess mitzuwirken.

Mit Hilfe von Fragebogen, Interviews und Beobachtungsmethoden wird versucht, die Interaktion des Patienten mit seinen nächsten Bezugspersonen zu objektivieren und zu beschreiben. Im Fokus stehen daher nicht nur Einstellungen und Annahmen über das Problemverhalten, sondern auch manifestes/beobachtbares Verhalten und verinnerlichte Erfahrungen der Familienmitglieder.

Tabelle 3.3 Übersicht zu deutschsprachigen Fragebogen für die Diagnostik mit und in Familien

Akronym	Titel	Beschreibung	Referenz
KV-Fam	Konfliktverhalten in der Familie	Es werden Konfliktlösungsmuster in Familien erfasst, die nach Ressourcen und Defiziten differenziert erhoben werden. Befragt werden die Eltern. Der KV-Fam fragt auf fünf verschiedenen Systemebenen der Familie (Individuum, Paarbeziehung, Eltern-Kind-Verhältnis, erweiterte Familie, außerfamiliäres Umfeld). Handlungsmuster werden mit zehn verschiedenen, je bipolar geordneten Skalen erfasst (Selbstsicherheit/Stoizismus; Besorgtheit/Unsicherheit; Verbundenheit/Verstrickung; Affektivität/Aggressivität; Kommunikativität/Durchsetzungsschwäche; Zurückhaltung/Rückzug; Unterstützung/Aufopferung; Rollenteilung/Abgrenzung; Zufriedenheit/Oberflächlichkeit; Körperkontakt/Somatisierung).	Klemm & Pietrass (2007)
FLQ	Fragebogen zur familienbezogenen Lebensqualität	Der Fragebogen erfasst die Lebensqualität von Müttern, die durch die Erziehung, Betreuung und Versorgung ihres Kindes in die Familie eingebunden sind. Zielgruppe sind Mütter, die dabei vor erhöhten Anforderungen stehen (z. B. Mütter mit chronisch kranken Kindern).	Tröster (2005)
FB **FB-K**	Familienbogen; Familienbogen-Kurzform	Die Einschätzungen in den Familienbogen machen Aussagen über Familienprobleme. Diese Aussagen werden in sieben Bereichen (Aufgabenerfüllung, Rollenverhalten, Kommunikation, Emotionalität, Affektive Beziehungsaufnahme, Kontrolle, Werte und Normen) gebündelt, die als theoretische Dimensionen eines Familienmodells beschrieben werden und in den Familienbogen als	Cierpka & Frevert (1994) Sidor & Cierpka (2016)

Tabelle 3.3 (Fortsetzung)

Akronym	Titel	Beschreibung	Referenz
		Skalen operationalisiert sind. Der Test besteht aus drei Modulen: Im »Allgemeinen Familienbogen« (FB-A) wird die Familie als System fokussiert. Der »Zweierbeziehungsbogen« (FB-Z) untersucht die Beziehungen zwischen bestimmten Dyaden. Im »Selbstbeurteilungsbogen« (FB-S) wird nach der Funktion des einzelnen Familienmitglieds in der Familie gefragt.	
EFA	Ebenen familiärer Beziehungen	Der Fragebogen untersucht das emotionale Erleben von Eltern oder Beziehungsverantwortlichen in Bezug auf die Bereiche persönliche Befindlichkeit, Partnerschaft, Beziehung zum Kind und zum sozialen Kontext. Es werden sowohl Defizite als auch Ressourcen berücksichtigt und die Checkliste ist für Selbst- und Fremdbeurteilung geeignet.	Klemm (2013)
EFB-KJ	Elternbildfragebogen für Kinder- und Jugendliche	Der EBF-KJ ist ein ökonomischer und zugleich differenzierter Fragebogen zur Qualität der Eltern-Kind-Beziehung aus der Sicht von Kindern und Jugendlichen im Alter von 10 bis 20 Jahren. Der EBF-KJ erfragt anhand von jeweils 36 Items für Mutter und Vater ein ausgewähltes Spektrum an familienpsychologisch und empirisch begründeten Ressourcen- und Risikofaktoren der Eltern-Kind-Beziehung. Diese umfassen das Ausmaß an (1) Kohäsion und (2) Identifikation mit den Eltern, (3) die erlebte Autonomie, (4) Konflikte mit den Eltern, (5) unangemessene Bestrafung, (6) erlebte Ablehnung oder Gleichgültigkeit der Eltern, (7) emotionale Vereinnahmung und (8) Überprotektion durch die Eltern sowie (9) die Diskrepanz zwischen den Elternrepräsentationen. Als Zusatzskala wird (10) lebenspraktische Hilfe für die Eltern erfragt.	Titze et al. (2010)
EFB	Erziehungsfragebogen	Der EFB ist ein Selbstbeurteilungsinstrument, mit dem Eltern ihr Erziehungsverhalten einschätzen. Dabei wird dysfunktionales Erziehungsverhalten als Verhaltenstendenz in Erziehungs- bzw. Disziplinierungssituationen erfasst. Der EFB besteht aus folgenden Skalen: Überreagieren, Nachgiebigkeit und Weitschweifigkeit. Außerdem kann ein Gesamtwert gebildet werden.	Naumann et al. (2010)
ZKE	Zürcher Kurzfragebogen zum Erziehungsverhalten	Der Test erfasst das elterliche Erziehungsverhalten aus Sicht der Kinder und Jugendlichen. Es werden drei Dimensionen des Erziehungsverhaltens getrennt für Mutter und Vater erfasst.	Reitzle et al. (2001)

Tabelle 3.3 (Fortsetzung)

Akronym	Titel	Beschreibung	Referenz
EFE	Entwicklungsförderliches Elternverhalten	Die Skala misst dass Elternverhalten, das für die positive Entwicklung des Kindes förderlich ist. Erfasst werden interaktive, verhaltensnahe und kommunikative Beziehungsaspekte sowie die emotionale Eltern-Kind-Beziehung und kognitive Kompetenzen der Eltern.	Peterander (1993)
SFB	Das subjektive Familienbild	Das SFB erfasst mit der Methodik des semantischen Differenzials Beziehungsstrukturen in der Familie oder in anderen persönlichen Beziehungen. Dabei kommen gerichtete Beziehungsangebote zur Darstellung: Wie verhält sich Person X gegenüber der Person Y? Es werden dabei zwei grundlegende Aspekte, emotionale Verbundenheit (Valenz) und individuelle Autonomie (Potenz), unterschieden.	Mattejat & Scholz (1994)

Projektive oder eher »freie« Verfahren. Zu den bekanntesten Verfahren dieser Gruppe gehört der Test »Familie in Tieren«, ein projektiver thematischer Zeichentest mit dem Ziel einer Beschreibung der Familiensituation des Kindes und der Beziehungsformen zu seinen Eltern. Aufgabe des Kindes ist es, sich und die Mitglieder seiner Familie in Form von Tieren zu malen oder zu zeichnen (Brem-Gräser, 2011). Die genauen Instruktionen sind über die Zeit mehrfach verändert worden, die Diagnostik erfolgt aber in der Regel durch die Auswertung der Zeichnung des Kindes von seiner Familie. Variationen von »Familie in Tieren« sind u. a. die Verzauberte Familie (Kos & Biermann, 2002) und das Zoo-Familien-Spiel (Manes, 1995). Beobachtet werden die Anordnung, Größe und Art der Tiere, ihre Blickrichtungen (Wer wendet sich wem zu oder von wem ab?), ihre räumlichen Distanzen, aber auch Gemeinsamkeiten und Unterschiede in der Gestaltung (z. B. Säugetiere vs. Insekten, Haus- vs. Wildtiere). Im Sinne eines projektiven Verfahrens werden auch Aussagen zur Qualität der Beziehung des Kindes zu seinen Eltern im Hinblick auf Geborgenheits-, Macht- und Kontakterleben, über die teils unbewusste Struktur und Dynamik innerhalb der Familie, so wie sie das Kind erlebt, abgeleitet.

Vertiefung

Diagnostik im Spiel

Das Spiel als (psychotherapeutische) Methode wird zur Diagnostik und Behandlung für Kinder meist im Alter von 3 bis 12 Jahren eingesetzt (vgl. Schmidtchen, 2008). Ziel ist die Förderung seelischer Gesundheits- und Entwicklungsprozesse. Der Einsatz und die Verwendung des Spielens als diagnostische Methode sollte idealiter eingebettet sein in begleitende familienbezogene Maßnahmen, wie z. B. eine Elternberatung oder Kinder- und Jugendlichenpsychotherapie. Voraussetzungen hierfür sind eine mehr oder weniger umfangreiche Spielzeugauswahl. Kriterium ist nicht unbedingt die Vielfalt der Materialien, sondern deren Eignung, Grundbedürfnisse von Kindern (Sicherheit, Zuwendung) und Entwicklungsaufgaben (normative Übergänge, Beziehungen zu Gleichaltrigen, Erkennen und Regulation von Emotionen) zu aktivieren und zu inszenieren. Im Spiel können emotionale und gedankliche Prozesse der Spieltätigkeit des Kindes beobachtet und gefördert, und die Bewältigung von Problemsituationen beobachtet und unterstützt werden. Dazu bedarf es einer intrinsischen Motivation für ein Spielthema aufseiten des Kindes, und die aktive Teilnahme und Mitspielen aufseiten des Therapeuten. Beide Spieler konzentrieren sich auf die Problembereiche, zugleich bleibt die Quasi-Realität des Spielens deutlich.

So wird z. B. zur Kontaktaufnahme und ersten diagnostischen Einschätzung das Kind aufgefordert, sich etwas auszusuchen, womit es gerne spielen möchte. Beobachtet und von diagnostischer Relevanz in diesem freien Spiel können sein: Auswahl des Materials oder der Spielthemen, mimischer und verbaler Ausdruck des Kindes, »Berührungs- oder Vermeidungspunkte«, Umgang mit dem anwesenden Diagnostiker oder anderen Personen (Weinberger, 2015).

Skulptur der Familie. Die Familienaufstellung nach Satir (1995) erfordert Erfahrung in der Familienarbeit und eine Einbettung in die therapeutische Grundhaltung. Sie ist eine Technik innerhalb der Konzeption der Familientherapie von Virginia Satir, bei der die Teilnehmer oder Patienten ein systemisches Verständnis über sich selbst, die Beziehungen zu anderen Personen und die Familie gewinnen. Die realen Familienmitglieder stellen sich zueinander in Form einer menschlichen Skulptur auf, nehmen körperliche Haltungen zueinander ein, die die Beziehungen der Familienmitglieder ausdrückt. Kennzeichnende Worte sowie Gestik und Mimik der einzelnen darstellenden Teilnehmer unterstützen die dramaturgische Beziehungsveranschaulichung. Ziel ist die Beschreibung sichtbarer und unsichtbarer Bindungen und von Kommunikationsabläufen. Eine Familienaufstellung nach Satir wird daher auch als aufdeckende Methode benannt und stellt streng genommen keine therapeutische Technik dar.

! Da diese beispielhaft genannten Verfahren nicht psychometrisch evaluiert sind und keine verlässlichen Schwellenwerte für die Beurteilung des Störungs- und Schweregrades von Verhaltensweisen oder Einstellungen existieren, können diese Verfahren vor allem zur Hypothesengenerierung über die zugrundeliegende Problemstruktur herangezogen werden.

Für »Familie in Tieren« gehen einige Autoren noch deutlich darüber hinaus und halten den Test für »nicht verantwortbar und die Verwendung als Explorationshilfe für spekulativ« (Petermann, 1997). Auch das Testkuratorium deutscher Psychologenvereinigungen kommt in seiner Rezension von 2014 zu dem Ergebnis, dass »Familie in Tieren« keine der Gütekriterien psychodiagnostischer Verfahren erfüllt und rät davon ab, »aufgrund eines bestimmten Testergebnisses eine bestimmte Entscheidung über das Kind [...] zu treffen.« (Baumgärtel & Langel, 204). Die Aufforderung an das Kind, seine Familie zu zeichnen, kann jedoch dazu beitragen, die Kontaktaufnahme zu erleichtern, die Motivation zur Zusammenarbeit zu fördern und später als Grundlage für ein Gespräch mit dem Kind dienen.

Mehrgenerationenperspektive. Familien sind allerdings nicht nur querschnittartig durch ihre aktuellen Beziehungen zu erfassen. Sie zeichnen sich auch aus durch die individuellen Biographien ihrer Mitglieder, der gemeinsamen Beziehungserfahrungen und durch generationsübergreifende Traditionen und den kulturellen Kontext.

Genogramm

Um wichtige Daten und Beziehungen in Familien über mindestens drei Generationen mit ihrer Entwicklung, Entwicklungshemmungen und Ressourcen sowie potenziellen Problemen darzustellen, kann ein Genogramm angefertigt werden. Im Genogramm werden Familienmitglieder, bestimmte Ereignisse und die Einschätzung der Beziehungen mit bestimmten Zeichen markiert (Goldrick et al., 2008). Das Genogramm umfasst in der Regel:

- die grafische Erfassung der Personen in der Familie
- demografische Informationen zu Alter, Geburts- und Sterbedaten, Wohnorte, Berufstätigkeit
- körperliche und psychische Erkrankungen, Verhaltensauffälligkeiten, Behinderungen, Klinikaufenthalte oder Arbeitsunfähigkeit als Indikatoren der Funktionalität
- kritische Lebensereignisse wie Heirat, Trennung / Scheidung, Umzüge, Verluste, besondere Erfolge

Darüber hinaus entwickeln Familientherapeuten anhand des Genogramms auch Hypothesen über die Familiendynamik. Gibt es z. B. »blinde Flecken«, also Aspekte, die im Genogramm offen bleiben, weil sie nicht berichtet werden dürfen oder können; welche Lebensereignisse haben sich in bestimmten Entwicklungsphasen der Familie gehäuft und wie können Veränderungen im Familiensystem mit der Entwicklung von Beschwerden des Indexpatienten im Zusammenhang stehen.

Über die Generationen hinweg könnten wiederkehrende Muster, Vernetzungen und Rückkopplungen der Kernfamilie mit dem weiteren Familiensystem beschrieben werden. Die historische Perspektive über mehrere Generationen trägt dazu bei, die Entwicklung gegenwärtiger Strukturen und Konflikte zu verstehen. Wiederholungen werden deutlich, wenn die Probleme der Gegenwart zu den Entwicklungen der Vergangenheit, den belastenden Ereignissen und emotional besetzten Problemen in Beziehung gesetzt werden (Cierpka, 2013).

3.3 Diagnostik in Gruppen

Diagnostik im Gruppensetting wird vor allem unter zwei Zielstellungen relevant: erstens während der Auswahl von für Gruppentherapie geeigneten Patienten und zweitens zur Erfassung des Therapie-/Gruppengeschehens. Viele weitere relevante Aspekte, wie z. B. Diagnoseerhebung, Ermittlung von Veränderung/Verbesserung/Verschlechterung in der Symptomatik, Erfolgsmessung etc., werden auch im Gruppensetting zumeist individuell vorgenommen, d. h. Patienten füllen entweder zu Beginn bzw. gegen Ende der Gruppenstunde oder auch zu Hause unabhängig von anderen Teilnehmern Fragebogen aus, die dann auch pro Patient ausgewertet werden. Dabei können die Fragebogen auch verschieden und auf die jeweilige Hauptproblematik angepasst sein, um den individuellen Störungsverlauf in der Hauptsymptomatik zu erfassen. Dennoch ist es unerlässlich, auch gruppenspezifische Aspekte zu erheben.

3.3.1 Diagnostik zur Indikationsstellung für Gruppentherapie

Neben der Fragestellung, ob bei einer bestimmten Problemkonstellation Psychotherapie überhaupt indiziert ist (vgl. Kap. 4), muss auch die Indikationsentscheidung bezüglich des Therapieverfahrens und des Therapiesettings gefällt werden. In die Wahl des Settings fällt neben der Frage, ob ambulant, teilstationär oder stationär zu behandeln ist, auch die Frage, ob Einzel-, Gruppentherapie oder beides möglich und sinnvoll ist. Überraschenderweise gibt es wenige Forschungsbefunde, die eine eindeutige Indikationsentscheidung erleichtern. Oftmals ist gerade die Frage, ob Einzel- oder Gruppenbehandlung erfolgt, weniger eine bewusste Indikationsentscheidung im Sinne »Für Patient X wäre Y am besten« als vielmehr eine Frage der vorhandenen Möglichkeiten. So geht im deutschsprachigen Raum eine stationäre Therapie fast automatisch mit verschiedensten Gruppenangeboten einher, während im ambulanten Setting vorwiegend Einzeltherapien durchgeführt werden.

Aus zahlreichen Studien und Metaanalysen kann geschlussfolgert werden, dass Gruppentherapien generell wirksam sind und ähnlich große oder nur geringfügig kleinere Effekte erzielen als Einzelpsychotherapien (für einen Überblick siehe z. B. Strauß & Burlingame, 2012). Allerdings ist auch bekannt, dass Gruppentherapien mit höheren Abbruchraten als Einzeltherapien einhergehen, was dem Prozess der Auswahl und Zusammenstellung der Gruppe nochmals Bedeutung verleiht.

Mattke und Strauß (2012) benennen folgende Faktoren als bedeutsam für Auswahl und Zusammenstellung von Psychotherapiegruppen:

(1) **Patientencharakteristika:** Hierunter fallen vor allem motivationale Aspekte für eine Gruppentherapie, positive Erwartungen des Patienten an die Gruppe(ntherapie), ein Mindestmaß an interpersonellen Fertigkeiten und der Fähigkeit zur Empathie sowie keine allzu starken gruppenbezogenen Ängste.

(2) **Gruppenprozesse:** Es wird im Allgemeinen angenommen, dass in störungshomogenen Gruppen bzw. in Gruppen, in denen Patienten mit ähnlichem Strukturniveau gemeinsam behandelt werden, günstigere Gruppenprozesse stattfinden.
(3) **Strukturmerkmale der Gruppe:** Hierunter fallen Aspekte wie Gruppengröße, Gruppenformat (z. B. geschlossene, halboffene oder offene Gruppe) sowie andere Rahmenbedingungen wie Häufigkeit, Begleitbehandlungen, Dauer etc.
(4) **Formale Veränderungstheorie:** Hierunter zählen die Auswahl und Techniken der verschiedenen Gruppenansätze. Diese sollten passend zum Störungsbild, aber auch zur aktuellen Verfassung des Patienten sein, um diesen nicht zu überfordern. Befunde zur Differenzialindikation liegen hierzu vorwiegend aus dem Bereich der psychodynamischen Therapien vor.
(5) **Therapeutenmerkmale:** Neben der Fähigkeit zum Beziehungsaufbau zu den einzelnen Mitgliedern, aber auch zur Gesamtgruppe und zur Etablierung einer förderlichen Arbeitsatmosphäre scheint auch die Veränderungstheorie des Therapeuten ein entscheidender Wirkfaktor für Gruppentherapie zu sein. Zentral ist dabei, dass die Veränderungstheorie des Therapeuten gut zur Behandlungserwartung des Patienten passt.

Aus dieser Zusammenstellung wird deutlich, wie ungenau die empirische Befundlage aktuell noch ist und wie oft der einzelne Gruppentherapeut in Bezug auf die Frage der Indikation mehr auf seine klinische Erfahrung als auf fundierte wissenschaftliche Erkenntnisse angewiesen ist.

Vorbereitung auf das Gruppensetting. Im englischsprachigen Raum sind zahlreiche Methoden verbreitet, die der Vorbereitung von Patienten auf die Aufnahme in eine Psychotherapiegruppe dienen. Wissenschaftlich ist es gut belegt, dass eine adäquate Vorbereitung auf die Gruppentherapie deren Effektivität erhöhen kann und zugleich die Gefahr von Therapieabbrüchen reduziert. Zentrale Inhalte der Vorbereitung sind u. a. die Vermittlung von Vorteilen der Gruppentherapie, von Zielen und Arbeitsweisen der Gruppe, von organisatorischen Aspekten, von Gruppenregeln und Umgang mit Regelverletzungen, von Rollen, Aufgaben und Verhaltensweisen von Gruppenmitgliedern, von Ideen und Vorschlägen, um die Gruppe bestmöglich für das eigene Anliegen zu nutzen, sowie von Informationen zum Umgang mit den weitverbreiteten Ängsten vor / in der Gruppe. Durch diese Vorbereitung, die entweder im Einzelgespräch oder in Gruppen durchgeführt werden kann, werden diagnostische Überlegungen zur Indikation vertieft und erweitert und zusätzlich Bedenken und Ängste seitens der Patienten aufgegriffen und besprochen.

Fragebogen zur Auswahl von Patienten zur Gruppenpsychotherapie. So hilfreich diese Vorbereitungsgespräche sind, sie erleichtern dem Therapeuten jedoch nicht die Frage, welcher Patient optimal von einer Gruppentherapie profitieren wird. Um diesen Auswahlprozess zu erleichtern, sind verschiedene Fragebogenverfahren entwickelt worden, von denen der auf Deutsch vorliegende *Group Selection Questionnaire* (GSQ) hier kurz vorgestellt werden soll. Der GSQ wurde von den amerikanischen Urhebern inzwischen in *Group Readiness Questionnaire* umbenannt, um zu betonen, dass er nicht zur Auswahl von Patienten dient, sondern Faktoren erfasst, die den Behandlungserfolg und Prozessmerkmale der Gruppe gut vorhersagen (Baker et al., 2013). Die deutsche Version (Löffler et al., 2007) liefert Informationen über die Erwartungen von Patienten an eine Gruppentherapie (*Itembeispiel*: »Ich glaube, dass ich mich besser fühlen werde, wenn ich meine Gefühle anderen gegenüber äußere.«), über ihre Bereitschaft mit anderen Gruppenmitgliedern in einer positiven Art zu interagieren (*Itembeispiel*: »Ich neige dazu, mich in Gruppen nicht einzubringen.«) und über ihre Tendenz, Gruppen zu dominieren (*Itembeispiel*: »Ich diskutiere um des Diskutierens willen.«). Mit Hilfe des GSQ können vor Gruppenbeginn Patienten identifiziert werden, die evtl. noch nicht bereit für eine Gruppentherapie sind oder deren Interaktionsverhalten ungünstige Verläufe in der Gruppe erwarten lässt. Dies bedeutet nicht, dass diese Patienten aus der geplanten Gruppe ausgeschlossen werden müssen. Vielmehr können diese Vorbefunde als Hinweise für gesondert stattfindende Vorbereitungstreffen auf die Gruppentherapie genutzt werden (s. o.), um spezifisch an der Motivation oder am Interaktionsverhalten zu arbeiten, bevor eine Gruppentherapie begonnen wird.

3.3.2 Diagnostik des Gruppenprozesses

Die Gruppendynamik wird in verhaltenstherapeutischen Gruppen, anders als in einigen tiefenpsychologischen, einsichts- oder interaktionsorientierten Gruppentheorien, nicht als Hauptwirkfaktor verstanden. Dennoch ist sie in jeder Gruppentherapie vorhanden. Wie sich die Gruppe entwickelt und ob potenziell störende Gruppeninteraktionen entstehen, muss der Therapeut auch in einer verhaltenstherapeutischen Gruppe im Auge haben, um entsprechend seiner verhaltenstherapeutischen Methoden darauf eingehen zu können. Eine lesenswerte Stellungnahme zum Thema Gruppendynamik sowie einen Leitfaden zum Umgang mit Gruppenkonflikten liefert Fiedler (2005). An dieser Stelle möchten wir ein diagnostisches Instrument vorstellen, welches der Erfassung der Qualität therapeutischer Beziehungen innerhalb einer Gruppentherapie gerecht wird: den *Gruppenfragebogen* (GQ-D; Bormann et al., 2011). Die Therapiebeziehung wird in Einzeltherapien als zentraler Wirkfaktor postuliert. Dies trifft auch für Gruppensettings zu, allerdings sind hier die Beziehungen vielfältiger, sodass es sich als sinnvoll erwiesen hat, folgende Beziehungsebenen zu unterscheiden:

(1) Beziehung Mitglied – Leiter, *Itembeispiel*: »Der Gruppenleiter und ich respektieren einander.«
(2) Beziehung Mitglied – Mitglied, *Itembeispiel*: »Die anderen Gruppenmitglieder und ich respektieren uns.«
(3) Beziehung Mitglied – Gesamtgruppe, *Itembeispiel*: »Die Gruppenmitglieder akzeptieren einander.«

Diese Beziehungsstrukturen können jeweils auf den Faktoren »Verbundenheit«, »Arbeitsbeziehung« und »Negative Beziehung« beschrieben werden, was eine Einschätzung der Beziehungsqualität ermöglicht. In obiger Übersicht ist jeweils ein Itembeispiel des Faktors Verbundenheit benannt.

Durch Anwendung und Auswertung des GQ-D ist es dem Therapeuten möglich, zu erkennen, ob und ggf. welches Gruppenmitglied Probleme mit ihm als Leiter, Probleme mit evtl. einzelnen anderen Gruppenmitgliedern oder Probleme mit der Gruppe als Ganzes hat. Solche Fehlentwicklungen rechtzeitig zu erkennen und ihnen gegenzusteuern, kann helfen, Therapieabbrüche oder für Einzelpatienten schädliche Gruppenentwicklungen zu verhindern und ist somit wichtiger Bestandteil der Prozessdiagnostik in Gruppen.

4 Fallkonzeption Teil 1: Überblick

In der Fallkonzeption (auch: Fallkonzept, Fallkonzeptualisierung) werden die wesentlichen Ergebnisse aus der Diagnostik zusammengetragen und unter Berücksichtigung individueller Besonderheiten in Makro- und Mikroanalyse zur Therapieplanung herangezogen. Die Erstellung des Fallkonzeptes ist eine der therapeutischen Hauptaufgaben und dient dem Ziel, einen roten Faden für die weitere Diagnostik sowie die Behandlung zu entwickeln, damit Interventionen ausgewählt, aufeinander abgestimmt und zielführend eingesetzt werden können. Obwohl die Entwicklung des Fallkonzeptes Aufgabe des Therapeuten ist, findet sie in enger Absprache mit dem Patienten statt.

Definition

Die **Fallkonzeptualisierung** umfasst die Zusammenfassung der Diagnostik, die Problemanalyse auf Makro- sowie auf Mikroebene und die Therapieplanung einschließlich Prognose und Therapiezielen.

Eine wichtige Aufgabe, vor allem zu Beginn der Behandlung, ist die Reduktion klinischer Komplexität. Dazu erfolgt im Rahmen des Fallkonzepts eine Zusammenfassung des gegenwärtigen Kenntnisstandes und die Schaffung eines inneren Bezugsrahmens und Bedeutungszusammenhangs. Das ist im Hinblick auf Komorbidität psychischer und somatischer Erkrankungen und begleitende Variablen von Bedeutung, aber auch, um Probleme des Patienten und der therapeutischen Beziehungsgestaltung in Relation zu setzen. Ganz zentral dabei ist, dass das Fallkonzept nach Erstellung nicht als »unveränderbare Zielrichtung« verstanden werden darf – weder vom Therapeuten noch vom Patienten –, sondern dass es einen Leitfaden für die gemeinsame therapeutische Arbeit vorgibt, welcher im laufenden Prozess immer wieder besprochen und ggf. modifiziert werden muss. In diesem Sinne dient das Fallkonzept auch der Qualitätskontrolle.

Für die Verhaltenstherapie ist in der Zielsetzung besonders hervorzuheben, dass das Fallkonzept nicht der Erklärung der psychischen Störung an sich dient im Sinne einer allumfassenden Störungsentstehung. Stattdessen werden im Fallkonzept klar definierte (problematische und hilfreiche) Verhaltensweisen und ihre auslösenden und aufrechterhaltenden Faktoren beschrieben, untersucht und erklärt, um eine präzise Bearbeitung der Patientenanliegen zu ermöglichen.

Auf der organisatorischen Ebene fließt das Fallkonzept in den Antrag auf Psychotherapie ein, insbesondere in den Bericht an den Gutachter. Im Bericht werden Daten zur Indikation (Angaben zur spontan berichteten Symptomatik, Anamnese, Psychischer Befund, Somatischer Befund, Diagnosen, Mikro- und Makroanalyse), zur Modifikation (Therapieziele, Behandlungsplan) sowie zur Prognose erwartet, die sich alle direkt aus der Fallkonzeption ergeben. Häufig wird deshalb auch empfohlen, das Fallkonzept im Rahmen von Supervision bzw. Intervision zu besprechen und ggf. anzupassen.

Die folgenden Abschnitte beschreiben die zentralen Schritte für die Erstellung des ersten Fallkonzeptes mit einem Patienten. Dies sollte nach einer gewissen Zeit überprüft und ggf. an aktuelle Problemstellungen angepasst werden, da in der verhältnismäßig kurzen Phase der Probatorik manchmal noch nicht alle Facetten des Problemverhaltens ausreichend beleuchtet werden können. Das Fallkonzept dient somit im Laufe einer Therapie auch als Richtschnur und erfährt häufig Anpassungen.

4.1 Problembeschreibung und Erstgespräch

Das diagnostische Erstgespräch dient vorrangig einer ersten Problembeschreibung seitens des Patienten, der Aufklärung über diagnostische und Behandlungsoptionen vom Therapeuten und dem Ausloten einer möglichen Arbeitsbeziehung. Dazu gehört auch die Beschreibung und Erarbeitung eines adäquaten Erklärungsmodells für die präsentierte Symptomatik, wobei die Übergänge zwischen Beschreiben und Erklären oft fließend sind. Darüber hinaus ist das Erstgespräch Ansatzpunkt für die Etablierung einer tragfähigen kooperativen Arbeitsbeziehung zwischen Patient und Behandler. Die wesentlichen Grundlagen und Bedingungen des Erstgespräches müssen unabhängig von verschiedenen Therapieschulen betrachtet werden. Patienten suchen eine Ambulanz, Sprechstunde oder Praxis nicht immer aufgrund vordergründiger psychischer Beschwerden auf, verbinden dies mit einem mehr oder weniger spezifischen Auftrag und sind für das Gespräch und anschließende Maßnahmen (etwa Einleiten einer ambulanten oder stationären Behandlung, Vermittlung an eine Beratungsstelle o. Ä.) unterschiedlich motiviert (Fliegel, 2010).

Fallbeispiel

Die 55jährige Patientin Frau A. berichtet im Erstkontakt, sie sei antriebslos, innerlich unruhig und sehr vergesslich. Sie könne sich an nichts mehr recht erfreuen und sei unkonzentriert im Alltag. Trotz Medikamenten könne sie kaum schlafen, sodass es ihr kaum mehr möglich sei, sich zu erholen. Sie müsse sich »zu allem aufraffen«, doch alle Tätigkeiten ermüdeten oder langweilten sie. Nach einem Konflikt im Arbeitsbetrieb vor etwa acht Wochen sei sie gänzlich kraftlos gewesen und habe sich von ihrem Hausarzt krankschreiben lassen. Der Appetit sei verstärkt, in den letzten drei Wochen habe sie fast 5 kg an Gewicht zugenommen. Weiter berichtet die Patientin, sie sei ständig gereizt, reagiere gegenüber anderen häufig impulsiv und unbeherrscht. Sich selbst gegenüber sei sie kritisch eingestellt, betrachte sich als »fürchterlich« und glaube, »beruflich und menschlich versagt« zu haben. Sie wendet sich an die Institutsambulanz, um »mehr Mut, Zuversicht und Antrieb« zu erlangen, um den Anforderungen des Alltags wieder gerecht zu werden und ihren Beruf wieder auszuüben.

Funktionen und Aufgaben des Therapeuten im Erstgespräch. Der Therapeut übernimmt beim Erstgespräch verschiedene Funktionen (Fliegel, 2010): Er ordnet und bewertet die Symptomatik und leitet daraus Indikation und Prognose ab (diagnostisch-therapeutische Funktion). Weiterhin hilft er bei der Motivationsklärung und dem Motivationsaufbau und kann im Umgang mit der therapeutischen Situation unterstützen (therapeutisch-motivierende Funktion). Klar muss hier unterschieden werden zwischen einem diagnostischen und einem therapeutischen Auftrag. Schlussendlich trägt er zum Aufbau einer therapeutischen Beziehung bei.

Aufgaben des Therapeuten im diagnostischen Erstgespräch (Eckert, 2010)

(1) Erstellen der Diagnose
(2) Auswahl geeigneter psychologischer Interventionen, um dem beschriebenen Problem angemessen zu begegnen
(3) Bestimmung von Indikation und Kontraindikation für eine bestimmte psychotherapeutische Behandlung
(4) Abschätzung der Prognose
(5) Abstimmung des Behandlungsplans mit dem Patienten

4.2 Erstellen einer Diagnose

Gemäß der Berufsordnung für Psychologische Psychotherapeuten und Kinder- und Jugendlichenpsychotherapeuten (Bundespsychotherapeutenkammer, 2006) ist eine sorgfältige diagnostische Abklärung unter Einbeziehung anamnestischer Erhebungen vor Beginn einer psychotherapeutischen Behandlung unumgänglich. Dazu gehört auch nach vorliegender Entbindung von der Schweigepflicht das Einholen der Befundberichte Dritter. Zugleich beginnt bereits ab diesem Zeitpunkt die Dokumentations- und Aufbewahrungspflicht, d. h. Psychotherapeuten sind verpflichtet, die psychotherapeutische Beratung und Behandlung zu dokumentieren. Diese Dokumentation muss mindestens Datum, anamnestische Daten, Diagnosen, Fallkonzeptualisierungen, psychotherapeutische Maßnahmen sowie gegebenenfalls Ergebnisse psychometrischer Erhebungen enthalten (s. Abschn. 1.5 Rechtliche Aspekte).

! Das Erstellen einer Diagnose basierend auf klinischen, standardisierten oder strukturierten Interviews bzw. Symptomfragebogen und Verhaltensbeobachtungen ist auch insofern obligatorisch, wenn die Behandlungskosten von einer (deutschen) Krankenkasse übernommen werden sollen. Die Krankenkassen bestimmen anhand der ICD-Diagnose, ob sie in der Leistungspflicht sind.

Zugleich ist eine diagnostische Klassifikation nach ICD oder DSM eine notwendige, aber in den meisten Fällen noch keine hinreichende Grundlage für eine Indikationsstellung zur Psychotherapie. Bestimmte Diagnosen können aber als Ausschlusskriterium für ein bestimmtes Therapieverfahren, eine einzelne therapeutische Technik oder ein Therapiesetting betrachtet werden. Beispielsweise gelten psychodynamisch-orientierte Gruppentherapien nicht als Methode der Wahl für die Behandlung von Erkrankungen aus dem schizophrenen Formenkreis (DGPPN, 2005), Expositionsverfahren werden grundsätzlich nicht angewandt, wenn das Einverständnis des Patienten hierfür fehlt (sog. absolute Kontraindikation) oder wenn ein ärztlicher Einwand gegenüber einer Exposition besteht (relative Kontraindikation).

Leitfragen für eine erste Einschätzung der Symptomatik (vgl. auch Fliegel, 2010)

- Was sind die Hauptbeschwerden? Wann und in welcher Intensität und Frequenz treten sie (nicht) auf?
- Warum hat ein Patient zu einem bestimmten Zeitpunkt, in einem bestimmten Lebenszusammenhang, ein bestimmtes (d. h. das konkrete) Problem?
- Wann und wie hat sich das Problem im Laufe der Lebensgeschichte entwickelt? Welche Annahme zur Problementstehung hat der Patient selbst?

Therapeutische Interventionen erfolgen nach der Symptombeschreibung und -klassifikation. Bei der Betrachtung und Einordnung der Beschwerden zu einer Diagnose steht die inhaltliche Abklärung im Vordergrund. Eine solche Abklärung lenkt den Blick auf die Zielsetzung, das Vorgehen und gegebenenfalls auf Erwartungen von Therapeut, Patient und etwaigen Dritten (Angehörige, Partner, Arbeitgeber). Die Entscheidung, ob eine Richtlinienpsychotherapie indiziert ist und ob sie sozialrechtlich zu begründen ist, hängt ganz wesentlich mit dem (gemäß Psychotherapierichtlinien) »Anwendungsbereich« (also letztlich mit der Diagnose) zusammen. Eine Therapie kann somit erst nach einer Klärung und diagnostischen Einordnung der Symptomatik eingeleitet werden.

Fallbeispiel

Frau A. erhält nach einem ersten Telefonkontakt einen Termin zur weiteren Abklärung ihrer Beschwerden mittels eines standardisierten diagnostischen Interviews in einer Institutsambulanz. Erst wenn feststeht, ob und welche Diagnose(n) gegeben sind, erfolgt die Zuweisung zu einem Behandlungs- oder Beratungsangebot. Das diagnostische Interview soll dazu beitragen, frühzeitig den Behandlungsfokus und ggfs. das weitere Prozedere (wie etwa die gezielte Zuweisung zu anderen Versorgungsstrukturen oder auch spezialisierten Behandlern) reliabel zu bestimmen.

Im standardisierten diagnostischen Interview (DIA-X / M-CIDI, Wittchen & Pfister, 1997) werden die Diagnosen einer rezidivierenden depressiven Symptomatik (derzeit mittelgradig) und einer Undifferenzierten Somatoformen Störung vergeben. In der anschließenden Rückmeldung der Diagnosen im Gespräch mit der Patientin wird deutlich, dass die körperlichen Beschwerden nur teilweise auf eine vorbestehende Erkrankung der Lendenwirbelsäule zurückgeführt werden können, weil u.a. auch außerhalb depressiver Beschwerden wie Antriebslosigkeit und Rückzug eine Schmerzproblematik besteht. Daher werden in der Rückmeldung mit der Patientin beide Diagnosen vergeben.

Zur weiteren Bestimmung des Schweregrades der Symptomatik wurden das Beck Depressionsinventar (BDI-II, Beck et al., 2001) und die Kurzform des SCL-90-R (BSI, Franke, 2000) vorgelegt. Im BDI-II erreichte die Patientin einen Wert von 23 Punkten, im BSI wurden die Schwellenwerte auf den Skalen »Unsicherheit im Sozialkontakt«, »Somatisierung« und »Depressivität« überschritten.

4.3 Auftrags- und Zielklärung

Nachdem eine oder mehrere psychische Störung(en) mit den assoziierten Beeinträchtigungen beschrieben worden sind, gilt es auch zu entscheiden, ob mit den Methoden und Techniken im Rahmen einer Psychotherapie eine geeignete Behandlung erbracht werden kann.

Eine solche Indikationsprüfung ist in jedem Fall vorzunehmen und beschränkt sich nicht nur auf den Ausschluss körperlicher Ursachen für die beschriebenen psychischen Beschwerden. Ziel ist auch, die zeitlichen und motivationalen Ressourcen des Patienten (und des Behandlers) zu prüfen.

! Eine Psychotherapie ist grundsätzlich nicht indiziert, wenn die Behandlung anderen Zielen dienen soll als der Linderung oder Beseitigung einer psychischen Störung oder wenn die Therapieziele des Patienten nicht vereinbar sind mit Veränderungen im Erleben und Verhalten des Patienten (etwa: Patient weiß um die Notwendigkeit einer Verhaltensänderung, ist aber nicht motiviert dafür). Mitunter suchen Patienten in einer krisenhaften Lebenssituation (z.B. nach partnerschaftlicher Trennung, Verlust des Arbeitsplatzes, familiären Krisen) Rat und Hilfe bei einem Psychotherapeuten. In solchen Fällen ist auch zu prüfen, ob der Psychotherapeut der richtige Adressat ist.

Aufträge und Ziele des Patienten. Eine alleinige Beschreibung von Symptomen oder Beschwerden stellt einen Behandlungsanlass, aber noch keinen Behandlungsauftrag dar. Die manchmal stark spürbare Not eines Patienten wird nicht selten missverstanden und verleitet dazu, unmittelbar für den Patienten aktiv zu werden und zu entscheiden, welche diagnostischen und therapeutischen Maßnahmen für den Patienten am ehesten geeignet sind.

Relativ zu Beginn der Probatorik, spätestens jedoch vor der Beantragung oder dem Beginn einer psychotherapeutischen Behandlung sind daher der Auftrag des Patienten und die damit mehr oder weniger verbundenen Ziele für eine Behandlung zu bestimmen. Dieser Punkt ist in jedem Fall zu klären, denn nur mit einem expliziten Auftrag darf auch psychotherapeutisch gehandelt werden. Patienten erteilen dabei sowohl augenscheinlich vordergründige diagnostische Aufträge (»Mein Hausarzt meinte, ich hätte eine Depression.«), aber auch therapeutische Aufträge (»Ich will dieses Gefühl nicht mehr.«) Beides bedingt sich jedoch gegenseitig. Der Therapeut muss Symptome erfragen, Beschwerdebilder abklären, um auf dieser Basis selektive oder adaptive Indikationsentscheidungen zu treffen (Caspar, 2008). Die Motivation des Patienten, seine Motive und auch der Auftrag für einzelne Abklärungen können dabei ambivalent zueinander stehen.

! Der Auftrag wird häufig vom Patienten selbst geschildert. Eine Ausnahme können hier Kinder darstellen, die noch keine (ausreichende) Krankheitseinsicht aufweisen, sowie Patienten mit schweren Beeinträchtigungen der geistigen Funktionen, wie z. B. während einer akuten Psychose.

Erwartungen. Patienten erwarten vom Therapeuten nicht selten Verantwortung zu übernehmen, Entscheidungen zu treffen. Zudem trägt der Patient seine Erwartungen an eine Therapie und die Arbeit mit dem Behandler an den Therapeuten heran. Umgekehrt darf der Therapeut vom Patienten auch Selbstbestimmung und Mitwirkung an den Entscheidungen zu Diagnostik und Therapie erwarten. Diese Erwartungen sind keinesfalls beiden bekannt oder werden übereinstimmend geteilt. Dazu bedarf es einer Klärung.

Explizite Aufträge. Bei einem expliziten Auftrag teilt ein Patient (oder auch Überweiser, Arbeitgeber, eine Behörde oder der Gesetzgeber) ausdrücklich in gesprochener oder schriftlicher Form einen Auftrag mit. Ausgehend vom Therapeuten signalisiert eine weiterführende ernsthafte Auftrags(er)klärung Wertschätzung und ernsthaftes Interesse des Therapeuten an den Problemen und Bedürfnissen des Patienten. Ein solches klientenzentriertes Vorgehen kann Hoffnung stiften, die Etablierung einer gemeinsam Arbeitsbeziehung oder therapeutischen Allianz fördern und Widerstände abbauen. Durch die Formulierung von Aufträgen leistet der Patient selbst einen wichtigen Beitrag und wird in die Mitverantwortung genommen; zugleich erlebt er eine Form der Kontrolle und Selbstwirksamkeit durch die transparente Struktur des therapeutischen Vorgehens (Grawe, 1998). Problematisch können Uneindeutigkeiten sein oder wenn das Anliegen missverstanden wird (»der Empfänger bestimmt die Botschaft«). Eine unklare explizite Auftragssituation kann auf einen Mangel an Motivation, einen impliziten Auftrag oder auf eine defizitäre Fähigkeit zur Wahrnehmung eigener Wünsche und Bedürfnisse hinweisen.

Implizite oder indirekte Aufträge. Aufträge, die weniger direkt formuliert sind, etwa »Was kann ich gegen meine Beschwerden tun?«, fordern zur Beratung auf. Unbedingt ist auch hier eine Auftragsklärung vorzunehmen. Was genau sind denn die Beschwerden, wie lassen sie sich einordnen? Nur tatsächlich erfüllbare Aufträge, also solche für die der Behandler qualifiziert ist, können Ansatz für Therapieziele sein.

Fallbeispiel

Die Patientin Frau A. berichtet weiter, dass »das alles nicht passiert wäre«, wenn nicht die Auseinandersetzung mit den Kollegen stattgefunden hätte. Sie formuliert zunächst indirekte Aufträge [*kursiv ergänzt*], die der Therapeut aufnimmt zur weiteren Klärung. Nicht jeder dieser Aufträge muss angenommen oder kann erfüllt werden.

T: Was denken Sie – welche Rolle spielt der Konflikt am Arbeitsplatz für Ihre Beschwerden?

P: Der Konflikt hat das alles ausgelöst. Deswegen geht es mir ja so schlecht. Ich weiß einfach nicht mehr, wie ich noch damit umgehen soll. [*Sag mir, was ich bei diesem Konflikt tun kann!*]

T: Ist das eine Frage, die Sie mit in diesen Termin bringen wollen? Wie Sie mit dieser Auseinandersetzung unter Kollegen umgehen wollen?

P: Ja, da wünsche ich mir konkret Hilfe. Soll ich einfach darüber hinwegsehen? Oder mich wehren?

T: Hm, wie würde sich das auf Ihre Beschwerden wie die Müdigkeit oder auch die Zerfahrenheit auswirken?

…

P: Andererseits, soll ich eine Psychotherapie machen, weil ich mit den Kollegen nicht zurechtkomme? Vielleicht suche ich mir einfach einen anderen Job? [*Sag mir, ob und wobei die Psychotherapie mir helfen kann!*]

T: Das wäre etwas, wobei ich Ihnen wohl kaum behilflich sein kann. Ich kann Sie unterstützen, indem wir Ihre Beschwerden genauer verstehen lernen. Dazu bedarf es einer genaueren Untersuchung zu Art, Umfang und Verlauf der Symptome. (…) Auch können wir den Arbeitskonflikt näher betrachten. Wie kam es dazu, welches ist Ihre Rolle dabei usw. (…) Ob Sie sich einen neuen Arbeitsplatz suchen sollten, müssen Sie selbst entscheiden.

Übergeordnete Aufträge. Bei der Auftragsklärung sind auch häufig übergeordnete Aufträge wie z. B. im Zusammenhang mit dem Zuweisungskontext zu berücksichtigen (vgl. Boesmann, 2005, S. 81).

- Warum kommt der Patient zu mir? Warum oder wozu kommt der Patient ausgerechnet zu mir / schickt ein Kollege den Patienten ausgerechnet zu mir?
- Welche Wünsche oder Erwartungen haben diejenigen, die den Patienten geschickt haben (z. B. Eltern, Partner, andere Angehörige, Mitbehandler, Arbeitgeber)?
- In der Klinik: Warum oder wozu wurde von wem entschieden, dass gerade ich die Behandlung übernehmen soll? Was wird von mir erwartet?

! Eine Klärung von Erwartungen und Aufträgen erlaubt gleichwerte Interaktionspartner. Boesmann (2005) nennt daher die Auftragsklärung als wichtiges diagnostisches Instrument. Hintergrund ist, dass eine Behandlung (unabhängig von der eingesetzten Methode) eine klare Zielsetzung benötigt. Bleiben die expliziten Aufträge des Patienten vage, widersprüchlich oder unrealistisch, drohen Therapiemisserfolge.

4.4 Indikation und Kontraindikation für eine psychotherapeutische Behandlung

Werden Symptome, Leidensdruck und Beeinträchtigungen mit einem Krankheitswert beschrieben und können diese mit Mitteln einer Psychotherapie gelindert werden, liegt grundsätzlich die Indikation für eine Psychotherapie vor. Wenn der Patient eine ausreichend große Veränderungsmotivation berichtet, ist weiter zu klären, welche (psycho-)therapeutischen Mittel und Methoden eingesetzt werden sollen.

Tabelle 4.1 Allgemeine Aspekte der Indikationsprüfung

Aspekt	Beispiele
Dringlichkeit	Besteht unmittelbarer Handlungsbedarf? Wie umfassend sind Beeinträchtigungen und Leiden ausgeprägt, welche Ressourcen (interpersonell, intrapersonell) stehen dem gegenüber?
Behandlungsmodalität	Ambulant, teilstationär, stationär Indikatoren für eine stationäre Behandlung sind akute Krisen, akute Intoxikation oder andere lebensbedrohliche Zustände, Eigen- oder Fremdgefährdung, akute Suizidalität, aber auch Einstellung und Supervision der Medikation
Komponenten des Behandlungsplanes	Medikation, Einzel- oder Gruppenpsychotherapie, Maßnahmen der Jugend- und Sozialhilfe, arbeitsplatzbezogene Maßnahmen
Inhaltliche / methodische Schwerpunkte einer Behandlung	Patient, Partnerschaft, Familie; Kompetenzerwerb, Motivationsklärung, Konfrontation mit angstauslösenden Reizen, Aktivitätsaufbau

Der praktische Wert diagnostischer Prozeduren und Ergebnisse misst sich daran, in welchem Umfang diagnostische Ergebnisse Handlungsanweisungen für bestimmte therapeutische Entscheidungen und den Einsatz von spezifischen Interventionsverfahren geben (Fydrich, 2012). Wie gut können bestimmte Patienten mit konkreten Problemen bzw. psychischen Störungen welchen verfügbaren therapeutischen Einrichtungen oder Settings (Einzel-, Paar-, Gruppentherapie) und Therapeuten zugeordnet werden?

Selektive oder prognostische Indikation. Geeignete Patienten werden einem bestimmten Verfahren zugeordnet. *Beispiel:* Patienten mit einer Angsterkrankung profitieren von einer Konfrontationsbehandlung (Bandelow et al., 2014).

Differenzielle Indikation. Für einen bestimmten Patienten wird das geeignete und prognostisch günstigste Verfahren angewandt. *Beispiel:* Bei einem Patienten mit einer Panikstörung ohne Agoraphobie besteht aufgrund einer seit mehreren Jahren bestehenden koronaren Herzerkrankung und Hypertonie eine Kontraindikation für die Behandlung mittels konfrontativer Verfahren. Eine medikamentöse Behandlung möchte der Patient erst als letztes wählen, wenn andere Mittel ausgeschöpft sind. Der Therapeut schlägt daher zunächst eine Psychoedukation zum Beschwerdebild vor und arbeitet kognitiv, um die Bewertung der Symptome (»Mein klopfendes Herz ist ein sicheres Zeichen, dass ich gleich einen tödlichen Herzinfarkt bekomme.«) zu modifizieren.

Adaptive Indikation. Während der Behandlung findet mitunter eine adaptive oder verlaufsorientierte Indikation statt: Hierbei werden geeignete Verfahren einem bestimmten Patienten zugeordnet. *Beispiel:* Der eben beschriebene Patient profitiert von der Psychoedukation und kognitiven Arbeit, daher ist eine medikamentöse Behandlung der Panikstörung vorerst nicht angezeigt.

Vertiefung

What works and for whom?

Die Frage danach, »bei welchem Patienten mit welchem Störungsbild welche Behandlungsform und mit welchem Ziel wie wirksam ist«, ist nach wie vor noch recht unbeantwortet. Hierfür braucht es teils große Stichproben, die häufig in Multicenter-Studien untersucht werden im Rahmen sog. Dismantling-Studien.

So verglichen z. B. Hope et al. (1995) eine kognitiv-verhaltenstherapeutisch-orientierte Gruppentherapie mit einer expositionsbasierten Behandlung in der Gruppe ohne Elemente der kognitiven Umstrukturierung. In der »kognitiven Bedingung« wurde die Rolle dysfunktionaler Kognitionen als Auslöser und zur Aufrechterhaltung für soziale Angst nach dem Ansatz von Beck betont. Die Identifikation und Überprüfung dysfunktionaler Gedanken wurde zunächst trainiert und dann in Expositionsübungen integriert, damit in angstauslösenden Situationen sozialphobische irrationale Gedanken quasi einem Verhaltenstest unterzogen werden konnten. In der »Expositionsbedingung« wurde das Therapierational anhand der klassischen Konditionierung und mit dem Habituationsprinzip verdeutlicht. Für die Vergleichbarkeit der Therapiedosis wurde in der Expositionsbedingung noch ein Aufmerksamkeitstraining eingeführt. In beiden Bedingungen berichteten die Teilnehmer deutliche Verbesserungen, gemessen in Selbstberichten, in klinischen Beurteilungen und auch in Verhaltenstests von prä zu post sowie im Vergleich zu einer Wartekontrollgruppe. Die Unterschiede zwischen den beiden aktiven Therapiebedingungen waren insgesamt aber überschaubar, wobei mehr als die Hälfte der Teilnehmer in der reinen Expositionsbedingung mehr Verbesserungen in Maßen zur sozialen Angst als Teilnehmer in der »kognitiven Bedingung« berichteten. In anderen Ergebnismaßen (z. B. physiologische Maße, Verhaltenstests) gab es keine Unterschiede. Zwar berichteten Teilnehmer in der »kognitiven Bedingung« eine stärkere Verbesserung im subjektiven Angsterleben in einem Verhaltenstest unmittelbar nach Therapieende – doch dieser Unterschied war zum 6-Monats-Follow-up nicht mehr vorhanden.

Wenngleich ein Teil der Ergebnisse für die Überlegenheit der »Expositionsbedingung« sprechen, reichten derartige Studienbefunde nicht aus, um sicher zu schlussfolgern, dass allein die Exposition zur Remission sozialer Ängste beitrug. Ein Teil (aber eben nicht der Großteil) der Verbesserungen ließ sich auch in der »kognitiven Bedingung« beobachten. Für sozial Ängstliche mag daher die Lernerfahrung im Rahmen einer Exposition ein wichtiger Bestandteil zur Überprüfung irrationaler Überzeugungen sein, und es bedarf des gemeinschaftlichen Wirkens beider Behandlungsbausteine.

Passung zwischen Patient und Therapeut. Ein weiteres Zielkriterium für den Beginn einer Psychotherapie ist nach dem Allgemeinen Psychotherapiemodell (Orlinsky & Howard, 1986) die sog. Passung (vgl. Eckert, 2010), und zwar:

- Wie gut spricht der Patient voraussichtlich auf das Behandlungsmodell des Therapeuten an? Wie passt das Behandlungsmodell des Therapeuten zur Erkrankung des Patienten?
- Wie gut passen die therapeutischen (handwerklichen) Fertigkeiten und seine eigenen Anteile (Selbstreflexion) zur Art oder zum Erscheinungsbild der Beschwerden?
- Wie gut passen Therapeut und Patient zueinander und können sie eine tragfähige Arbeitsbeziehung etablieren?

Wenn einer oder mehrere dieser Aspekte nicht erfüllt sind, sollte nach Alternativen gesucht werden. Alternative im Falle des erstgenannten Punktes würde bedeuten, ein anderes Therapieverfahren zu wählen, im Falle der letzten beiden Punkte, einen anderen Therapeuten zu wählen.

Kontraindikationen für die Einleitung einer Psychotherapie. Eine Psychotherapie ist mit dem Risiko behaftet, dass sie nicht nur hilfreich ist, sondern auch schaden kann. Während der Großteil der Patienten von einer Psychotherapie profitiert, ist bei 10–30 % (Linden & Strauss, 2013) mit negativen Effekten einer psychotherapeutischen Behandlung zu rechnen. Unter anderem gelten die Verbesserung der Symptomatik und die Zufriedenheit eines Patienten mit der Therapie als Kriterien für eine erfolgreiche Therapie. Im Allgemeinen sollte von einer Psychotherapie abgesehen werden, wenn die beschriebenen Probleme auch durch andere, eventuell weniger aufwendige, Mittel zu bearbeiten oder zu lösen sind oder wenn bei einem zunehmenden zeitlichen Abstand zum auslösenden Moment mit einem natürlichen Abklingen der Beschwerden zu rechnen ist (Eckert, 2010).

Definition

Kontraindikationen, also Bedingungen, die gegen die Anwendung einer bestimmten psychotherapeutischen Methode oder Technik sprechen, weil eine schädliche Wirkung erwartet werden kann, sind dann erkennbar,

- wenn Suizidalität auftritt und in einem Suizidversuch oder Suizid mündet,
- eine psychotische Symptomatik induziert wird,
- es zu einer Verschlechterung oder Chronifizierung der Symptomatik kommt,
- andere als zuvor berichtete Symptome bzw. dysfunktionales Verhalten auftreten (Symptomverschiebung).

Objektiv ist es jedoch schwierig, eine solche Gefährdung bereits im Erstkontakt abzusehen, zumal es mit Ausnahme zur Abschätzung der Suizidalität an verlässlichen Indikatoren fehlt (Eckert, 2010). Daher kann eine ausführliche Diagnostik psychischer Beschwerden bezogen auf die Gegenwart *und* die Vergangenheit wichtige Hinweise liefern. Gab es bereits suizidale Krisen oder Suizidversuche beim Patienten selbst oder in der Herkunftsfamilie? Gab es früher schon einmal oder liegen aktuell Hinweise auf psychotisches Erleben vor?

Negative Indikatoren für eine Psychotherapie. Die wissenschaftlich-fundierte und systematische Erfassung negativer Therapieaspekte erfährt erst in jüngerer Zeit zunehmend Aufwind (Linden & Strauss, 2013). Daher ist es nicht verwunderlich, wenn auch für die klinische Praxis kaum belastbare Indikatoren oder Instrumente vorliegen. Eines der ersten Instrumente zur Erfassung negativer Therapieaspekte ist die *Vanderbilt Negative Indicators Scale* (VNIS, Suh et al., 1986), die von Strauß und Kollegen ins Deutsche übersetzt wurde (Strauss et al., 1992). Auf einer fünfdimensionalen Skala beurteilen unabhängige Rater den Therapieprozess, um mögliche negative Einflussfaktoren zu erfassen. Neben Patienten- und Therapeutenmerkmalen werden auch die Therapeut-Patient-Interaktion, die Therapietechnik sowie der globale Eindruck der zu evaluierenden Sitzung abgefragt (Strauss, 2005). Bei letzterem bezieht sich ein Item darauf, ob es zu negativen Auswirkungen einer Therapiestunde gekommen ist. Problematisch ist allerdings, dass die VNIS nicht erlaubt, das Auftreten unerwünschter Effekte auch außerhalb der Therapiesitzung zu erfassen und dabei die Patientenperspektive zu berücksichtigen.

Unerwünschte Nebenwirkungen. Der Begriff unerwartete Nebenwirkung (UNW) wird im Rahmen klinischer Studien mit Arzneimitteln oder Medizinprodukten verwendet, wenn bei einem Patienten oder Versuchspersonen Nebenwirkungen auftreten, die nach Art oder Schweregrad nicht mit der vorliegenden Information über die Intervention übereinstimmen. Dabei spielt zunächst keine Rolle, ob die UNW in einem ursächlichen Zusammenhang mit der Studie steht oder nicht; entscheidend ist allein der zeitliche Zusammenhang. UNW sind z. B. eine deutliche Zunahme der psychischen Symptomatik, die über das zu erwartende Maß hinausgeht, aggressives Verhalten, selbstverletzendes Verhalten (ohne die Notwendigkeit einer ärztlichen Versorgung).

Severe adverse events. Der Begriff schwerwiegendes unerwünschtes Ereignis (engl. serious adverse event, SAE) wird im Rahmen klinischer Studien mit Arzneimitteln oder Medizinprodukten verwendet, wenn bei einem Patienten oder Versuchspersonen ein schwerwiegender Vorfall auftritt. Dabei spielt zunächst keine Rolle, ob das SAE in einem ursächlichen Zusammenhang mit der Studie steht oder nicht; entscheidend ist allein der zeitliche Zusammenhang. Laut GCP-Verordnung (GCP-V, 2004) und deutschem Arzneimittelgesetz bzw. Medizinproduktegesetz gelten in solchen Studien alle unerwünschten Ereignisse als schwerwiegend, die:

- eine körperliche Erkrankung mit Risiko dauerhafter Schädigung (ärztliche Intervention nötig) oder den Tod des Probanden zur Folgen haben
- unmittelbar lebensbedrohend sind

- einen unvorhergesehenen Krankenhausaufenthalt oder die Verlängerung eines Krankenhausaufenthalts erforderlich machen
- eine kongenitale Anomalie oder einen Geburtsfehler nach sich ziehen
- eine bleibende oder schwerwiegende Behinderung oder Invalidität zur Folge haben

Im Rahmen von Psychotherapiestudien wird häufig auch die Intoxikation mit psychotroper Substanz (inkl. Alkohol, medizinische Hilfe nötig), delinquentes Verhalten (mit Kontakt zu Polizei / Justiz: z. B. Anzeige, Festnahme), Fremdaggressionen (Straftatbestände), selbstverletzendes Verhalten (intentional, ärztliche Versorgung nötig) und Suizidversuch als SAE gewertet.

4.5 Abschätzung der Prognose

Nahezu einher mit der Klärung einer Indikation für eine Psychotherapie und die einzusetzenden Methoden und Techniken geht die Abschätzung der Prognose. Diese Einschätzung geht in der Regel vom Therapeuten aus und ist auch Teil eines Antrages auf Psychotherapie. Hierunter fallen zum einen Merkmale des Patienten wie etwa Alter, Vorerfahrungen mit Psychotherapie oder anderen Behandlungsformen, Einstellungen zu psychischen Erkrankungen (self-stigma, Lucksted & Drapalski, 2015) und zur Psychotherapie sowie Veränderungsmotivation und Ressourcen. Zum anderen können auch Therapeutenmerkmale die Abschätzung der Prognose bestimmen, etwa Einstellungen des Therapeuten zum Patienten und den berichteten Beschwerden, Expertise zum Störungsbild und zu Behandlungsansätzen.

Fallbeispiel

Die Behandlung der Patientin Frau A. wird von aktuellen Belastungsfaktoren (anhaltende Konflikte am Arbeitsplatz, familiäre Belastungen) begleitet sein. Aufgrund einer zusätzlich anzunehmenden Rolle von Persönlichkeitsmerkmalen für die Aufrechterhaltung bzw. die Rückfallwahrscheinlichkeit bzgl. der depressiven Symptomatik wird von einer moderaten bis guten Prognose ausgegangen. Auf Erkenntnisse aus einer erfolgreichen psychotherapeutischen Vorbehandlung kann zurückgegriffen werden, sodass 25 Behandlungseinheiten beantragt werden.

Prädiktoren für den Therapieverlauf. Mehrfach und über verschiedene Therapieschulen hinweg wurden Prädiktoren für den Therapieverlauf untersucht. Dabei steht unabhängig vom Handeln des Therapeuten oder dem Setting immer wieder ein Faktor im Vordergrund, nämlich dass der Patient die ihm angebotene therapeutische Beziehung in einer Weise wahr- und annehmen kann, dass er sich »emotional angesprochen fühlt und in der Reaktion darauf eine emotionale und / oder kognitive Veränderung bei sich registriert.« (Eckert, 2010, S. 26). Dieses Merkmal wird mitunter verschiedentlich konzeptualisiert, z. B. als Übertragungsbereitschaft, Selbstexploration oder Lernfähigkeit des Patienten. Es kann u.a. mit dem 25 Items umfassenden *Bielefelder Klienten-Erfahrungsbogen* (Höger & Eckert, 1997) erfasst werden.

> **!** Der **Bielefelder Klienten-Erfahrungsbogen** ist frei und online zugänglich unter http://www.dpgg.de/pdf/BIKEB/BIKEB.htm (URL; 22.09.2016). Das »BIKEB-Paket« besteht aus einer Version des Fragebogens, einer Kurzbeschreibung, einem Arbeitsblatt (Tabellenkalkulation) zur Auswertung des BIKEB und einer Anweisung zum Gebrauch des Arbeitsblattes.

4.6 Therapieziele und Therapieplanung

Die Bewertung von Erfolg oder Misserfolg einer Psychotherapie hängt insbesondere von den Therapiezielen des Patienten und Therapeuten ab. Die Formulierung von Therapiezielen ist daher wichtig für alle Beteiligten und kann zumindest teilweise die Struktur und den zeitlichen Ablauf einer Behandlung vorgeben. Zugleich sollten Therapieziele nicht nur als »Ziel- oder Endzustand« formuliert werden, denn neue Informationen im Laufe der Behandlung, ein Nicht-Ansprechen auf Behandlungsstrategien oder die Neubewertung von Zielen können eine Re- bzw. Umformulierung notwendig machen.

Bei der Zielformulierung sind drei wesentliche Punkte zu beachten, nämlich die *Bewertung*, *Realisierbarkeit* und *Konkretheit* (Mattejat & Quaschner, 2012).

Bewertung. Die Entscheidung über Zielzustände ist zum einen davon abhängig, ob diese gesellschaftlich oder juristisch akzeptiert werden können. *Beispiel:* Was ist unter »Normalisierung von Essverhalten« oder »angemessenem Verhalten« zu verstehen? Zum anderen ist der Therapeut angehalten, den Nutzen für den Patienten zu berücksichtigen und Schaden für den Patienten oder andere abzuwenden.

Realisierbarkeit. Sind die Therapieziele auch prinzipiell realisierbar? Da in der Regel mehrere Therapieziele vereinbart werden, ist auch zu prüfen, ob diese miteinander vereinbar sind. *Beispiel:* Eine Jugendliche mit einer Geschlechtsidentitätsstörung entwickelt eine Anorexia nervosa. Die Weigerung, ein altersgerechtes Gewicht anzunehmen, steht im Einklang mit der Ablehnung weiblicher Körperformen. Eine Gewichtszunahme und -stabilisierung erscheint der Patientin sinnvoll, allerdings steht dieses Ziel im Widerspruch zum Ziel, das biologisch vorgegebene Geschlecht nicht anzunehmen und stattdessen die Rolle und Identität eines Jungen / Mannes zu leben.

Konkretisierung. Schließlich sollten Ziele möglichst konkret formuliert werden, sodass sie – und damit der Therapiefortschritt und -erfolg – überprüfbar bleiben. *Beispiel:* Eine Patientin möchte in der Therapie erreichen, »dass es [mir] besser geht«. Nachfragen machen deutlich, dass damit vor allem eine Besserung der Stimmung und des Antriebs gemeint ist, und die Patientin wieder regelmäßig, d.h. wöchentlich ihrem Hobby »Gitarre spielen im Gitarrenensemble« nachgeht.

Fallbeispiel

Es ist das primäre Anliegen der Patientin Frau A., eigene Bedürfnisse besser zu erkennen und damit Frustration der Bedürfnisse entgegenzuwirken, ihre Entspannungsfähigkeit und den Umgang mit Ärger zu verbessern, um somit langfristig die Depressivität zu mildern.

Eine sorgfältige Behandlungsplanung und therapeutische Zielsetzung sind Kernelement jedweder psychotherapeutischer Intervention – von der kurzfristigen Krisenintervention bis zur analytischen Langzeittherapie. Dabei geht es nicht unbedingt um eine diagnosebezogene Zuordnung von Patienten zu einer mehr oder weniger starren Behandlungsroutine (Zarbock, 2008). Vielmehr soll für jeden Patienten ein Therapieplan erarbeitet werden, der beschreibt, *was* (die Therapieziele) *wie* (mit welchen anzuwendenden Methoden) erreicht werden soll.

Zur Bestimmung der Reihenfolge von Therapiezielen hat Grawe zehn Leitregeln für die Therapieplanung beschrieben.

Zehn Leitregeln für Therapieplanung (modifiziert nach Grawe, 2004, S. 428 ff.)

(1) Einnahme von drei Perspektiven für die Bestimmung der Therapieziele: die Störungsperspektive, die Inkonsistenzperspektive und die Perspektive des Behandlungsanliegens des Patienten.

(2) Orientierung an einem evaluierten (validierten) Manual zum störungsspezifischen Behandlungsvorgehen, wenn ein seit längerem fest etabliertes Störungsbild besteht

(3) Bei Komorbidität oder mehreren Behandlungsanliegen Durchführung einer Inkongruenzanalyse zur Bestimmung von Ansatzstellen für Veränderungen der wichtigsten Inkongruenzquellen.

(4) Identifikation der motivationalen Bereitschaft und Ressourcen

(5) Erstellung einer Rangordnung von Therapiezielen, in Abhängigkeit von Inkongruenzquellen und Veränderungsmotivation. Wofür bringt der Patient die besten Voraussetzungen mit?

(6) Formulierung von Annäherungszielen, die durch eigene Bemühungen des Patienten erreicht werden können.

(7) Auswahl von Zielen, für die der Patient intrinsisch motiviert ist, d. h. solche Ziele, die eine hohe positive Bedeutung für wichtige motivationale Ziele des Patienten haben.

(8) Erarbeitung der wichtigsten Annäherungs- und Vermeidungsziele des Patienten, unabhängig vom jeweiligen Problemverhalten.

(9) Ressourcenanalyse für jeden Patienten zur Identifikation von Stärken und positiven Seiten des Patienten, die in der Therapie genutzt, aktiviert und angesprochen werden können.

(10) Erarbeitung der motivationalen Ziele des Patienten, die in der Therapiebeziehung aktiviert werden können.

Begründbarkeit und Nachvollziehbarkeit der Therapieplanung. Die Therapieplanung umfasst daher neben einer Begründung der Reihenfolge der Ziele angesichts ihrer Dringlichkeit, Motivation und Erreichbarkeit (z. B.: Suizidimpulse, selbst- und fremdschädigendes Verhalten im weitesten Sinne sind stets vorrangig zu behandeln, da die Gefahr unwiederbringlicher Schäden besteht. Weiter ist die Funktionalität von Symptomen zu berücksichtigen) auch Erläuterungen dazu, welche Ziele direkt (z. B. Expositionstherapie, kognitive oder emotionale Arbeit), welche indirekt (z. B. Verbesserung der Partnerschaft durch den Aufbau von Selbstwertgefühl) angestrebt werden sollen. Dies wiederum bestimmt die Auswahl und ggfs. Kombination der verwendeten Methoden (z. B. zum Verhaltensauf- oder abbau und zur kognitiven Umstrukturierung). Schließlich ergibt sich die Therapieplanung auch aus der Reflexion notwendiger Motivationsarbeit und der Gestaltung der therapeutischen Beziehung (Zarbock, 2008).

Fallbeispiel

Die Patientin Frau A. ist motiviert und kann klare Ziele benennen. Sie zeigt ein aktives Bemühen um therapeutische Unterstützung und Veränderung; eine tragfähige therapeutische Beziehung erscheint mit der Probatorik initiiert.

Tabelle 4.2 Zuordnung von Therapiezielen und Behandlungsbausteinen

(1) Aufbau eines subjektiven Erklärungsmodells für das Auftreten / Aufrechterhalten der depressiven Symptomatik	Psychoedukation zu Depression, Persönlichkeitsstilen und Entwicklung eines individuellen Erklärungsmodells
(2) Wahrnehmung und Identifikation der Auslöser für innere Anspannung, Ärger und negative Gefühle und Erlernen adäquater Bewältigungsstrategien	Identifikation von Auslösern und Umgang mit negativen Gefühlen, Ärger und Anspannung in kritischen Situationen und um die Bedürfniswahrnehmung zu verbessern
(3) Identifikation eigener Bedürfnisse	
(4) Modifikation grundlegender kognitiver Schemata von Leistungsabhängigkeit des Selbstwertes	Des Weiteren soll mittels kognitiver Therapie eine Umstrukturierung dysfunktionaler Gedanken (z. B. Perfektionismus, Leistungsdruck, Streben nach Kontrolle) erfolgen, hier soll der genaue Zusammenhang aus bestimmten Grundüberzeugungen und Handlungsmustern besprochen sowie deren Einfluss auf die Entwicklung und Aufrechterhaltung der depressiven Symptomatik herausgestellt werden.
(5) Ressourcen etablieren, Erhöhung von Selbstfürsorge und Belastungsreduktion	Identifikation von Ressourcen und Implementation von Ressourcenorientierung im Alltag, ggfs. Vermittlung von Genusstraining und Stressbewältigungstechniken zur Reduktion des Belastungsniveaus

Tabelle 4.2 (Fortsetzung)

(6)	Selbstmanagement und Rückfallprophylaxe	Zur Stabilisierung der Behandlungsergebnisse ist anschließend eine mehrwöchige Selbstkontrollphase vorgesehen, in der die Patientin die erlernten Strategien selbständig (z. B. mittels Hausaufgaben) umsetzen soll und diese mit zunehmend größeren Abständen bearbeitet werden.

Die Formulierung von Therapiezielen dient unmittelbar der Ableitung eines Therapieplanes, trägt aber auch zur Therapiebilanz bei und liefert Ideen für die Rückfallprophylaxe.

Therapiebilanz. Während der laufenden Behandlung und auch zum Abschluss der Behandlung ist es hilfreich, bisher Erreichtes zusammenzufassen und mittels Symptomfragebogen im Vergleich zur Diagnostik bei Therapiebeginn zu evaluieren (Therapieverlaufsmessung). Zarbock (2008, S. 174) nennt orientierende Fragen:

- Was genau war das Problem?
- Was waren die Ursachen?
- Was habe ich wie und wodurch erreicht?
- Was habe ich nicht erreichen können? Wie gehe ich damit um?
- Was kann ich tun, um meinen Erfolg aufrechtzuerhalten?

Rückfallprophylaxe. Um ein Wiederauftreten einzelner Symptome zukünftig zu erkennen und vorzubeugen, durchlaufen Patienten zum Ende einer Behandlung häufig die sog. Rückfallprophylaxe. Auch hierfür nennt Zarbock (2008, S. 174) orientierende Fragen:

- Was wären Frühwarnzeichen für einen Rückfall in das Problemverhalten?
- Welche speziellen Belastungssituationen sind (im nächsten Jahr / in den nächsten Jahren) zu erwarten (z. B. berufliche Veränderungen, Auszug der Kinder) und beinhalten diese ein Rückfallrisiko?
- Was kann ich dann tun?

Vertiefung

Blaupausen als Mischung aus Bilanz und Rückfallprophylaxe

Stangier et al. (2016) beschreiben das Aufschreiben der Therapiegeschichte als sog. Blaupause im Rahmen einer kognitiv-behavioralen Therapie der Sozialen Angststörung. Anhand von 10 Fragen können Patienten den Therapieverlauf qualitativ reflektieren. Ohne weiteres können diese Fragen auch für andere Störungsbereiche und schulenübergreifend nützlich sein.

(1) Wie hat sich die soziale Angst oder das niedrige Selbstwertgefühl entwickelt?
(2) Was trägt dazu bei, dass die Soziale Angststörung aufrechterhalten wird?
(3) Was habe ich im Laufe der Therapie gelernt?

(4) Welches sind meine hauptsächlichen negativen automatischen Gedanken in problematischen Situationen gewesen?
(5) Welches sind die rationalen Antworten (angemessene Gedanken) zu diesen negativen automatischen Gedanken?
(6) Wie kann ich das, was ich gelernt habe, weiter ausbauen?
(7) Was kann bei mir einen Rückfall auslösen?
(8) Wie sollte ich mit Risikosituationen in der Zukunft umgehen?
(9) Wenn ich einen Rückfall habe, was kann ich dann tun?
(10) Gibt es andere Dinge, die ich in der Therapie gelernt habe und an die ich mich erinnern sollte?

Ergänzend hierzu können quantitative Evaluationen (Prä-Post-Vergleich, s. Abschn. 7.4) erfolgen.

4.7 Informed Consent: Therapievereinbarung

Bereits mit den ersten diagnostischen Maßnahmen, spätestens aber vor Aufnahme einer psychotherapeutischen Behandlung, bedarf es einer Aufklärung des Patienten über die formalen Rahmenbedingungen einer Therapie, die Behandlung selbst und auch Behandlungsalternativen und die Erarbeitung von Therapiezielen.

Allgemeine Informationen für den Patienten. Der Therapeut informiert im Hinblick auf die Rahmenbedingungen über seine Kontaktdaten und Erreichbarkeit, den Ablauf der Behandlung (Probatorik, Diagnostik und Antragstellung), Kosten der Behandlung (Abrechnungsmodalitäten, Honorar- bzw. Ausfallregelungen), Terminvereinbarungen und -ausfälle, die Sitzungsanzahl und -frequenz sowie über Datenschutz, Dokumentation und Schweigepflicht. In einem Informationsblatt können diese Punkte überblicksartig zusammengefasst werden (AB 4.1 Allgemeine Informationen für Patienten).

AB 4.1

Aufklärung über die Diagnose. Es erfolgt eine Rückmeldung zu den Ergebnissen der diagnostischen Maßnahmen, zur Notwendigkeit und Dringlichkeit einer Behandlung, zu Vor- und Nachteilen einer Behandlung, einer alternativen Behandlung und auch Nicht-Behandlung. Diese Aufklärung kann auch vom Patienten für die Dokumentation quittiert werden (AB 4.2 Patientenaufklärung zu Ergebnissen diagnostischer Maßnahmen).

AB 4.2

Aufklärung über die Behandlung. Auch über die Behandlung selbst muss aufgeklärt werden. Hierfür bieten die zahlreichen Berufsverbände Vorlagen oder auch Broschüren an, die an Patienten weitergegeben werden können. Zu berücksichtigen ist beim Anliegen der Aufklärung, dass sich der Patient in der Regel in einer für ihn ungewohnten Situation befindet und das Aufnahmevermögen ob dieser neuen Situation mit dem Therapeuten oder auch infolge der psychischen Beschwerden begrenzt sein kann. Daher lohnt es sich, diese Informationen übersichtlich zusammenzufassen, einzelne Punkte herauszugreifen und dem Patienten verschriftlicht mitzugeben. Ein

AB 4.3

Beispiel über die Aufklärung zur Behandlungsformen findet sich im AB 4.3 (Was ist Verhaltenstherapie?).

Kostenloses Informationsmaterial verschiedener Berufsverbände

Die Berufsverbände haben kostenfreies Informationsmaterial zusammengestellt, das an Patienten zur Aufklärung über Rahmenbedingungen und Psychotherapieverfahren vermittelt werden kann.

- **Bundespsychotherapeutenkammer** (http://www.bptk.de) **und Ostdeutsche Psychotherapeutenkammer** (www.opk-info.de)
  Ein Elternratgeber kann Eltern bzw. Familien eine erste Orientierung bei seelischen Störungen und Krisen ihrer Kinder geben. Die Broschüre »Wege zur Psychotherapie« wendet sich in erster Linie an Menschen, die noch nicht bei einem Psychotherapeuten waren und sich erst einmal darüber informieren möchten, welche Hilfen es bei psychischen Erkrankungen gibt.
  Auch Lebenspartner, Freunde und Kollegen können sich in den Ratgebern informieren. Die Broschüren bieten verständliche und wissenschaftlich überprüfte Informationen für Patienten und ihre Angehörigen. Die Broschüre »Wege zur Psychotherapie« ist in deutscher, englischer und türkischer Sprache verfügbar.
- **Berufsverband Deutscher Psychologinnen und Psychologen e. V.** (www.bdp-verband.org)
  In einem Patientenratgeber werden häufige Fragen verständlich beantwortet, z. B. Was ist Psychotherapie, wann ist sie ratsam, wer ist wer: Psychologe, Psychiater, Psychotherapeut? Wie finde ich den passenden Therapeuten, was zahlt die Kasse usw.
- **Psychotherapie-Informationsdienst** (www.psychotherapiesuche.de)
  Die Broschüre »Wegweiser Psychotherapie« informiert darüber, wie ein Psychotherapie-Prozess abläuft und wie man den passenden Psychotherapeuten findet.

Informed Consent. Die Aufklärung des Patienten hat das Ziel einer sog. informierten Zustimmung (informed consent), die mündlich oder schriftlich erfolgen kann. Im Falle eines Rechtsstreites wäre letzteres zu empfehlen. Offen ist, ob eine formalisierte Festschreibung des Vertragsverhältnisses einen ungünstigen Effekt auf die Entwicklung einer therapeutischen Beziehung hat. Es kann aber auch als Zeichen der Professionalität und Transparenz gewertet werden.

Was muss die Aufklärung des Patienten im Rahmen der Behandlungseinwilligung enthalten?

Jede psychotherapeutische Behandlung bedarf der Einwilligung des Patienten und setzt dessen Aufklärung voraus. Diese Informationsvermittlung findet hauptsächlich in den ersten Gesprächen statt und setzt sich oft im Therapieverlauf fort. Die Pflicht des Psychotherapeuten zur Aufklärung besteht auch dann, wenn der Patient nicht ausdrücklich danach verlangt. Folgende Punkte werden angesprochen, damit ein Patient auf Basis umfassender Informationen sein Einverständnis zur Behandlung geben kann:

- Ziel und Zweck der Psychotherapie
- die zur Anwendung gelangende psychotherapeutische Methode
- Erfolgswahrscheinlichkeit
- Frequenz und Dauer der Sitzungen
- ungefähre Dauer der Behandlung
- mögliche Settings
- Honorar
- Modus bei Ausfall einer Stunde
- Urlaubsregelung
- Schweigepflicht und Grenzen der Schweigepflicht
- Risiken, Nebenwirkungen und mögliche emotionale und physische Belastungen durch die Psychotherapie
- Alternativen zur Psychotherapie
- Möglichkeiten zur Unterbrechung oder Beendigung der Psychotherapie

Die Aufklärung ist in der Regel keine einmalige Angelegenheit. Weil manche Informationen in der Anfangsphase noch nicht vorliegen und erst später verfügbar sind, ist die Patientenaufklärung ein kontinuierlicher Prozess. Manchmal ändern sich auch die Modalitäten oder Umstände, sodass immer wieder ein rechtzeitiges und angepasstes Informieren des Patienten erforderlich ist.

5 Fallkonzeption Teil 2: Problemanalyse auf der Makroebene

Die Problemanalyse auf der Makroebene hat zum Ziel, Hypothesen zur Entstehung und Aufrechterhaltung der vorliegenden psychischen Störungen und ihrer möglichen Bewältigung zu sammeln und zu strukturieren. Für den Patienten ergibt sich dabei ein vorläufiges Erklärungsmodell für sein Leiden und eine erste Antwort auf die häufig gestellte Frage: »Warum gerade ich?«. Für den Therapeuten liefert das Modell eine erste Orientierung zu Rahmenbedingungen und Besonderheiten der Therapie. So ist z. B. das Wissen um Ressourcen oder Vorerkrankungen notwendig, um über die geplante Länge der Therapie zu entscheiden.

Das Vulnerabilitäts-Stress-Modell als Heuristik. In der praktischen Umsetzung hat sich die Anwendung des sogenannten Vulnerabilitäts-Stress-Modells bewährt, welches gelegentlich auch als Diathese-Stress-Modell, biopsychosoziales Modell oder entwicklungspsychopathologisches Modell bezeichnet wird. Abbildung 5.1 zeigt ein umfängliches, interaktionales Modell, das aus wissenschaftlicher Sicht eine offene und widerspruchsfreie Integration neuer Erkenntnisse zum Verständnis psychischer Störungen im Allgemeinen ermöglicht. Allerdings sind aktuell weder einzelne Prozesse oder Mechanismen noch übergeordnete Zusammenhänge für irgendeine psychische Störung ausreichend wissenschaftlich abgesichert, sodass das Modell als Arbeitsmodell zu verstehen ist.

Kennzeichnend für diese Modelle ist die Annahme, dass alle Faktoren eine wichtige Rolle bei der Entstehung, der Aufrechterhaltung und dem Verlauf psychischer Störungen spielen können und dass die Bedeutsamkeit einzelner Faktoren auch über die Lebensspanne unterschiedlich ist. So wird zum Beispiel angenommen, dass manche Faktoren ihre kritische Bedeutung nur in bestimmten Lebensphasen oder Entwicklungsstadien entfalten können und während eines späteren Auftretens konsequenzlos bleiben. Als vereinfachendes Beispiel mag hier die Bedeutsamkeit des Verlusts der Eltern in der frühen Kindheit im Vergleich zur Bedeutsamkeit des Verlusts der Eltern im Erwachsenenalter gelten.

Das vorgestellte Modell differenziert Vulnerabilitäten, auslösende Bedingungen, moderierende Variablen und Konsequenzen.

> ! **Vulnerabilität oder Anfälligkeit** bezeichnet eine disponierende Bedingung und beschreibt individuelle angeborene und/oder erworbene Anfälligkeiten, die das Auftreten einer bestimmten psychischen Störung unter Auslösebedingungen wahrscheinlicher machen. Diese Anfälligkeit kann sich auf biologischer (genetischer und somatischer), psychischer oder sozialer Ebene manifestieren.

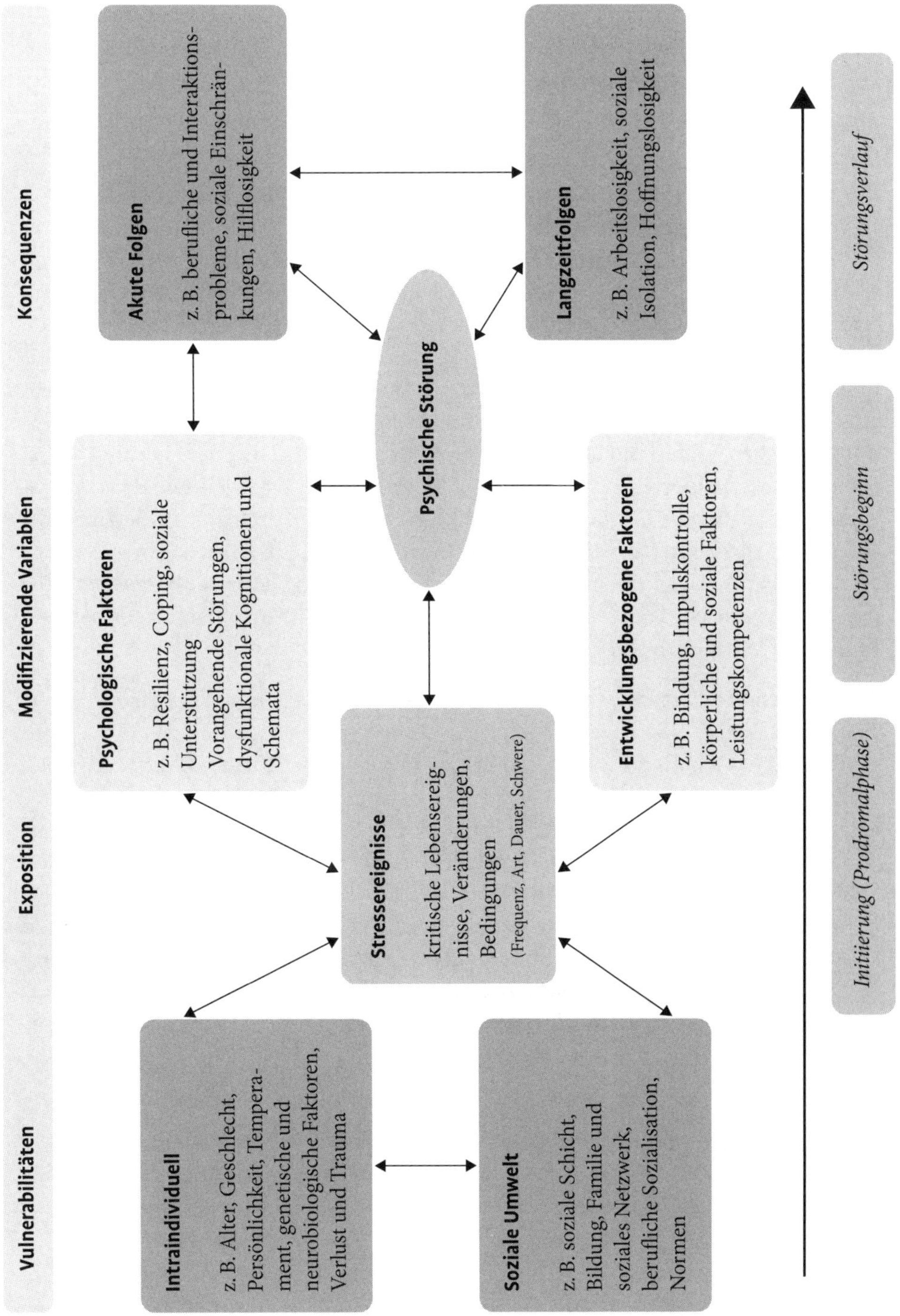

Abbildung 5.1 Vulnerabilitäts-Stress-Modell psychischer Störungen (aus Wittchen & Hoyer, 2011b, S. 29, mit freundlicher Genehmigung des Springer-Verlages)

Wichtig ist, dass die Vulnerabilität alleine nicht zu einer psychischen Störung führt, sondern sich nur in Wechselwirkung mit einer auslösenden Situation, wie z. B. einem kritischen Lebensereignis, entfalten kann.

Fallbeispiel

Peter, 8 Jahre alt, wird von seiner Mutter auf Anraten der Klassenlehrerin aufgrund von Schulleistungsproblemen zur Diagnostik vorgestellt. In der Schule komme er den üblichen Anforderungen an einen Zweitklässler insbesondere in Deutsch und Mathematik kaum nach, von der Lehrerin wird er als unkonzentriert, verträumt, und »irgendwie abwesend« beschrieben. Peter wuchs bis zum letzten Jahr bei seinen leiblichen Eltern auf. Die Mutter ist sehr feinfühlig, liebevoll und zugewandt und es besteht eine enge Bindung. Der Vater leidet an einer Sozialen Angststörung, lebt sehr zurückgezogen und ist auch im Kontakt zu Peter zurückhaltend. Die Bindung zwischen beiden ist kaum ausgeprägt. Peters ältere Schwester, 11 Jahre alt, ist ebenfalls sehr ruhig, zurückhaltend und ängstlich. Sie hat mehrere Phasen ausgeprägter Schulangst mit längeren Krankschreibungen durchlebt. Im letzten Jahr haben sich die Eltern in beiderseitigem Einverständnis und laut eigener Aussage ohne große Streitigkeiten getrennt. Beide Kinder leben seitdem überwiegend bei der Mutter und besuchen den Vater nach vorherigen Absprachen ca. einmal pro Monat am Wochenende.

Welche Vulnerabilitäten für die Schulleistungsprobleme *könnten* bei Peter vorhanden sein?

- *Biologisch:* Genetische Veranlagung für Soziale Angststörung über väterlichen Anteil
- *Psychologisch:* Temperamentsfaktoren wie z. B. ausgeprägte Verhaltenshemmung (Behavioral Inhibition) oder Schüchternheit; Neigung zu Ängstlichkeit und Besorgnis (Angstsensitivität)
- *Sozial:* Modelllernen von Angst und Zurückhaltung in sozialen Kontakten bzw. Vermeidung sozialer Kontakte über väterlichen Anteil, Modelllernen von Schulangst und Zurückhaltung über Beobachtung der älteren Schwester; mangelnde soziale Fertigkeiten aufgrund mangelnder familiärer Kontakte zu Fremden

! Die Stress-Komponente im Vulnerabilitäts-Stress-Modell bezieht sich auf die auslösenden Situationen oder Bedingungen. Gemeint sind hiermit alle biologischen, psychologischen oder sozialen Anforderungen an eine Person, auf welche die Person reagieren bzw. an die sich die Person anpassen muss.

Als klassische Auslösesituationen gelten die sogenannten normativen Lebensereignisse wie z. B. Schuleinführung, Schulabschluss, Berufswahl, Heirat, Elternschaft, Berentung, Auseinandersetzung mit Krankheit oder Tod. Aber auch tägliche Belastungen, die so genannten »daily hassles«, wie z.B. Ärger auf der Arbeit, Stress beim Autofahren, Termindruck, Hektik zwischen Terminen, finanzielle Sorgen, soziale Probleme, können als Auslösefaktoren fungieren, besonders, wenn sie gehäuft und gemeinsam auftreten. Stressoren können bewusst erlebt und benannt werden oder sich anhand biologischer Marker wie z.B. über Stresshormone nachweisen lassen. Insbesondere kritische Lebensereignisse, die interindividuell verschiedentlich erfahren und verarbeitet werden, können als Auslöser psychischer Störungen erachtet werden. Hierzu zählen z.B. die Trennung oder Scheidung von Eltern, Krankheit oder Tod einer nahestehenden Person, Traumata unterschiedlicher Art. Es muss sich dabei auch nicht zwingend um ein zeitlich oder örtlich umgrenztes (punktuelles) Ereignis handeln, auch anhaltende Bedingungen können als Auslöser fungieren.

Fallbeispiel

Welche Auslösesituationen *könnten* für die Schulleistungsprobleme von Peter eine Rolle spielen?

- Trennung der Eltern, Ortswechsel zwischen den Eltern während der Wochenendbesuche beim Vater
- *Ungeklärt:* Belastungen durch Trennung oder Streit? Belastungen durch Schulangst der Schwester?

Treffen Vulnerabilitäten und »passende« Auslösebedingungen aufeinander, so spielen die modifizierenden Variablen eine entscheidende Rolle bei der Frage, ob sich eine psychische Störung ausprägt oder nicht. Auch die modifizierenden Variablen können biologischer, psychologischer oder sozialer Art sein und können als Risikofaktoren oder als protektive Faktoren vorliegen. Modifizierende Faktoren sind häufig auch aufrechterhaltende Faktoren, die darüber entscheiden, ob eine psychische Störung sich ausprägt und chronifiziert oder ob sie nach einer gewissen Zeit des Bestehens bewältigt werden kann.

!

- **Risikofaktoren** im Sinne einer Suche nach den Ursachen erhöhen die Wahrscheinlichkeit eines bestimmten Outcomes (z.B. einer Störungsentwicklung).
- **Protektive Faktoren** ermöglichen eine erfolgreiche Bewältigung von Belastungen oder puffern die Rolle von Risikofaktoren ab. Diese Faktoren werden zumeist unter dem Begriff Resilienz subsummiert.
- **Resilienz** wiederum bezeichnet die Fähigkeit von Menschen, in belastenden Situationen und ungünstigen Umweltbedingungen angepasst und aktiv zu handeln. Zudem kann Resilienz als Ergebnis günstiger (gesunder) Entwicklung verstanden werden.

Typische Risikofaktoren sind z.B. soziale Isolation, vorangegangene traumatische Erfahrungen oder ungünstige Einstellungen. Protektive Faktoren hingegen sind z.B.

eine vertrauensvolle Beziehung im Familien- oder Arbeitskontext, finanzielle Ressourcen, Hobbys oder funktionale Coping-Strategien.

> **!** Coping-Skills, Coping-Strategien oder Bewältigungskompetenzen sind Fähigkeiten einer Person, in verschiedenen Situationen effizient und flexibel zu reagieren. Instrumentelles Coping bezeichnet dabei die Fähigkeit, durch aktives, problemorientiertes Handeln einer Person den wahrgenommenen Stress in einer Situation zu reduzieren oder zu beseitigen. Emotionsorientiertes Coping umschreibt die Fähigkeit, körperliche und seelische Belastungen, die in einer Stresssituation entstanden sind, zu regulieren und Anspannung zu reduzieren.

Ein Beispiel für instrumentelles Coping ist die Fähigkeit, bei Überlastungssituationen auf der Arbeit das Gespräch mit Kollegen oder Vorgesetzten suchen zu können, um Entlastungsmöglichkeiten zu erwägen. Ein Beispiel für emotionsorientiertes Coping ist das Erlernen von Entspannungstechniken, um emotionalen und körperlichen Abstand zu Arbeitsbelastungen zu erfahren.

Fallbeispiel

Aktuell wissen wir über Peter nur, dass Schulleistungsprobleme vorliegen. Ob diese mit einer psychischen Störung zusammenhängen oder andere Ursachen haben, ist noch nicht geklärt.

Welche Risiko- und protektiven Faktoren *könnten* bei Peter vorliegen und die Ausprägungswahrscheinlichkeit einer psychischen Störung moderieren?

- **Risikofaktoren:** ungünstige Leistungsvorbedingungen, die die Konzentrations- und Schulleistungsprobleme erklären könnten (z. B. Intelligenzvermögen, kognitive Flexibilität, Merkmale des Arbeitsgedächtnisses)
- **Protektive Faktoren:** gute Bindung zur Mutter, soziale Unterstützung durch Mutter
- **Ungeklärt:** Wie ist Peter in die Schulklasse eingebunden und wie ist das Verhältnis zur Lehrerin? Welche Kognitionen und Schemata hat Peter über sich und sein Leistungsselbst? Wie erlebt er den Umgang mit Leistungserwartungen innerhalb der Schulklasse bzw. im Elternhaus? Gibt es eine anderweitige soziale Einbettung und Hobbys? Welche vorangehenden psychischen oder körperlichen Erkrankungen sind feststellbar? Gibt es Aufmerksamkeitsprobleme? Wie sind das Intelligenzniveau oder Leistungsvorbedingungen einzuschätzen?

In den Konsequenzen werden die kurzfristigen und langfristigen Folgen der psychischen Störung beschrieben, ebenfalls in Bezug auf biologische, psychologische und soziale Faktoren. Dabei sind aktuelle negative Folgen wie berufliche Probleme oder soziale Einschränkungen genauso zu berücksichtigen wie mögliche positive Folgen, wie eine Vermeidung eines aktuellen Konfliktes auf der Arbeit im Sinne eines sekundären Krankheitsgewinns.

Integration in die Diagnostik und therapeutische Arbeit. Obwohl das Vulnerabilitäts-Stress-Modell in der hier vorgestellten Form primär ein Arbeitsmodell für grundlagenwissenschaftliche Forschung zu Entstehung und Aufrechterhaltung psychischer Störungen ist, lohnt es sich auch, dieses Modell in der therapeutischen Arbeit mit Patienten einzusetzen. Oftmals erleben Patienten eine deutliche Entlastung, Erleichterung und Entpathologisierung, wenn die von ihnen als einzigartig erlebten Belastungen in Form eines Modells verallgemeinert vorgestellt werden, um im Anschluss die jeweils individuell relevanten Faktoren zu sammeln und zu besprechen.

Beispielaussage des Therapeuten

»Ich habe heute ein Modell mitgebracht, das in den letzten Jahren entwickelt wurde, um [Bedingungen und Risikofaktoren für] die Entwicklung von psychischen Störungen im Allgemeinen wissenschaftlich zu untersuchen und zu erklären. Ich denke, wir finden in diesem Modell auch Faktoren, die Sie in Ihrer Lebensgeschichte erlebt haben und über die Sie zum Teil schon in der letzten Stunde berichtet haben. Ich möchte gerne gemeinsam mit Ihnen einen Blick auf das Modell werfen und die Faktoren markieren, die Sie aus Ihrem Leben kennen. Daraus können wir dann ein Modell für Sie persönlich entwickeln, welches erste Antworten auf die Frage liefert, warum sich bei Ihnen die Störung X entwickelt hat (s. AB 5.1).«

AB 5.1

Erfassung von Ressourcen und Bewältigungsfertigkeiten. Ein weiterer Vorteil der Verwendung von Vulnerabilitäts-Stress-Modellen für die Makroanalyse besteht darin, dass neben den störungsauslösenden oder -verstärkenden Faktoren auch die positiven Bedingungen und Ressourcen explizit formuliert werden. Ressourcenaktivierung und Erhöhung der Bewältigungsmöglichkeiten des Patienten oder dessen Umfeld rücken so zu einem sehr frühen Zeitpunkt der Behandlung ausdrücklich in das Blickfeld von Behandler und Patient und können aktiv gefördert werden. Dies führt gewöhnlich zu einer ersten Symptomreduktion und zu einem Vertrauensaufbau in die therapeutische Beziehung bzw. die Behandlung und ermöglicht im Sinne eines Beziehungskredits auch die tiefergehende Bearbeitung schwieriger und belastender Themen. Auch das direkte Ansprechen aktueller Belastungsfaktoren kann zu konkreten Problemlösestrategien und somit zu einer ersten Entlastung und Symptomreduktion führen.

Zur Verdeutlichung der Wichtigkeit der Analyse relevanter aktueller Faktoren zur Störungsaufrechterhaltung bzw. aktueller Ressourcen schlagen Mattejat und Quaschner (2012) eine Gegenüberstellung von Stärken und Schwächen im Rahmen einer tabellarischen Übersicht vor.

Insgesamt trägt eine sorgfältige Ableitung und Entwicklung des Vulnerabilitäts-Stress-Modells erheblich zu einem strukturierten und für beide Seiten nachvollzieh-

Tabelle 5.1 Stärken-Schwächen-Analyse aktuell relevanter Faktoren aus dem Vulnerabilitäts-Stress-Modell (angelehnt an Mattejat & Quaschner, 2012, eigene Bearbeitung)

Schwächen und Belastungen	Stärken und Ressourcen
Individuell	
Verhaltensdefizite oder -exzesse, Umgang mit Emotionen und Bedürfnissen, Zeitmanagement etc.	Persönlichkeitsfaktoren wie Intelligenz, positive Eigenschaften, motivationale Aspekte und Ziele, Hobbys
Familie und Bezugspersonen	
Finanzen, Kommunikationsprobleme, Störungen in der Familie, Erziehungsverhalten etc.	Finanzen, stabile Familienverhältnisse, Einbezug Dritter in familiäre Aufgaben, stabile Beziehungen etc.
Schule / Studium / Beruf	
Probleme in bestimmten Fächern oder Bereichen, Probleme mit Mitschülern oder Kollegen bzw. Lehrern oder Vorgesetzten, Ziellosigkeit und motivationale Schwierigkeiten, keine Zeit für Urlaub oder Erholung etc.	Unterstützende Beziehungen und Freundschaften, gute Leistungen, stabile Beschäftigung etc.
Soziale Kontakte und sonstiges Umfeld	
Probleme mit Nachbarschaft, Lärm, kaum Freundschaften etc.	Freundschaften, gute nachbarschaftliche Verhältnisse, Zufriedenheit mit Wohnumfeld, Freude an Hobbys etc.

baren Störungsverständnis bei und stärkt durch den aktiven Einbezug des Patienten die Therapiemotivation. Dies gilt in besonderem Maße für Patienten, bei denen auch nach den ersten Sitzungen Art, Reihenfolge oder Gewichtung der Diagnosen noch nicht gesichert festgestellt werden können.

6 Fallkonzeption Teil 3: Problemanalyse auf der Mikroebene

Im verhaltenstherapeutischen Vorgehen wird der Problemanalyse auf der Mikroebene eine besondere Bedeutung beigemessen. Aus der Beschreibung früheren oder aktuellen Verhaltens soll zukünftiges Verhalten möglichst genau vorhergesagt werden. Diese Verhaltensvorhersage orientiert sich an folgenden Aspekten:

- am Kontext, in dem das (Problem-)Verhalten auftritt
- an der Qualität und Intensität des konkreten Verhaltens
- an den Folgen des Verhaltens für eine Person und ihre Umwelt
- an den möglichen Rückwirkungen einer Verhaltensänderung für eine Person und ihre Umwelt

Während in der Makroanalyse ein breites Verständnis vielfältiger Einflussfaktoren auf den aktuellen Zustand eines Patienten gewonnen wurde, geht es in der Mikroanalyse darum, ein bestimmtes (ausgewähltes), problematisches Verhalten näher zu verstehen.

> **!** Das Ziel der Verhaltens- und Bedingungsanalyse ist die Beschreibung der vorausgehenden und nachfolgenden Bedingungen und der Aufrechterhaltung einer spezifischen Verhaltensweise, die in der Therapie verändert werden soll – hier zeigt sich die enge und weitreichende Verbindung zwischen Diagnostik und therapeutischem Vorgehen am deutlichsten. Im Einzelfall kann aus der Verhaltensanalyse direkt eine Intervention abgeleitet werden.

Als grundlegend wird dabei das klassische mikroanalytische SORKC-Modell betrachtet, welches in den 1960er Jahren von Kanfer und Saslow (1965) entwickelt wurde (Abschn. 6.1 Mikroanalyse: SORKC-Modell). Eine Weiterentwicklung des sehr verhaltenstheoretischen Modells unter Berücksichtigung kognitiver Prozesse erfolgte durch Bartling und Kollegen (2008) und wird im deutschsprachigen Raum vorwiegend als Problemanalyse bezeichnet (Abschn. 6.2 Problemanalyse).

6.1 SORKC-Modell

Die zentralen Bausteine der Verhaltensanalyse sind **S**ituation, **O**rganismus, **R**eaktion, **K**ontingenz und Konsequenz/**C**onsequence, woraus sich die gängige Bezeichnung »SORKC-Modell« ableitet (s. Abb. 6.1). Im Zentrum der Verhaltensanalyse steht ein Verhalten, dessen vorausgehende (situationale) Bedingungen und dessen nachfolgende Konsequenzen analysiert werden sollen. Dabei wird davon ausgegangen, dass

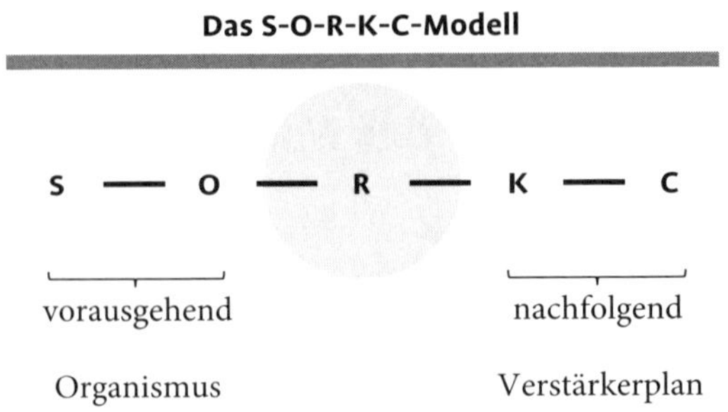

Abbildung 6.1 Überblick über das SORKC-Modell (aus Neudeck & Mühlig, 2013, S. 167)

das gezeigte Verhalten eine Funktion der vorangegangenen und nachfolgenden Bedingungen ist.

Folgende Herangehensweise hat sich dabei bewährt:

(1) Auswahl, Eingrenzung und Beschreibung der problematischen Reaktion R auf den Ebenen Kognition, Emotion, Physiologie / Körper und Motorik / Verhalten
(2) Auswahl und Beschreibung der vorhergehenden internen (kognitiven, emotionalen, körperlichen) oder externen (Umgebungsvariablen) Stimuli / Situationen
(3) Auswahl der (aus der Makroanalyse und Anamnese bekannten) Organismusvariablen biologisch-physiologischer (z. B. körperliche Zustände wie Erregung, Intoxikation oder Krankheiten) oder psychologischer Art (z. B. Schemata, Einstellungen, Störungen), die das problematische Verhalten *wahrscheinlicher* machen
(4) Beschreibung der direkten, positiven und negativen, kurz- und langfristigen Folgen des problematischen Verhaltens
(5) Bestimmung der zeitlichen Verteilung (Kontiguität, unmittelbar vs. verzögert) und Wahrscheinlichkeit der Konsequenzen (Kontingenz hoch, wenn immer auf das Verhalten die Konsequenz folgt, oder gering, wenn nur auf jedes x-te Verhalten die Konsequenz folgt)

> **!** Bei der Erarbeitung der Verhaltensanalyse ist es günstig, mit der Verhaltenskomponente R zu beginnen.

Problemrelevante Reaktionen. Der Auswahl der zu betrachtenden Verhaltensweisen und Reaktionen kommt eine besondere Bedeutung zu. Sie kann nach verschiedenen Aspekten erfolgen, z. B. eher diagnostisch geleitet sein, um die funktionalen Zusammenhänge einer bestimmten Verhaltensweise besser zu verstehen, oder therapiezielgeleitet, indem besonders prägnante, symptomatische, störende oder belastende Verhaltens- oder Reaktionsmuster herausgegriffen werden. Da in der Regel mehrere Zielverhaltensweisen in der Therapie zu bearbeiten sind, im Rahmen einer Depressionsbehandlung z. B. Abbau von Grübeln, Aufbau von Aktivitäten, Aufbau sozialer Kontakte sowie Etablierung einer regelmäßigen Tages- und Schlafstruktur, müssen häufig mehrere Verhaltensanalysen aufgezeichnet werden – und zwar pro Zielverhalten eine eigene.

Vorausgehende Bedingungen. Im Anschluss werden die vorausgehenden situationalen Bedingungen erarbeitet. Dabei werden externe Umweltreize und interne Reizbedingungen (Gedanken, Gefühle, Erinnerungen, Wünsche) unterschieden. Dabei sind besonders solche Reizbedingungen von Interesse, bei denen davon auszugehen ist, dass sie Signalwirkung (sog. Salienz) für die Reaktion R haben, also wirklich in einem funktionalen Zusammenhang stehen. Diese Zusammenhänge können unkonditioniert (z. B. ein lauter Knall, der zu einer Orientierungs- / Schreckreaktion führt), klassisch konditioniert sein oder durch Reizdiskriminationslernen vermittelt sein.
Merkmale des Organismus. In die Organismusvariable werden alle biologisch-physiologischen und psychosozialen Faktoren eingetragen, die den Verhaltensspielraum der Person beeinflussen. Neben genetischen und körperlichen Besonderheiten (Erkrankungen, Einschränkungen) sind auch familiäre Gegebenheiten und Sozialisationsbedingungen (familiäre Erkrankungen, kulturelle Bedingungen), stabile Persönlichkeitseigenschaften (Intelligenz, Selbstkonzepte, Kontrollüberzeugungen) und kognitive Schemata zu berücksichtigen.

In der Therapie werden Kontiguität und Kontingenz zumeist nur in der Beziehung zwischen Reaktion und Konsequenzen bestimmt, es kann jedoch auch lohnenswert sein, die Regelmäßigkeit und Systematik der Beziehungen zwischen Situation und Reaktion zu untersuchen.

Definition

Kontiguität bezeichnet den räumlich-zeitlichen Abstand zwischen Reaktion, den vorausgehenden Bedingungen und / oder den folgenden Konsequenzen. Kontingenz bezieht sich auf Struktur, Regelmäßigkeit und Vorhersagbarkeit von Reaktion und vorausgehenden Bedingungen und / oder nachfolgenden Konsequenzen.

Folgen problemrelevanter Relationen. Bei der Beschreibung der Konsequenzkomponente C stehen Verhaltenskonsequenzen im Fokus, die den Zeitpunkt, die Frequenz, die Intensität, die Dauer oder die Stabilität des Problemverhaltens beeinflussen. In der Analyse müssen folglich Ereignisse oder spezifische Reaktionen anderer Personen identifiziert werden, die unmittelbar oder verzögert auf das Problemverhalten folgen und somit im Sinne des operanten Lernens zum Aufbau, zum Abbau oder zur Stabilisierung des Problemverhaltens beitragen. Die Verhaltenskonsequenzen werden in der Regel nach der operationalen Klassifizierung nach Skinner eingetragen als
- **positive Verstärkung:** auf das Verhalten folgt eine angenehme Konsequenz, die zur Erhöhung der Verhaltensrate beiträgt
- **negative Verstärkung:** auf das Verhalten folgt das Ausbleiben einer unangenehmen Konsequenz oder die Beendigung eines unangenehmen Zustands
- **direkte Bestrafung:** auf das Verhalten folgt eine unangenehme Konsequenz, die zu einer Herabsenkung der Verhaltensrate beiträgt
- **indirekte Bestrafung:** auf das Verhalten folgt das Ausbleiben einer angenehmen Konsequenz oder die Beendigung eines angenehmen Zustands

Im Regelfall wirken verschiedene Verstärkungs- und/oder Bestrafungsmechanismen gleichzeitig. Verstärker können extrinsisch (z. B. Geld, Aufmerksamkeit, Süßigkeiten) oder intrinsisch (z. B. Stolz, Freude) sein. In der Praxis ist es oft sinnvoll, zwischen kurz- und langfristigen Konsequenzen zu unterscheiden.

Fallbeispiel

Zur Veranschaulichung dient ein Fallbeispiel als Patientenschilderung und im Anschluss als geordnetes SORKC-Schema (Tab. 6.1).

Die Patientin Frau X., 55 Jahre, in Behandlung wegen einer Alkoholabhängigkeit (F10.2), berichtet von ihrem letzten Rückfall: »Es war Montagmorgen nach einem schönen, entspannten Wochenende. Am Sonntag hatten uns Klara und Emil, unsere Freunde aus Kindertagen, besucht. Wir waren im Garten und haben gegrillt, es war schön, lustig und entspannt. Ich habe den Alkohol nicht vermisst, obwohl die anderen Wein und Bier getrunken haben. Am Montag sind die beiden nach einem gemeinsamen Frühstück wieder gefahren und ich habe aufgeräumt. Plötzlich habe ich die Flasche Rotwein gesehen, in der noch ein letzter Rest drin war. Sofort hatte ich Herzrasen und einen unglaublichen Speichelfluss. In mir waren zwei Stimmen, eine sagte ›Schütte die Flasche aus, sofort, jetzt bist du schon fünf Wochen trocken‹, die andere, verführerische säuselte ›Der kleine Schluck hat nur auf dich gewartet, den hast du dir verdient‹. Ich habe die Flasche erst einmal in die Ecke gestellt und weiter aufgeräumt. Nachdem ich fertig und zufrieden war, ging plötzlich alles ganz schnell. Zur Belohnung wollte ich mir den einen Schluck gönnen und schwups, war die Flasche leer und eine neue ganz schnell offen. Die ersten Schlucke waren noch gut und von einem Gefühl von Belohnung und Befriedigung begleitet. Jetzt, wo die Gäste weg und alles geputzt war, durfte ich entspannen und musste mich nicht mehr zusammenreißen. Die anderen hatten ihren Spaß ja schon gehabt. Nachdem die Flasche leer war, war ich etwas beschwipst und bin zur Tankstelle gegangen, Nachschub holen. Zu diesem Zeitpunkt war es schon unkontrollierbar und ich habe nur noch getrunken und getrunken. Dann weiß ich erst wieder, dass mein Mann plötzlich da war. Er hat mich angeschrien. Dann kam auch schon der Krankenwagen und ich wurde zum Entzug gebracht, ein weiteres Mal die ganze demütigende Prozedur von Entgiftung und Krankenhausaufenthalt, schrecklich. Ich habe mich so geschämt, besonders als alle Schwestern mich gleich mit meinem Namen angesprochen haben. So gut bin ich auf Station schon bekannt. Ob ich es jemals schaffen werde?«

Tabelle 6.1 Analyse des Rückfalls mittels SORKC-Schema

S	extern	Montagmorgen, wieder allein zu Hause, räumt Wohnung auf, sieht in einer Flasche Rotwein einen Rest, stellt Flasche in die Ecke (statt sie sofort auszukippen)
	Intern	Gedanken an Freunde und gemeinsames Essen, Gedanken daran, Alkohol nicht vermisst zu haben

O	Alkoholabhängigkeit, Leben in einer Trinkkultur, Partner und Freunde trinken in ihrer Anwesenheit, Selbstüberschätzung bezüglich der Abstinenzzuversicht durch Verzicht am Vortag		
R	Kognitiv	»Schütte die Flasche aus, sofort, jetzt bist du schon fünf Wochen trocken.« und »Der kleine Schluck hat nur auf dich gewartet, den hast du dir verdient.«	
	Emotional	Anspannung / Ambivalenz *(wird nicht direkt berichtet)*	
	Physiologisch	Herzrasen, Speichelfluss	
	Verhalten	Trinkt den restlichen Schluck doch noch aus	
K	Die kurzfristigen Konsequenzen erfolgen mit hoher Kontingenz und Kontiguität (= unmittelbar)		
C		*Kurzfristig*	*Langfristig*
	Positive Verstärkung	Belohnung, Befriedigung, schmeckt gut	
	Negative Verstärkung	Muss mich nicht mehr zusammenreißen, Verlangen lässt nach	
	Direkte Bestrafung	Mir wurde schwummrig	Anschreien durch Mann, Einlieferung ins Krankenhaus, Entgiftung, Schamgefühle
	Indirekte Bestrafung	Beendigung der fünfwöchigen Abstinenz	Verlust der Abstinenzzuversicht (»Ob ich es jemals schaffen werde?«)

Ein alternatives Modell hätte bereits mit dem Problemverhalten »Ich stelle die Flasche in die Ecke« erstellt werden können. Dann hätte nicht der Rückfall an sich im Mittelpunkte des Interesses gestanden, sondern der Weg zum Rückfall. Dabei hätte diese scheinbar harmlose Entscheidung mit ihren Konsequenzen beleuchtet werden können. Diese Analyse könnte in der späteren Therapiephase der Rückfallprophylaxe von besonderem Interesse sein.

Neben der diagnostischen Bedeutsamkeit der Verhaltensanalyse bietet diese noch eine direkte Möglichkeit zur Ableitung von therapeutischen Interventionen. Eine Auswahl möglicher Interventionen ist in Tabelle 6.2 dargestellt und, wo sinnvoll, am Beispiel von Frau X. erläutert.

Die therapeutische Zielplanung ergibt sich also nicht 1 : 1 aus der Verhaltensanalyse, sondern von den zahlreichen Interventionsmöglichkeiten müssen diejenigen benannt und in ihrer Abfolge logisch geordnet werden, die sich in Bezug auf ihre Passung für den jeweiligen Einzelfall als besonders geeignet erweisen. Diese Auswahl obliegt vorwiegend dem Therapeuten, jedoch sei auch hier nochmals auf die enge Einbindung des Patienten in die Aspekte der Therapieziele und Therapietechniken hingewiesen, um ein gutes therapeutisches Arbeitsbündnis herzustellen. Je transparenter und

Tabelle 6.2 Verhaltenstherapeutische Interventionsmöglichkeiten im SORKC-Modell

Ansatzpunkt	Interventionsmöglichkeiten	Beispiel Frau X
Situation: Strukturierung der Situation und Kontrolle antezendenter Bedingungen	**Verhaltensaufbau**	Bei ersten Anzeichen von Verlangen mit Mann / Freunden telefonieren, Notfallkoffer vorbereiten
	Verhaltensabbau	
	Stimuluskontrolle	Keinen Alkohol im Haus haben, Alkoholreste im Beisein von Dritten entsorgen
	Desensibilisierung	Cue exposure mit Alkohol zum Abbau der Signalwirkung
	Gegenkonditionierung	Bei Verlangen in eine Chili-Schote beißen
	Verhaltensstabilisierung	
	Fading Out	Bei stabiler Abstinenz: Reduktion der Therapiefrequenz
	Generalisierung	Verknüpfung der Abstinenzzuversicht mit verschiedenen, erfolgreich bewältigten Risikosituationen (alleine sein, traurig sein etc.)
	Reizdiskrimination	
Organismus	Veränderung kognitiv-emotionaler Schemata und Grundannahmen	Realistische Einschätzung der Abstinenzzuversicht erlernen
	Veränderung körperlicher Zustände	Einnahme von verlangenshemmenden Medikamenten (»Anti-Craving-Substanzen«)
	Veränderung psychischer Störungen	z.B. Behandlung bestehender Komorbiditäten
Reaktion	**Verhaltensaufbau** durch Verhaltensformung (shaping) und Verkettung bekannter Verhaltensweisen (chaining)	Wegschütten von Alkohol üben und belohnen (ggfs. unter Einbezug des Ehemanns)
	Verhaltensabbau durch Premack-Prinzip (unerwünschtes Verhalten darf erst nach gewünschtem Verhalten gezeigt werden) oder durch Sättigung (unerwünschtes Verhalten soll so oft wie möglich wiederholt werden)	

Tabelle 6.2 (Fortsetzung)

Ansatzpunkt	Interventionsmöglichkeiten	Beispiel Frau X
	Verhaltensstabilisierung durch systematische Variation der Übungen	Cue exposure mit Alkohol in verschiedenen Umgebungen und in verschiedenen Stimmungslagen
Kontingenz / Kontiguität	Veränderung der Kontingenz / Kontiguität der Konsequenzen	
Consequenzen	Verhaltensaufbau	Externe Verstärkung für Abstinenz, z. B. Kinoabend; interne Verstärkung für Abstinenz, z. B. Eigenlob, Stolz
	Verhaltensabbau	Bestrafung, z. B. Absage des Kinobesuchs bei Rückfall
	Verhaltensstabilisierung	Fading out: Bei stabiler Abstinenz Reduktion der Therapiefrequenz oder anderer externer Verstärker

logischer dem Patienten die Ableitung einzelner Techniken scheint, desto größer sollte auch seine Bereitschaft sein, Neues und ggf. auch vorerst Unangenehmes, auszuprobieren.

6.2 Problemanalyse nach Bartling

Das SORKC-Schema als Verhaltensmodell unterliegt einer strengen, behavioristischen Grenzziehung. Eine Integration wissenschaftstheoretischer und handlungstheoretischer Konzeptionen, in denen der Mensch als reflektierendes, kommunikatives und handlungsfähiges Subjekt betrachtet wird, ist innerhalb dieser Grenzen kaum möglich. Vor diesem Hintergrund ist das mikroanalytische Modell schon frühzeitig erweitert worden und wird nun als Problemlöseansatz beschrieben (vgl. Bartling et al., 2016). Der Begriff »Verhalten« wird entsprechend weiter verstanden und umfasst offen beobachtbare Verhaltensweisen, physiologische Reaktionen, Gefühle und Empfindungen sowie verbale und imaginative kognitive Vorstellungen. Entsprechend erfolgt die Problemanalyse »auf drei in hierarchischem Verhältnis zueinander stehenden Problemebenen: auf der Ebene des konkreten ›Verhaltens-in-Situationen‹, auf der Ebene von Regeln und Plänen und auf der Ebene von Systemregeln« (Bartling et al., 2016, S. 19). Dabei ist die Ebene zur Beschreibung von Verhalten-in-Situationen eine Erweiterung der Mikroanalyse vorwiegend um kognitive Prozesse, wie Wahrnehmungs- und Aufmerksamkeitsprozesse sowie die innere Verarbeitung der Situation durch Interpretation, Bewertung und ggf. Handlungsvorbereitung (s. Abb. 6.2). Auf der zweiten Ebene, auch vertikale Analyse oder Plananalyse genannt, werden überdauernde Einstellungen, Wertvorstellungen, Motive und Schemata beschrieben. Mit

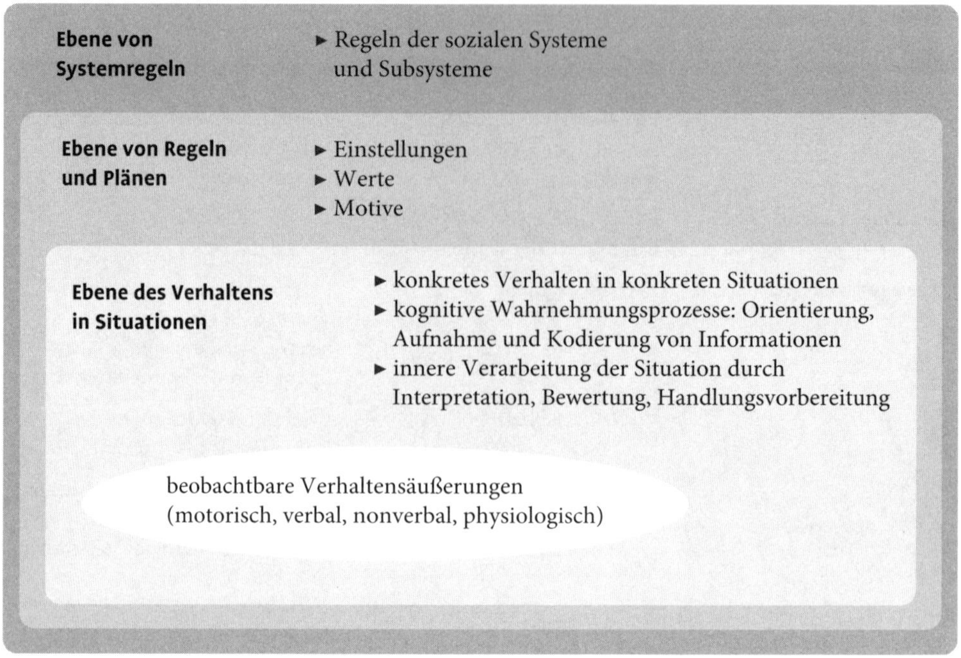

Abbildung 6.2 Problemanalyse nach Bartling et al. (2016) mit Einbezug von Systemregeln, Einstellungen, Werten, Motiven

der Ebene der Systemregeln werden soziale Systeme, Normen, Rollenbilder und Rollenerwartungen in das Problemanalysemodell integriert.

Ebene Verhalten-in-Situationen. Wie aus Abbildung 6.2 ersichtlich wird, ist die Ebene des Verhaltens in Situationen vorwiegend eine Erweiterung des SORKC-Modells um die Frage, welche Informationen oder Aspekte der Situation der Patient insbesondere wahrgenommen und verarbeitet hat. Diese Komponente näher zu betrachten kann für ähnliche Situationen mit unterschiedlichen Verhaltensweisen sinnvoll sein. So berichtete z. B. die Patientin Frau B., die seit Jahren unter Panikstörung und Agoraphobie litt, sich nicht erklären zu können, warum sie nur manchmal im Kaufhaus Panikattacken bekomme. Nach Beschreibung mehrerer Situationen ließ sich folgende Erklärung hierfür finden: Wenn Frau B. in Eile war und konzentriert einige Einkäufe erledigen musste (Wahrnehmungsprozesse auf den Einkauf fixiert), erlebte sie keine Panikattacken. Wenn sie dagegen keinen konkreten Zeit- oder Einkaufsplan hatte, sondern eher »bummeln« ging, nahm sie andere Leute, stickige Luft etc. wahr und reagierte darauf (über weitere Prozesse der inneren Verarbeitung dieser Umstände als schädlich) mit Panikattacken. Bei Frau B. löste also nicht die Situation »Einkauf im Kaufhaus« an sich die Panikattacken aus, sondern die Konzentration auf den Einkaufsprozess bzw. auf die Umstände im Kaufhaus.

Unter dem Punkt »Innere Verarbeitung« werden kognitive Bewertungen der Wahrnehmungsprozesse erfasst, wie z. B. Frau B.s Interpretation der Kaufhausluft als schlecht, wenig sauerstoffhaltig und virenverseucht, die anschließende Bewertung der Situation im Kaufhaus als gefährlich sowie die Handlungsvorbereitung im Sinne des möglichst raschen Verlassens des Kaufhauses. In der Komponente »Innere Verarbeitung« wird der erweiterte Einbezug kognitiver Inhalte am deutlichsten: Klassische psychologische Konstrukte wie Attributionsprozesse, Handlungsregulation, Selbstwirksamkeitserwartungen oder motivationale Prozesse finden hier Eingang in die Vorbereitung des sichtbaren Verhaltens.

Ebene der Regeln und Pläne (Plananalyse). Die Plan-, Motivations- oder Schemaanalyse betrachtet die Verhaltenssteuerung im Zusammenhang mit situationsübergreifenden, allgemeinen Motiven und Zielen (Caspar, 2007). Dabei wird davon ausgegangen, dass sich durch wiederholte typische Erfahrungen, die eine Person in Bezug auf ihre Grundbedürfnisse macht, kognitiv-emotionale Schemata ausbilden, welche dann zukünftige Erfahrungen beeinflussen. In der Plananalyse besteht ein Plan aus einem Ziel, das erreicht werden soll und den entsprechenden Mitteln (Operationen) zur Zielerreichung. Dabei können Pläne sowohl sequenziell als auch hierarchisch angeordnet sein. Die oberen Ebenen der Planhierarchie werden als zentrale Bedürfnisse und persönliche Motive eines Menschen verstanden, zu deren Umsetzung dann verschiedene, meist auch mehrere unterschiedliche Ziel-Mittel-Verknüpfungen angewendet werden.

In der psychotherapeutischen Plananalyse kann in beide Richtungen vorgegangen werden: von unten nach oben, also von konkretem Verhalten in mehreren Situationen auf die übergeordneten Ziele und Pläne schließend, oder von oben nach unten, beginnend mit zentralen Motiven und Plänen bis zum konkreten Verhalten. Hierbei wird untersucht, welche Strategien ein Mensch entwickelt hat, um zentrale Bedürfnisse zu befriedigen. Probleme und Störungen können entstehen, wenn Pläne

- unbewusst verfolgt werden (z. B. sich als »blondes, naives Dummchen darzustellen«, um auf der Arbeit herausfordernde Aufgabenstellungen zu vermeiden),
- sich gegenseitig widersprechen (z. B. eine überdurchschnittlich gute Mitarbeiterin, Mutter, Ehefrau und Köchin zu sein),
- irrational sind oder zu viele Vermeidungsziele beinhalten (z. B. niemanden enttäuschen wollen),
- nicht sinnvoll abgeleitet sind (z. B. eine gute Mutter sein als übergeordnetes Ziel, das Kind ständig sehr stark behüten, um es vor Gefahren zu beschützen [als Mittel] und dadurch immer unsicherer und ängstlicher gegenüber dem Kind zu werden),
- oder keine ausreichenden oder ausreichend effizienten Mittel zur Zielerreichung vorliegen (z. B. bei sozialen Kompetenzdefiziten).

Beispiele und Hilfestellungen zur Erstellung der Plananalyse finden sich bei Caspar (2007) sowie bei Bartling et al. (2016). Auf die besondere Bedeutung der Plananalyse für die Therapiebeziehung soll an dieser Stelle noch hingewiesen werden: Besonders zu Therapiebeginn ist es für den Aufbau einer therapeutischen Arbeitsbeziehung wichtig, dass der Therapeut sich nicht konträr zu den Plänen des Patienten verhält. Im Verlauf der gemeinsamen therapeutischen Arbeit jedoch ist es oft zielführender, wenn der Therapeut sich an den zentralen Motiven des Patienten orientiert im Sinne der komplementären Beziehungsgestaltung. Eine sehr übersichtliche und praxisnahe Ausarbeitung liegt hierzu von Sachse (2011) vor.

Ebene der Systemregeln. Die Ebene der Systemregeln geht über das individuelle Leben hinaus und bezieht soziale Normen, Rollen, Rollenerwartungen und kulturelle Umstände in die Problembeschreibung mit ein. Als besonders wichtiger Aspekt wird auch der Einbezug der sozialen Beziehungen erachtet. Da Systemregeln oft implizit sind und einen großen Interpretationsspielraum mit sich bringen, entstehen oft Unsicherheiten oder Probleme in der individuellen Auslegung dieser Regeln, vor allem, wenn viele andere im sozialen Umfeld die Regeln anders auslegen.

Fallbeispiel

Eine jugendliche Patientin mit Sozialer Angststörung führt im Rahmen der Behandlung ein Rollenspiel mit einer ihr unbekannten Person durch. Ihre Aufgabe ist es, einen Mitschüler anzusprechen und das Gespräch einige Zeit aufrechtzuerhalten. Im Gespräch reden die beiden über den Schulalltag und die Patientin berichtet, eine bestimmte Lehrerin sei ihr zu engagiert. Nach dem Rollenspiel, mit dem die Patientin insgesamt zufrieden war, sorgte sie sich jedoch darüber, zu viel Privates erzählt und ihrem Gegenüber einen ungebührlichen Einblick in ihre Seele gegeben zu haben. Auf Nachfrage sagte der Rollenspielpartner, dass es für ihn im Gespräch deutlich zu wenige persönliche Anteile gegeben habe und dass es für ihn daher teils schwierig gewesen sei, am Gespräch teilzunehmen, da es sich eher um einen Austausch von Fakten als um ein lebendiges Gespräch gehandelt habe. Die Patientin war sehr erstaunt, konnte die Rückmeldung jedoch gut annehmen. In der Nachbesprechung konnte festgehalten werden, dass die Systemregel der Patientin »Erzähle niemandem etwas Privates, er wird es missbrauchen / weitersagen oder gegen dich verwenden« nicht mit der Systemregel des Rollenspielpartners »Ein Gespräch wird dann interessant, wenn die andere Person etwas Persönliches / Eigenes erzählt« übereinstimmte. In weiteren Schritten ist nun zu klären, welche Systemregel am ehesten von anderen Personen geteilt wird und wer ggf. seine Systemregel verändern kann.

Systemregeln sind meist nur dann relevant, wenn sie direkten Bezug zur Problematik des Patienten haben und diese aufrechterhalten. Für die Diagnostik ist festzuhalten, dass Systemregeln im Regelfall spekulativ bleiben und nur gemeinsam mit dem Patienten erarbeitet werden können. An dieser Stelle muss auch bedacht werden, ob das Problem des Patienten der Stabilisierung von Beziehungen zu wichtigen anderen dient (sekundärer Krankheitsgewinn) und ob bzw. wie diese Beziehungen durch eine Veränderung der Symptomatik beeinflusst werden. Gerade in der Therapie mit Kindern und Jugendlichen muss auch immer hinterfragt werden, ob das Bezugssystem eine Veränderung der Symptomatik überhaupt zulässt. Die Beurteilung der Regeln erfolgt nach ähnlichen Kriterien wie die Beurteilung der Pläne (s. o.).

Probleme und Störungen können entstehen, wenn Systemregeln:

- unbewusst verfolgt werden (wie z. B. im Fall oben »Ich darf nichts von mir preisgeben.«),
- sich gegenseitig widersprechen (z. B. »Kinder sind von Geburt an aktive Wesen.« und »Kinder müssen in der Schule sechs Stunden still sitzen können.«),
- irrational sind oder zu viele Vermeidungsziele beinhalten (z. B. »Über seine Eltern darf man niemals ein böses Wort verlieren.«),
- oder keine ausreichenden oder ausreichend effizienten Mittel zur Umsetzung der Systemregeln vorliegen (z. B. »Jeder muss im Haushalt helfen.«, wenn die Kinder noch zu jung sind, um sich einzubringen).

7 Diagnostische Parameter und die Güte diagnostischer Entscheidungen

Die Initiierung und Steuerung eines Behandlungsprozesses erscheint ohne Beachtung und diagnostische Verarbeitung der im Prozess erhobenen bzw. fortlaufend anfallenden Informationen kaum denkbar (Caspar, 2008).

Fallbeispiel

Es stellen sich drei neue Patienten vor, die Ihnen Befunde von Vorbehandlern mitbringen. Patient C wies in der Vorbehandlung eine Veränderung des Depressionswertes von 25 zu Therapiebeginn auf 18 zu Therapieende auf (Differenz: –7 Punkte) und wurde als »teilweise gebessert, teilremittiert« entlassen. Patient D wies in der Vorbehandlung eine Veränderung des Depressionswertes von 17 zu Therapiebeginn auf 13 zu Therapieende auf (Differenz: –4 Punkte) und wurde als »deutlich gebessert, vollremittiert« entlassen, Patient E wies eine Verschlechterung von 17 Punkten zu Therapiebeginn auf 21 Punkte zu Therapieende auf (Differenz: +4 Punkte) und wurde als »unverändert« entlassen. Sie fragen sich: Ist die Verbesserung von vier Punkten bei Patient D wirklich »besser« als die Verbesserung von sieben Punkten bei Patient C? Sind die vier Punkte Verbesserung von Patient B wirklich eine Veränderung, wenn Patient E mit einer Prä-Post-Differenz von ebenfalls vier Punkten als unverändert eingeschätzt wird? Zur Beantwortung dieser Fragen helfen diagnostische Parameter und Gütekriterien, die im Folgenden vorgestellt werden.

Im Hinblick auf die Beantwortung dieser Fragen soll an dieser Stelle nochmal betont werden, dass ein psychologischer Test in der Regel dazu konzipiert ist, ein psychologisches Merkmal (z. B. das Verhalten einer Person) zu beschreiben. Dabei soll die beobachtete Variation des Merkmals im Wesentlichen auf die Variation des zu messenden Merkmals zurückzuführen sein, um eine quantitative (Ausprägung des Merkmals) und/oder eine qualitative Aussage (Vorhandensein oder Art des Merkmals) über das Merkmal (Schmidt-Atzert & Amelang, 2012) zu erlauben. Somit kommt bei einer Aussage über ein psychologisches Merkmal den Anforderungen an das Instrument oder den Test sowie den psychometrischen Eigenschaften eines Verfahrens ein besonderes Gewicht zu.

Gütekriterien diagnostischer Verfahren. Es können Haupt- und Nebengütekriterien für psychologisch-diagnostische Verfahren unterschieden werden (Lienert & Raatz, 1994). Zu den Hauptkriterien zählen Objektivität, Reliabilität und Validität. Unter *Objektivität* versteht man die Unabhängigkeit der Ergebnisse von den Erhebungs-, Durchführungs-, Auswertungs- und Interpretationsbedingungen. Die Objektivität eines Tests wird zumeist ausschließlich verbal erfasst und reflektiert. Die *Reliabilität* beschreibt die Zuverlässigkeit mit welcher ein Test das erfasst, was er zu erfassen vorgibt. Unter *Validität* versteht man die Gültigkeit und Genauigkeit, mit der ein Test das erfasst, was er erfassen soll. Die drei Hauptgütekriterien stehen in einer engen Beziehung zu einander: Ohne Objektivität besteht keine Reliabilität, ohne Reliabilität keine Validität (Röhrle, 2008).

In den folgenden Abschnitten sollen die Hauptgütekriterien Reliabilität und Validität kurz betrachtet werden. Ausführlichere Darstellungen finden sich u.a. in Schmidt-Atzert und Amelang (2012) sowie Kubinger (2006). Für die sog. Nebenkriterien Eichung, Ökonomie und Nützlichkeit wird ebenfalls dorthin verwiesen.

7.1 Reliabilität

Wie verlässlich misst ein Test das, was er zu messen vorgibt? Die formale Messgenauigkeit, Zuverlässigkeit oder auch Verlässlichkeit beschreibt, inwiefern die beobachteten interindividuellen Unterschiede in den Testergebnissen durch tatsächliche psychische Merkmalsunterschiede erklärbar sind. Ein Reliabilitätskoeffizient von beispielsweise .80 bedeutet demzufolge, dass die beobachtete Varianz der Testwerte zu 80 Prozent auf Unterschiede zwischen den wahren Werten der Testpersonen zurückzuführen ist und zu 20 Prozent auf Fehlervarianz beruht (Schmidt-Atzert & Amelang, 2012). Je höher die Reliabilität ist, desto unabhängiger ist der Test von Zufallsschwankungen und Umweltbedingungen. Das Ausmaß der Reliabilität ist damit auch abhängig von der Objektivität.

Definition

Die **Reliabilität** eines Tests beschreibt den Grad der Genauigkeit, mit dem der Test ein bestimmtes Merkmal misst, und zwar unabhängig davon, ob er dieses Merkmal auch zu messen beansprucht (Kubinger, 2006). Dabei gelten Werte unter 0,80 als niedrig, Werte zwischen 0,80 und 0,90 als hoch und Werte von 0,90 oder mehr als sehr hoch.

Unterschiedliche Formen von Reliabilität

Genauer werden verschiedene Formen der Reliabilität unterschieden.

Test-Retest-Reliabilität. Ein und derselbe Test wird ein und derselben Stichprobe von Probanden zweimal dargeboten (Testwiederholung). Die Korrelation zwischen den Ergebnissen der beiden Messungen ist identisch mit der Retest- oder Testwiederholungsreliabilität. Diese wird mit dem Symbol r_{tt} gekennzeichnet, weil hier ein Test mit sich selbst korreliert wird. Häufig steht r_{tt} aber auch allgemein für die Reliabilität eines Tests, wobei nicht in jedem Fall ein r_{tt}-Wert durch die Retest-Methode gewonnen wurde.

Parallel-Test-Reliabilität. Zwei inhaltlich äquivalente Tests werden ein und derselben Stichprobe von Probanden dargeboten. Parelleltests sind zur Veränderungsmessung geeignet, z. B. um die Wirksamkeit einer Interventionsmaßnahme zu überprüfen, weil bei einer zweiten Erhebung mit der Parallelvariante des Tests keine Erinnerungseffekte auftreten.
Split-half-Reliabilität. Ein Test wird in zwei vergleichbare Teile geteilt und ein und derselben Stichprobe von Probanden dargeboten (Testhalbierung).
Interrater-Reliabilität. An einem bestimmten Objekt wird durch zwei unterschiedliche Messinstrumente dieselbe Messung vorgenommen, z. B. wird ein Fragebogen von zwei unterschiedlichen Personen für ein und dasselbe Objekt verwendet. Die Ergebnisse sollten gleich sein. Die Interrater-Reliabilität beschreibt daher das Ausmaß der Übereinstimmungen (= Konkordanzen) der Einschätzungsergebnisse bei unterschiedlichen Beobachtern (»Ratern«). Eine hohe Interrater-Reliabilität spricht dafür, dass die Ergebnisse vom Beobachter unabhängig sind. Somit handelt es sich hierbei auch um ein Maß für die Objektivität.
Interne Konsistenz. Dies ist der Grad der Übereinstimmung zwischen Messwerten von Test-Items und dem Gesamtscore. Ein Test wird in so viele Teile zerlegt, wie Items vorhanden sind. Entsprechend werden die jeweiligen Korrelationen der Einzelitems mit dem Gesamtwert ermittelt. Bekanntestes Maß hierfür ist die Formel von Cronbach (1951).

Vertiefung

Reliabilität der dimensionalen Angstskalen des DSM-5

Die dimensionalen Angstskalen im DSM-5 (vgl. Abschn. 1.2.2 Dimensionale diagnostische Ansätze) erfassen die Kernmerkmale von Furcht und Angst zusammen mit kognitiven, körperlichen und behavioralen Symptomen in kurzer und konsistenter Weise für die einzelnen Angststörungen. Die vierwöchigen Skalenversionen für Soziale Angststörung (SAD-D), Spezifische Phobien (SP-D), Agoraphobie (AG-D), Panikstörung (PD-D) und Generalisierte Angststörung (GAD-D) wurden zusammen mit bereits etablierten Instrumenten zur Erfassung der Schwere von Angststörungen $N = 102$ Patienten einer Institutsambulanz (68,6 % weiblich, Durchschnittsalter: 32 Jahre, Range: 18–66 Jahre) vorgelegt (Beesdo-Baum et al., 2012).

Zur Bestimmung der Reliabilität und internen Konsistenz wurde zum einen das Cronbachs Alpha für jede Skala bestimmt, zum anderen konnte mit einer konfirmatorischen Faktorenanalyse die Eindimensionalität jeder Skala bestätigt werden. Anschließende Analysen zur Itemschwierigkeiten betrachteten die Antwortwahrscheinlichkeiten pro Antwortkategorie eines jeden Items (z. B. »In den letzten 4 Wochen habe ich Momente schrecklicher Furcht, Angst oder Panik in solchen Situationen gespürt« – nie, gelegentlich, die Hälfte der Zeit, die meiste Zeit, die ganze Zeit) in Abhängigkeit vom Ausmaß der Angst. Keines der Items war »besonders leicht oder einfach«, d. h. auch Patienten mit einem hohen Ausmaß oder Schweregrad von Angst würden eine niedrigere Antwortkategorie wählen. Außerdem ergaben sich Hinweise darauf, dass eine Veränderung von einer höheren Antwortkategorie zu einer niedrigeren Antwortkategorie häufiger gemacht wurde als vice versa. Dies kann als Hinweis darauf betrachtet werden, dass mindestens eine Antwortkategorie tendenziell seltener gewählt wird als andere. Analysen zur Itemschwierigkeit zeigen also auch an, ob ein Item überhaupt für unterschiedliche Personen informativ genug ist, um das zugrundeliegende Konstrukt verlässlich zu beschreiben.

Dabei ergibt sich ein Dilemma dahingehend, dass einerseits stabile (also verlässliche) diagnostische Instrumente benötigt werden, um ein psychisches Merkmal zuverlässig auch bei wiederholter Messung zu erfassen. Andererseits aber sollten tatsächliche Veränderungen in diesem Merkmal, z. B. infolge einer erfolgreichen Behandlung, auch abbildbar sein; das Instrument muss also auch hinreichend veränderungssensitiv sein.

7.2 Validität

Das Ausmaß an Genauigkeit, mit dem ein Test misst, kann häufig nicht unmittelbar oder in jedem Fall bestimmt werden, z. B. wenn nur ein Item eingesetzt wird. Die Validität oder Gültigkeit gilt als das wichtigste Kriterium für die Güte von Modellen, Mess- oder Testverfahren. Allgemein ist dies der Grad an Genauigkeit, mit der dasjenige Merkmal oder diejenige Verhaltensweise tatsächlich gemessen bzw. vorhergesagt wird, das gemessen oder vorhergesagt werden soll (Lienert & Raatz, 1998).

Definition

Was genau misst ein Test? Die Gültigkeit und das Ausmaß des Zusammenhangs zwischen einem Test und einem relevanten Kriterium (Merkmal) werden als **Validität** beschrieben.

Unterschiedliche Formen von Validität

Ähnlich wie auch bei der Reliabilität werden verschiedene Aspekte der Validität unterschieden.

Inhaltliche Validität. Trifft das Item / die Aufgabe das zu messende Merkmal; ist das Item / die Aufgabe die bestmögliche Operationalisierung dieses Konstrukts?

Konstruktvalidität. Sind Aussagen aufgrund der Operationalisierung des Konstruktes über das gesamte dahinter liegende Konstrukt zuverlässig?

Konvergente Validität. Korrelieren Testverfahren, die dasselbe Konstrukt messen, ausreichend hoch miteinander?

Diskriminante oder divergente Validität. Korrelieren Testverfahren, die verschiedene (voneinander unabhängige) Konstrukte abbilden, tatsächlich nur gering miteinander?

Wie gut kann ein Erhebungsverfahren das diagnostische Objekt von einem anderen unterscheiden?

Prognostische Validität. Wie gut gelingt die Vorhersage über ein Konstrukt anhand seiner Operationalisierung?

Interne Validität. Ist die Operationalisierung des Konstruktes weitgehend frei von systematischen Fehlern?

Externe oder ökologische Validität. Wie allgemeingültig sind die Aussagen über das Merkmal? Je mehr das Instrument oder Verfahren das Alltägliche, Naturalistische des zu Diagnostizierenden erhebt, umso ökologisch valider ist es.

Inkrementelle oder Zusatzvalidität. Leistet das Verfahren oder Instrument einen zusätzlichen Erklärungsbeitrag im Hinblick auf das zu messende Merkmal? Die inkrementelle Validität beschreibt den Zuwachs an Genauigkeit durch die (gezielte) Auswahl von Erhebungsverfahren und -strategien gegenüber anderen Erhebungsverfahren oder -strategien.

Exkurs

Bestimmung der konvergenten und diskriminanten Validität dimensionaler Skalen für die Schwere von Angststörungen nach DSM-5

Zur Überprüfung der konvergenten und diskriminanten Validität der dimensionalen Angstskalen im DSM-5 (s. o.; Beesdo-Baum et al., 2012) wurde jeder dimensionalen Angstskala ein etabliertes Fragebogenverfahren zugeordnet. Validität ist dann gegeben, wenn die Korrelation einer dimensionalen Skala mit einer korrespondierenden Skala (z. B. SAD-D und Mini-SPIN) größer ist als die Korrelation der dimensionalen Skala mit einer (theoretisch) nicht-korrespondierenden Skala (z. B. SAD-D und GAD-7). Untersucht wurden $N = 102$ Patienten einer Institutsambulanz (68,6 % weiblich, Durchschnittsalter: 32 Jahre, Range: 18–66 Jahre). Im Ergebnis der Analysen zeigten sich hohe Korrelationen der dimensionalen Skalen mit ihren jeweiligen korrespondierenden Skalen zwischen $r = 0{,}65$ für PD-D und $r = 0{,}80$ für GAD-D. Diese Korrelationskoeffizienten waren deutlich größer als die Korrelationen der dimensionalen Skalen mit den anderen, nicht-korrespondierenden Skalen. Die hohe Korrelation zwischen theoretisch ähnlichen oder gleichen Skalen spricht für die konkordante Validität, der Vergleich dieser Korrelationen mit theoretisch unterschiedlichen Skalen kann als Hinweis auf die diskriminante Validität betrachtet werden. Einzig für die dimensionale Skala zur Erfassung des Schweregrades einer spezifischen Phobie (SP-D) konnte die Validität nicht sicher beurteilt werden. Sie korrelierte mit der korrespondierenden Subskala des Fear Questionnaire (FQ-BI, $r = 0{,}49$) und in ähnlicher Höhe auch mit nicht-korrespondierenden Skalen.

Das Verdünnungsparadoxon von Reliabilität und Validität. Im Rahmen der Annahmen der Klassischen Testtheorie wird von einem umgekehrt-U-förmigen Zusammenhang zwischen der Reliabilität und Validität eines Tests ausgegangen. Obwohl Reliabilität eine Voraussetzung für Validität ist, kann die Validität nie höher sein als die Reliabilität und eine perfekte Reliabilität geht immer zulasten der Validität. Der Grund dieses Reliabilitäts-Validitäts-Dilemmas ist häufig in der Testkonstruktion zu suchen. Test, die eine hohe Reliabilität aufweisen, bestehen meist aus sehr homogenen (ähnlichen) Items. Sehr homogene Tests können aber nur sehr enge Konstrukte abbilden. Da psychologische Konstrukte oder Merkmale häufig recht komplex und vielschichtig sind, können reliable Tests zugleich komplexe Kriterien nur begrenzt vorhersagen. Die Vorhersagekraft ist daher am höchsten, wenn eine Testbatterie bestehend aus in sich homogenen, aber untereinander heterogenen Tests verwendet wird.

7.3 Sensitivität und Spezifität

Neben der Messgenauigkeit eines Instrumentes und der Güte seiner Operationalisierung interessiert gerade im Hinblick auf die Fallidentifikation die Genauigkeit, mit der eine Person einer Klasse (diagnostischen Kategorie) zugeordnet werden oder von ihr ausgeschlossen werden kann. Die Genauigkeit dieser Zuordnung hängt auch davon ab, wie häufig das interessierende Merkmal in der Population überhaupt vorkommt (sog. Grundrate).

Häufiger Anwendungsfall ist die Auswahl und Bewertung eines Screeningsinstruments, um Personen zu identifizieren, die ein bestimmtes Merkmal aufweisen, z. B. die Identifikation von Risikopersonen, die später psychische Störungen, Krankheiten oder schulische Probleme entwickeln. Kennwerte wie die Sensitivität und Spezifität geben jeweils wieder, wie viele Personen vom Test korrekt als Risiko- und wie viele als Nicht-Risiko-Personen erkannt wurden (Marx & Lenhard, 2010).

Definition

Sensitivität: Richtig-Positiv-Rate, Empfindlichkeit oder Trefferquote; Anzahl richtig erkannter Fälle: Bei wie viel Prozent der Erkrankten kann mit diesem Test eine bestimmte Erkrankung erkannt werden?
Spezifität: Richtig-Negativ-Rate, Anzahl richtig erkannter Nicht-Fälle: Bei wie viel Prozent der Gesunden kann mit diesem Test eine bestimmte Erkrankung ausgeschlossen werden?

Die Genauigkeit des Screeninginstruments oder eines Tests kann daher auch als Verhältnis von Signal und Rauschen im Sinne der Signalentdeckungstheorie verstanden werden: Wie gut kann ein Test zwischen Fällen und Nicht-Fällen unterscheiden? Die Antwort auf einen Test oder die Testgesamtleistung spiegelt das zugrundeliegende Konstrukt wider (Treffer, hier: korrekte Fallerkennung), die Testleistung spiegelt korrekt einen Nicht-Fall wider (korrekte Zurückweisung), die Testleistung spiegelt einen falschen Alarm wieder (falsch-positiv) oder die Testleistung spiegelt einen tatsächlichen Fall nicht wider (falsch-negativ; Verpasser, s. Tab. 7.1). Mit Hilfe der

Tabelle 7.1 Beschreibung der Diskriminationsleistung eines Tests

	Fallerkennung durch den Test	
Fallerkennung durch die Antwort(en)	**Ja**	**Nein**
Ja	Korrekte Fallerkennung (»Treffer«)	Falsch-negativ (»Verpasser«)
Nein	Falsch-positiv	Korrekte Zurückweisung

sog. Taylor-Russel-Tafeln lässt sich in Abhängigkeit von der Validität der genutzten diagnostischen Instrumente zudem der Anteil der richtig Diagnostizierten gegenüber einer zufällig richtigen Auswahl erkennen (vgl. Fisseni, 2004).

In der Praxis möchte man umgekehrt auch wissen, wie groß bei gegebener Sensitivität und Spezifität die Wahrscheinlichkeit ist, dass ein im Test positiver Patient tatsächlich erkrankt ist bzw. ein im Test negativer Patient tatsächlich nicht erkrankt ist. Diese bedingten Wahrscheinlichkeiten bezeichnet man als »positiven« bzw. »negativen« prädiktiven Wert.

Definition

Positiver prädiktiver Wert (positive predictive value, PPV): Erhält eine Person ein positives Ergebnis, so lässt sich anhand des positiven prädiktiven Werts die Wahrscheinlichkeit ermitteln, dass die Person tatsächlich betroffen ist.
Negativer prädiktiver Wert (negative predictive value, NPV): Erhält eine Person ein negatives Ergebnis, so bleibt meistens ein Restrisiko, tatsächlich erkrankt zu sein, also fälschlicherweise nicht als Fall erkannt zu werden. Der negative prädiktive Wert gibt an, wie hoch die Wahrscheinlichkeit ist, dass eine Person bei einem negativen Wert tatsächlich nicht betroffen ist.

Vertiefung

Wie gut lassen sich Übergänge vorhersagen?
Nicht selten oszillieren Angststörungen um die diagnostische Schwelle herum, sodass zu einem Messzeitpunkt nicht alle diagnostischen Kriterien erfüllt sind (also »kein Fall« vorliegt), wohl aber zu einem späteren Zeitpunkt die gleiche Person alle Kriterien erfüllt (»ein Fall ist«). Wie gut und wodurch lässt sich dieser Übergang vorhersagen?

Für die beschriebenen dimensionalen Angstskalen nach DSM-5 wurde in einer weiteren Untersuchung auch deren Vorhersagekraft bestimmt. Hierfür wurden der Originalversion jeder Skala zwei weitere Items hinzugefügt, um das Ausmaß der Beeinträchtigung und das Ausmaß des Leidens zu beschreiben. Diese beiden Items können verschiedentlich miteinander verrechnet und in Beziehung zu den anderen Items der jeweiligen Skala gesetzt werden. Wählt man den höchsten Wert aus den beiden Zusatzitems aus, und liegt dieser bei 2 oder höher, dann ist die Wahrscheinlichkeit, dass ein »Nicht-Fall« in einen »Fall« übergeht, um ein 2,5- bis 3,3faches höher im Vergleich zu einem Wert von unter 2. Diese Vorhersage gilt für alle dimensionalen Angstskalen mit Ausnahme der Skala für Spezifische Phobien (Knappe et al., 2013).

7.4 Bestimmung klinisch relevanter Differenzen und Veränderungen

Psychologische Testverfahren basieren in ihrer theoretischen Konzeption, ihrer Konstruktion und ihren Gütekriterien auf gruppenstatistischen Kennwerten. Wenn es um die Analyse von Einzelfällen geht, ist die Aussagekraft solcher Kennwerte begrenzt, da sie für sich genommen auf den Einzelfall nicht angewandt werden können (Schmidt-Atzert & Amelang, 2012).

Zur Bestimmung klinisch bedeutsamer Veränderungen im Verlauf einer (Nicht-) Behandlung eines einzelnen Patienten können direkte und indirekte Veränderungsmessungen genutzt werden (Fydrich, 2012). Neben einem Vorher-Nachher-Vergleich (Prä-Post) ist für die Bestimmung der Stabilität von Veränderungen auch eine Nachuntersuchung nach 6 und / oder 12 Monaten ratsam.

! Die Beurteilung von Standards und Zielen hängt ab von der statistischen Beurteilung von Veränderungen, aber auch von gruppenbezogenen Normen und von Normen (Wertvorstellungen) des Betroffenen selbst, von der Einschätzung des Therapeuten sowie sozialrechtlich begründeten Normen des Gesundheitssystems (z. B. Begründungen von Krankschreibungen und Berentung).

Direkte Veränderungsmessung. Eine direkte Veränderungsmessung erfolgt in Form einer Einmalerhebung z. B. mittels Veränderungsfragebogen des Erlebens und Verhaltens (VEV, Zielke & Kopf-Mehnert, 1978) oder dem Veränderungsfragebogen für Lebensbereiche (VLB, Grawe, 2002).

Vertiefung

Der Veränderungsfragebogen des Erlebens und Verhaltens

Der Veränderungsfragebogen des Erlebens und Verhaltens (VEV, Zielke & Kopf-Mehnert, 1978) wurde im Kontext der Psychotherapieforschung im Bereich der klientenzentrierten Gesprächspsychotherapie entwickelt, wird aber auch zur Überprüfung der Veränderungen in anderen Psychotherapieverfahren eingesetzt. Das Besondere an diesem Verfahren ist, dass zum Ende der Therapie die von den Klienten berichteten Veränderungen durch Items retrospektiv eingeschätzt werden, mit denen der Patient einen Vergleich mit dem Zustand zu Beginn der Therapie vornimmt. Die Items liegen in Aussageform vor, die sowohl positive

(z. B. »Ich fühle mich ruhiger und ausgeglichener«) als auch negative Äußerungen über Veränderungen (»Meine Schwierigkeiten im Umgang mit Menschen haben zugenommen«) in einem bestimmten Zeitraum beinhalten.

Zu bedenken ist allerdings beim Einsatz dieses Verfahrens, dass die Angaben des Patienten nicht unabhängig sind von der Dauer einer Behandlung und dem subjektiv empfundenen Aufwand oder der Anstrengungen im Rahmen der Behandlung. Auch soziale Erwünschtheit (»So eine Therapie muss doch was gebracht haben«) kann das Antwortverhalten bestimmen. Fydrich (2012) rät daher, den VEV zur Überprüfung des Therapieverlaufs und -erfolgs nur in Kombination mit anderen Verfahren einzusetzen oder als »kleine Lösung«, wenn keine symptom- oder prozessbezogenen Daten zu Beginn oder im Verlauf der Therapie erhoben wurden.

Zielerreichungsbeurteilung als direkte Veränderungsmessung. Mit der Zielerreichungsbeurteilung (goal attainment scaling; s. Abschn. 1.3.1) kann eingestuft werden, inwieweit die zu Beginn oder im Verlauf der Therapie gesetzten Ziele tatsächlich realisiert werden konnten. Es handelt sich um eine Form der direkten Veränderungsmessung zur Überprüfung selbst gesteckter Ziele. Zielerreichungsskalen sind äußerst flexibel. Sie können für unterschiedliche Ziele auf mehreren Ebenen in verschiedenen Kontexten eingesetzt werden. Die Erstellung erfordert zunächst die Festlegung eines oder mehrerer konkreter und messbarer Ziele. Für jedes Ziel werden dann Indikatoren ausgewählt, mit deren Hilfe die Zielerreichung überprüft werden kann. Diese Indikatoren werden in eine fünfstufige Skala überführt, in deren Mitte das erwartete Ergebnis steht. Davon ausgehend werden je zwei Stufen nach oben (»mehr als erwartet« und »viel mehr als erwartet«) sowie zwei Stufen nach unten (»weniger als erwartet« und »viel weniger als erwartet«) gebildet.

Die Zielerreichungsskalen wurden bereits 1968 von Kiresuk und Sherman für die Evaluation des Behandlungsfortschritts in der Psychiatrie entwickelt. Zu dieser Zeit wurde die stärkere Einflussnahme der Patientinnen und Patienten auf die ärztliche Behandlung zunehmend diskutiert, was sich nicht zuletzt in dem partizipativen Ansatz der Skalen widerspiegelt. So ist auch für den klinischen Bereich eine gemeinsame Zielfindung und -bewertung zwischen Patientin bzw. Patient und Therapeutin bzw. Therapeut vorgesehen.

Die Entwicklung oder Erarbeitung einer Zielerreichungsskala erfordert die Verständigung über und das Aushandeln von Zielen, erlaubt die Konkretisierung und Messbarkeit von Zielen und kann das therapeutische Arbeiten oder die Behandlung strukturieren helfen. Letztlich ist sie ein äußerst nützlicher Indikator für die Ergebnisevaluation in der Psychotherapie, auch abseits von Symptomveränderungen.

Indirekte Veränderungsmessung. Bei der indirekten Veränderungsmessung werden die relevanten (meist symptomorientierten) Verfahren, die zu Beginn der Therapie eingesetzt wurden, am Ende der Behandlung erneut vorgegeben. Über eine einfache Differenzbildung wird augenscheinlich die Veränderung erfasst (s. auch die einleitenden Beispiele).

Ziel der Veränderungsmessung ist es festzustellen, ob eine a-priori definierte Behandlung oder Intervention im Vergleich zu einer oder mehreren Kontroll- bzw. Vergleichsgruppen zu erwarteten (behandlungsbezogenen) Veränderungen führt. Dies ist häufig im Rahmen von (kontrolliert-randomisierten) Wirksamkeitsstudien der Fall. In der klinischen Praxis und bezogen auf den Einzelfall soll zum einen die klinische Relevanz einer Veränderung beurteilt werden und zum anderen ob sich ein Patient nach einer Intervention in dem relevanten Merkmal tatsächlich verbessert hat und – wenn ja – wie groß diese Veränderung ausfällt (sog. Veränderungsindex).

Klinische Relevanz von Veränderungen. Standard bei der Einschätzung der klinischen Bedeutsamkeit von Veränderungen durch klinisch-psychologische Intervention bzw. Psychotherapie sowohl in der Psychotherapieforschung als auch bei der Einschätzung von Veränderungen im Einzelfall ist der Ansatz von Jacobson.

Vertiefung

Bestimmung der Bedeutsamkeit von Prä-Post-Veränderungen

Grundgedanke bei der Einschätzung von Veränderungen nach Jacobson und Kollegen ist die Frage, ob eine Symptomveränderung, im Regelfall eine Symptomreduktion, auch klinisch bedeutsam ist: Patienten, die vor der Behandlung zur Population von Personen gehören, bei denen eine Problemausprägung mit Krankheitswert vorliegt, sollten nach der Behandlung mit hoher Wahrscheinlichkeit der Population angehören, die diese Problematik nicht aufweist.

Eine solche Veränderung kann verschiedentlich operationalisiert werden (Jacobson & Truax, 1991):

(a) Nach der Behandlung ist das Ausmaß der Symptomatik um mindestens zwei Standardabweichungen unter den Mittelwert der Population mit Krankheitswert einzuordnen.
(b) Nach der Behandlung ist das Ausmaß der Symptomatik innerhalb von zwei Standardabweichungen um den Mittelwert einer nicht-erkrankten Population einzuordnen.
(c) Nach der Behandlung ist die Ausprägung der Symptomatik näher am Mittelwert der nicht-erkrankten Population als am Mittelwert der Population mit Krankheitswert.

Die Einschätzung der klinischen Bedeutsamkeit kann sehr unterschiedlich ausfallen, je nachdem, welches der drei Kriterien zugrunde gelegt wird (Beispiel aus Fydrich, 2012, S. 532; verändert nach Jacobson & Truax, 1991).

Beispiel: Betrachtet werden zwei Gruppen depressiver und nicht-depressiver Personen. Depression wurde mittels eines Tests beurteilt, dessen Retest-Reliabilität bei 0,80 liegt. Eine depressive Person X hat zu Therapiebeginn einen Wert von 67,5 in diesem Test und einen Wert von 47,5 zu Therapieende. Es wird angenommen, dass das Merkmal Depressivität in beiden Gruppen normalverteilt ist.

	Mittelwert	Standardabweichung
Nicht-depressive Personen	40	7,5
Depressive Personen	60	7,5

Nach den drei Berechnungsmodi ergeben sich drei unterschiedliche Kriterien (Schwellenwerte) für die Einschätzung der klinisch bedeutsamen Verbesserung. Am »strengsten« ist das Kriterium a (zwei Standardabweichungen der dysfunktionalen Gruppe in Richtung der nichtgestörten Gruppe = 45). Nach diesem Kriterium wäre Patient X noch nicht klinisch bedeutsam gebessert. Weniger streng ist Kriterium c (Mitte zwischen den Mittelwerten der funktionalen und der depressiven Gruppe = 50). Kriterium b (innerhalb von zwei Standardabweichungen um den Mittelwert der nicht gestörten Gruppe = 55) ist in diesem Falle vergleichsweise »weich«. Nach Umrechnung in einen Prozentrang entspricht schon ein vergleichsweise großer Teil der dysfunktionalen Gruppe, nämlich 25 % ($Z = (45 - 40)/7{,}5 = 0{,}67$) diesem Wert auch ohne Behandlung.

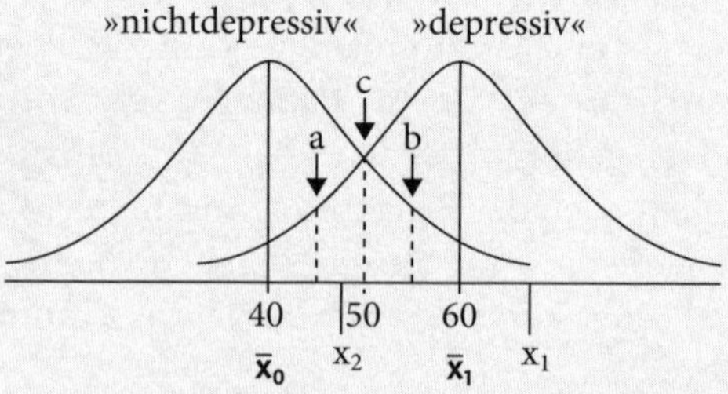

Abbildung 7.1 Beispiel der Verteilungen von Messwerten einer »depressiven« und einer »nicht depressiven« Stichprobe mit den Mittelwerten $\bar{x}_1$ und $\bar{x}_0$ sowie den Messwerten einer Person vor und nach der Behandlung (x1, x2) und den drei Kriterien für Therapieerfolg (a, b, c) nach Jacobson & Truax (1991) (aus Fydrich, 2012, S. 533)

In Anlehnung an Jacobson und Truax (1991) schlägt Fydrich (2012) für die Entscheidung über die Auswahl des Schwellenwerts vor:

- Wähle Kriterium a, wenn keine Normwerte für eine nichtklinische Population vorhanden sind.
- Wähle Kriterium b, wenn Normwerte sowohl für die nichtklinische (funktionale) Population und die klinische Population vorhanden sind und beide Verteilungen nur so weit überlappen, dass Kriterium b näher am Mittelwert der funktionalen Gruppe liegt als Kriterium c. Kriterium b ist dann das strengere Kriterium.
- Wähle Kriterium c, wenn bei größerer Überlappung der beiden Verteilungen Kriterium b weiter vom Mittelwert der funktionalen Stichprobe entfernt liegt als c.

Kritische Differenz und Veränderungsindex. In der Praxis werden zumeist zwei Testwerte eines Probanden verglichen. Beispielsweise wird ein Test nach einer Intervention erneut durchgeführt, und es stellt sich die Frage, ob sich der zweite Wert vom ersten bedeutsam unterscheidet. Ein beobachteter Unterschied kann tatsächlich vorhanden sein oder aber auf Messfehler oder eine natürliche (klinisch unbedeutsame) Merkmalsvariation über die Zeit zurückzuführen sein. Deshalb will man wissen, wie groß eine Differenz sein muss, um nicht mehr alleine durch Messfehler erklärt werden zu können – wie groß ist also die kritische Differenz? Ist die beobachtete Differenz größer bzw. ungleich der kritischen Differenz, liegt ein bedeutsamer Unterschied zwischen den beiden Messwerten vor.

In den Veränderungsindex (engl. reliable change index, RCI, Jacobson et al., 1984; Christensen & Mendoza, 1986) gehen die Differenz der Werte vor und nach der Behandlung einer Person und der Standardmessfehler der Differenzen der Vergleichsstichprobe ein.

Definition

Eine bedeutsame, also **klinisch relevante Veränderung** bei einer einzelnen Person liegt vor, wenn die Differenz den kritischen Wert übersteigt. Für das 5 %-Signifikanzniveau lautet die Berechnung: $d_{krit}\ 5\,\% = 1{,}65 \cdot SE_{diff}$, wobei der Standardfehler der Differenz (SE_{diff}) wie folgt ermittelt wird: $SE_{diff} = SD \cdot \sqrt{2 \cdot (1 - rel)}$, wobei SD die Standardabweichung und rel die Retest-Reliabilität des Tests darstellt.

Für die eingangs beschriebenen Fallbeispiele kann also der Veränderungsindex berechnet werden, wenn für den Test die Retest-Reliabilität bekannt ist und die Standardabweichung einer Normstichprobe vorliegt. Nehmen wir an, für den verwendeten Depressionstest liegt die Retest-Reliabilität bei 0,85 und die Standardabweichung einer ausreichend großen Stichprobe bei 5 Testpunkten. Die kritische Differenz liegt folglich bei $1{,}65 \cdot 5 \cdot \sqrt{2 \cdot (1 - 0{,}85)} = 4{,}52$ Testpunkten, die es zu über-/unterschreiten gilt, um von einer statistisch signifikanten Veränderung zu sprechen. Patient C, welcher nach der Behandlung einen um 7 Punkte geringeren Wert erzielte, kann also auch tatsächlich als bedeutsam vom Zufall verschieden gebessert bezeichnet werden. Patienten D und E, deren Vorher-Nachher-Differenz je 4 Punkte betrugen, könnten sich auch zufällig verändert haben und müssten beide als unverändert gelten.

Ungeachtet dieser statistischen Beurteilung ist aber zu beachten, dass Personen sich zwar in ihren Symptomausprägungen signifikant verbessern, sie aber nicht als »symptomfrei« oder »geheilt« betrachtet werden können bzw. sich selbst nicht so einschätzen. Dies kann z. B. auf Patient C zutreffen, der mit seiner Differenz von 7 Punkten zwar statistisch bedeutsam verbessert beurteilt werden kann, vom Behandler aber mit dem Zusatzvermerk »teilremittiert« entlassen wurde. Trotz deutlicher Verbesserung konnte also noch keine vollständige Genesung oder Remission erreicht werden. Hier helfen

z. B. Schwellenwerte (Cut-offs). Erreicht ein Patient in der Post-Messung einen Wert oberhalb des Schwellenwertes, aber hat dennoch eine klinisch bedeutsame Veränderung erfahren von Prä zu Post, kann er nach wie vor als Fall betrachtet werden.

7.5 Das Testbeurteilungssystem TBS-TK

Das Diagnostik- und Testkuratorium (DTK) der Föderation Deutscher Psychologenvereinigungen (BDP, DGPs) ist ein vom Berufsverband Deutscher Psychologinnen und Psychologen e. V. und von der Deutschen Gesellschaft für Psychologie e. V. getragenes Gremium, dessen Aufgabe es ist, die Öffentlichkeit vor unzureichenden diagnostischen Verfahren und vor unqualifizierter Anwendung diagnostischer Verfahren zu schützen. Hierfür wurde das Testbeurteilungssystem TBS-TK entwickelt, das Standards für die Rezension von psychologisch-diagnostischen Verfahren setzt und somit zur Qualitätsverbesserung diagnostischer Verfahren und Entscheidungen beitragen will (s. Tab. 7.2).

Tabelle 7.2 Aspekte, die bei der Beurteilung eines diagnostischen Verfahrens oder Tests gemäß dem Diagnostik- und Testkuratorium (DTK) berücksichtigt werden

1	**Testgrundlage**	Diagnostische Zielsetzung Theoretische Grundlagen Nachvollziehbarkeit der Testkonstruktion
2	**Testdurchführung**	Durchführungsobjektivität Transparenz Zumutbarkeit Verfälschbarkeit Störanfälligkeit
3	**Testverwertung**	Auswertungsobjektivität Zuverlässigkeit Gültigkeit Normierung Bandbreite Informationsausschöpfung Änderungssensitivität
4	**Testdurchführung**	Ökonomie Fairness Akzeptanz Vergleichbarkeit Bewährung
5	**Äußere Testgestaltung**	

TBS-TK-Rezensionen werden sowohl in der Psychologischen Rundschau als auch in Report Psychologie veröffentlicht. Darüber hinaus ist die Rezension über die ZPID online als freier Download abrufbar unter: http://www.zpid.de/Testkuratorium.

Nicht zuletzt spiegelt die Arbeit dieses Gremiums die Bedeutsamkeit der psychologischen Diagnostik für die sorgfältige und zugleich sorgsame Beschreibung und Beurteilung menschlichen Verhaltens wider. Gerade in der Klinischen Psychologie leitet sich durch die Diagnostik und Verhaltensanalyse die Planung und Gestaltung nachfolgender Interventionsmaßnahmen ab. Daher trägt die Anwendung diagnostischer Mittel und Methoden zur Status-, Verlaufs- und Prozessdiagnostik maßgeblich zur Formalisierung und Nachvollziehbarkeit klinischer Entscheidungen bei und schafft Transparenz und Teilhabe für alle Beteiligten. Es geht dabei nicht darum, »irgendeinen Test« zu machen, sondern planvoll und zielführend zu einer aufschlussreichen Fallkonzeption und Behandlungsplanung zu gelangen und diese Entscheidungen auch belegbar zu evaluieren.

Anhang

Prüfungsfragen

Hinweise zum Arbeitsmaterial

Arbeitsmaterial

Literaturverzeichnis

Sachwortverzeichnis

Prüfungsfragen

(1) **Welches sind allgemeine Anforderungen an Testinstrumente für die Verlaufsdiagnostik?** (2 richtige Antworten)
(a) Die Instrumente sollten kostenlos verfügbar sein.
(b) Die Instrumente sollten veränderungssensitiv sein.
(c) Die Instrumente sollten möglichst kurz und zeitökonomisch sein.
(d) Die Instrumente sollten möglichst lang und ausdifferenziert sein.

(2) **Welches sind Fehlerquellen aufseiten des Diagnostikers?** (3 richtige Antworten)
(a) Soziale Erwünschtheit
(b) Hawthorne-Effekt
(c) Sunshine-Effekt
(d) Halo-Effekt
(e) Übertreibung

(3) **Was ist im Rahmen einer Psychotherapie bezüglich der Aufklärungspflicht zu beachten?** (1 richtige Antwort)
(a) Es besteht keine Aufklärungspflicht seitens des Therapeuten.
(b) Es besteht eine generelle Aufklärungspflicht seitens des Patienten, d. h. dieser muss über seine gesamte Behandlungsvorgeschichte umfänglich Auskunft erteilen.
(c) Im Rahmen der vollumfänglichen informierten Einwilligung stehen dem Patienten Informationen über die Intervention und deren Ablauf, zu möglichen Effekten, Risiken und Nebenwirkungen, zu möglichen Konsequenzen der Behandlung sowie zu Behandlungsalternativen zu.
(d) Ein ärztlicher Eingriff ohne explizite Einwilligung des Patienten ist juristisch zunächst als Körperverletzung zu betrachten. Dies gilt jedoch nicht für Psychotherapeuten, da diese keine körperlichen Interventionen vornehmen.

(4) **Welche Begriffe gehören zum Vier-Prinzipien-Ansatz der ethischen Reflexion nach Beauchamp und Childress?** (4 richtige Antworten)
(a) Prinzip der Verhaltensorientierung
(b) Prinzip der Nichtschädigung
(c) Prinzip der Schweigepflicht
(d) Prinzip der Fürsorge
(e) Prinzip der Autonomiewahrung
(f) Prinzip der Kostenerstattung
(g) Prinzip der Gerechtigkeit und Gleichheit
(h) Prinzip der ethischen Beratung

(5) **Was sind Bestandteile des psychopathologischen Befundes?** (3 richtige Antworten)
 (a) Einkommenssituation
 (b) Äußeres Erscheinungsbild
 (c) Veränderungen in der Gedächtnisleistung
 (d) Veränderungen in der Therapiebeziehung
 (e) Eigen- oder Fremdgefährdung

(6) **Welche Aussagen zur Diagnostik sexueller Probleme und sexueller Funktionsstörungen sind richtig?** (2 richtige Antworten)
 (a) Die Diagnostik sexueller Probleme erfolgt in der Praxis aufgrund der hohen Prävalenz im Regelfall vollumfänglich.
 (b) Die Diagnostik sexueller Probleme ist in der Praxis aufgrund geringer Prävalenzraten im Regelfall nicht nötig.
 (c) Die Diagnostik sexueller Probleme wird trotz hoher Prävalenz in der Praxis im Regelfall in hohem Maße vernachlässigt.
 (d) Die Diagnostik sexueller Probleme sollte aufgrund von möglichen Störungen in der Therapiebeziehung niemals mit Screening-Fragebogen durchgeführt werden.
 (e) Der Einsatz von Screening-Fragebogen zur Diagnostik sexueller Probleme kann der oft bestehenden Unsicherheit im diagnostisch-praktischen Umgang mit der Thematik entgegenwirken.

(7) **Was ist die Fallkonzeption?** (1 richtige Antwort)
 (a) Die Fallkonzeption entspricht dem Antrag auf Psychotherapie, welcher an den Gutachter zu richten ist.
 (b) Die Fallkonzeption umfasst die Zusammenfassung der Diagnostik, die Problemanalyse auf Makro- und Mikroebene und die Therapieplanung einschließlich Prognose und Therapiezielen.
 (c) Die Fallkonzeption umfasst die Videoaufzeichnung des Erstgespräches sowie die Auswertungen der Fragebogen.
 (d) Die Fallkonzeption meint die Ergebnisse der Eingangs-, Verlaufs- und Abschlussdiagnostik eines Falles (Patienten).

(8) **Welche Verhaltenskonsequenzen führen dazu, dass ein gezeigtes Verhalten in Zukunft häufiger gezeigt wird?** (2 richtige Antworten)
 (a) negative Verstärkung
 (b) positive Verstärkung
 (c) direkte Bestrafung
 (d) indirekte Bestrafung

(9) **Wie ist der Zusammenhang zwischen den drei Hauptgütekriterien psychologischer Tests?** (1 richtige Antwort)

(a) Ohne Validität besteht keine Reliabilität, ohne Reliabilität keine Objektivität.

(b) Ohne Objektivität besteht keine Reliabilität, ohne Reliabilität keine Validität.

(c) Ohne Validität besteht keine Objektivität, ohne Objektivität keine Reliabilität.

(10) **Der Reliable Change Index oder Veränderungsindex nach Jacobson und Truax ist ...** (1 richtige Antwort)

(a) ... die vom GB-A festgelegte und von den Krankenkassen zu finanzierende Differenz zwischen den Stundensätzen für Psychotherapiesitzungen in ambulanter und stationärer Durchführung.

(b) ... ein Maß zur Berechnung, ob die Veränderung eines Wertes als bedeutsam, klinisch relevant und signifikant vom Zufall unterschiedlich ist.

(c) ... eine angloamerikanische Messmethode zur Erfassung von schizoaffektiven Merkmalen bei Patienten in stationärer Behandlung.

(d) ... ein Maß zur Bestimmung der Veränderbarkeit eines psychologischen Merkmals.

Hinweise zum Arbeitsmaterial

Auf den folgenden Seiten finden Sie die im Buch erwähnten Arbeitsblätter:

- AB 4.1 Allgemeine Informationen für Patienten
- AB 4.2 Patientenaufklärung zu Ergebnissen diagnostischer Maßnahmen
- AB 4.3 Was ist Verhaltenstherapie?
- AB 5.1 Das Vulnerabilitäts-Stress-Modell

Zusätzlich können Sie die Arbeitsblätter sowie die Antworten zu den Prüfungsfragen über unsere Internetseite (http://www.beltz.de) herunterladen und ausdrucken. Sie kommen zu den Materialien, indem Sie auf die Seite des Titels gehen, den Link zu den Materialien anklicken und dann folgendes Passwort eingeben: WutymMKR (Groß- und Kleinschreibung beachten).

Dann können Sie die gewünschten Arbeitsmaterialien öffnen und die PDF-Dateien über die Druckfunktion des Browsers ausdrucken. Wenn Sie die Seite schließen, kommen Sie zurück zur Inhaltsübersicht. Da die Online-Materialien nur so lange zur Verfügung stehen, wie das Buch lieferbar ist, empfehlen wir Ihnen, sich die gesamten Materialien herunterzuladen und auf dem eigenen Rechner zu speichern.

Neben den Arbeitsblättern können Sie auf unserer Internetseite (http://www.beltz.de) zusätzlich kurze Videoclips zum Thema »Diagnostik und Verhaltensanalyse« ansehen.

Fallvideos zu den anderen Themen der Reihe »Techniken der Verhaltenstherapie« finden Sie außerdem in Neudeck, P. (2012). Techniken der Verhaltenstherapie. Beltz Video-Learning. DVD (240 Min.), ISBN 978-3-621-28218-5.

Zwischen der [Praxis]

und ______________________________

wird für ____

folgende Vereinbarung geschlossen:

Der Patient meldet sich / die Sorgeberechtigten melden o. g. Pat. zur psychologischen Diagnostik und Abklärung des Behandlungsbedarfs mit eventuell weiterführender Psychotherapie an.

Ablauf der Behandlung

Probatorik, Diagnostik und Antragstellung

Während der ersten sogenannten probatorischen Sitzungen (max. 5, etwa »Probestunden«) sowie weiterer Diagnostiktermine stehen v. a. die Erfassung der Lebenssituation, der Beschwerden und Probleme des Patienten im Vordergrund, um ihre mögliche Entstehungsgeschichte nachzuvollziehen und eine evtl. Diagnose stellen zu können. In dieser Phase wird von Therapeut und Patient ebenfalls überprüft, ob eine vertrauensvolle Zusammenarbeit über einen längeren Therapiezeitraum möglich erscheint. Die Sitzungen dauern in der Regel 50 Minuten, für Diagnostiktermine können u. U. abweichende Zeiten vereinbart werden. Termine für die Sitzungen werden mit dem Patienten fest vereinbart und seitens der [Praxis] für den Patienten bereitgehalten.

In einem ausführlichen Auswertungsgespräch werden die Ergebnisse der Diagnostik gemeinsam mit dem Patienten erörtert und seitens des Therapeuten ein Behandlungsplan unterbreitet.

Wird im Anschluss an dieses Auswertungsgespräch die Beantragung einer Psychotherapie verabredet, überweist die [Praxis] den Patienten an den behandelnden Haus- oder Kinderarzt zur Einholung eines sogenannten Konsiliarberichtes. In diesem schätzt der Arzt ein, ob aus medizinischer Sicht etwas gegen eine Psychotherapie spricht und ob eine ärztliche Mitbehandlung notwendig ist.

Im Anschluss beantragt der Patient mittels eines Formulars die Genehmigung einer Psychotherapie bei seiner Krankenkasse. Hierzu sind weitere Angaben des Therapeuten an die Krankenkasse nötig (z. B. Diagnosen, Umfang der geplanten Behandlung). Die [Praxis] übersendet alle Antragsformulare gebündelt an die Krankenkasse des Patienten.

Die Bearbeitung des Antrages kann seitens der Krankenkasse einige Wochen in Anspruch nehmen.

Die Therapie kann erst begonnen werden, wenn die schriftliche Genehmigung der Krankenkasse vorliegt. Wünscht der Patient einen früheren Beginn, kann die [Praxis] diesem Wunsch nachkommen, sofern der Patient sich zur Übernahme der entstehenden Kosten als sogenannter Selbstzahler verpflichtet (s. Punkt: Kosten der Behandlung).

Mitunter wird nach Ablauf des von der Krankenkasse genehmigten Therapiestundenkontingents eine Weiterführung der Therapie notwendig. In Absprache mit dem Patienten können dann weitere Stunden bei der Krankenkasse beantragt werden. Die Therapie kann erst nach Bewilligung durch die Krankenkasse fortgesetzt werden. Eine Fortsetzung der Behandlung vor Genehmigung durch die Krankenkasse kann ebenfalls nur bei Verpflichtung des Patienten zur Übernahme der Kosten als sog. Selbstzahler erfolgen.

Kosten der Behandlung

Die Kosten für die probatorischen Sitzungen werden bei gesetzlich versicherten Patienten durch die Krankenkasse getragen.

Die Kosten für durch die Krankenkasse bewilligte Therapiesitzungen werden bei gesetzlich versicherten Patienten ebenfalls durch die Krankenkasse übernommen.

Im Falle der Verpflichtung zur Übernahme der Kosten als sog. Selbstzahler werden die Kosten für probatorische Sitzungen nach der Gebührenordnung für Psychotherapeuten (GOP) berechnet. Je Einzelsitzung über 50 Minuten entstehen dann bei Anwendung eines 2,3-fachen Satzes voraussichtlich Kosten in Höhe von ______ Euro (Ziffer ______ GOP). Für Diagnostik, Telefonate, angeforderte Berichte u. Ä. können zusätzliche Kosten entstehen, die auf der Grundlage der GOP abgerechnet werden. Die Gebührenordnung ist auf Anfrage in der [Praxis] einsehbar.

Verpflichtet sich der Patient aus verschiedenen Gründen (z. B. wegen Wunsches auf Behandlungsbeginn vor Kostenzusage; nach Ablehnung durch die Krankenkasse), die Kosten für die Behandlung selbst zu tragen, berechnen sich die Kosten je Einzelsitzung à 50 Minuten ebenfalls nach GOP ______. Sie betragen bei Anwendung des 2,3-fachen Satzes voraussichtlich ______Euro je Einzelsitzung. Bei einer Kurzzeittherapie ist von 25 Therapiesitzungen und 6 Sitzungen für die Bezugspersonen, bei einer Langzeittherapie von 45 Sitzungen und 11 Bezugspersonenstunden auszugehen.

Zudem können zusätzliche Kosten für weitere Diagnostik, Telefongespräche, Bescheinigungen, Befundberichte und andere Mehraufwendungen entstehen, die auf der Grundlage der GOP abgerechnet werden.

Aufklärung über Kosten

Ich bin vor Beginn der Behandlung über die vorstehenden Kostenregelungen sowie die voraussichtlichen Kosten aufgeklärt und darauf hingewiesen worden, dass eine Kostenübernahme durch Erstattungsstellen bzw. die Krankenkasse nicht gesichert ist. Eine Abschrift von diesem Vertrag habe ich erhalten.

______________________ ______________________________________

Datum Unterschrift Patient / (Allein-)Sorgeberechtigter

Terminvereinbarung und Terminausfall

Die [Praxis] arbeitet in einem Bestellsystem, d. h., dass die für den Patienten erforderliche Therapiezeit reserviert wird. Nicht rechtzeitig abgesagte und ausgefallene Termine können als Honorarausfall in Rechnung gestellt werden.

Kann der Patient einen vereinbarten Termin nicht wahrnehmen, teilt er dies der [Praxis] so früh wie möglich mit. Bei Absagen später als 24 Stunden vor dem Termin berechnet die [Praxis] ein Ausfallhonorar in Höhe von ______ €, da dieser Termin in der Regel so kurzfristig nicht neu besetzt werden kann. Soweit der Termin anderweitig besetzt werden kann, entfällt ein Ausfallhonorar. Bei der Berechnung der Frist von Stunden / Tage werden Samstage, Sonn- und Feiertage nicht mit eingerechnet. Die [Praxis] kann auf das Ausfallhonorar verzichten, wenn der Patient die verspätete Absage nicht verschuldet hat.

Die Telefonnummer für Terminabsagen lautet:______________________________

Vereinbarung zum Ausfallhonorar

Ich bin damit einverstanden, dass die [Praxis] mir ein Ausfallhonorar in Höhe von 30,00 Euro berechnet, wenn ich einen vereinbarten Behandlungstermin nicht mindestens 24 Stunden vor dem Termin telefonisch absage und der Termin nicht mit einem anderen Patienten besetzt werden konnte. (Bei der Berechnung der Frist werden Samstage, Sonn- und Feiertage nicht mit eingerechnet.)

______________ ______________________________

Datum Unterschrift Patient / (Allein-)Sorgeberechtigter

Schweigepflicht

Psychotherapeuten unterliegen der gesetzlichen Schweigepflicht. Der Therapeut / die Therapeutin wird Informationen an Dritte in der Regel nur nach ausdrücklicher Schweigepflichtsentbindung weitergeben. Die Weitergabe des Berichtes an den Hausarzt wird gesondert geregelt.

Dokumentation

Zur Feststellung des Therapiefortschritts sowie zur Qualitätssicherung und wissenschaftlichen Auswertung werden im Rahmen der Therapie vom Patienten verschiedene Fragebogen ausgefüllt. Diese werden zusammen mit allen Unterlagen entsprechend den gesetzlichen Vorgaben in der Patientenakte verwahrt.

Nach Ablauf der gesetzlich bestimmten Aufbewahrungsfrist werden diese Unterlagen vollständig vernichtet.

Datenübermittlung an die gesetzliche Krankenkasse

Mit der Übermittlung der im Rahmen der Beantragung bei der Krankenkasse notwendigen Daten an dieselbe erkläre ich mich einverstanden.

________________ ______________________________

Datum Unterschrift Patient / (Allein-)Sorgeberechtigter

Für die [Praxis] zeichnen:

________________ ______________________________

Datum Unterschrift Therapeut

Patientenaufklärung Psychotherapie

Name der Patientin / des Patienten: ________________ geb.: ________________

Wir / Ich wurde/n heute darüber aufgeklärt, was eine Verhaltenstherapie ist, und erhielt/en zusätzlich eine Broschüre / ein Informationsblatt______ [Titel].

Der Therapeut / die Therapeutin hat mich / uns über die von ihm / ihr gestellten Diagnosen informiert, auf deren Grundlage die Behandlung erfolgen soll. Die Methoden zur Diagnosestellung wurden erläutert.

Diagnose(n): ____

Die Dauer der Therapie beträgt voraussichtlich: ____________________

Die Therapeutin / der Therapeut hat mir / uns seine Einschätzung der Dringlichkeit und Notwendigkeit einer psychotherapeutischen Behandlung dargelegt.

Ich / wir wurde/n darüber informiert, welche Behandlungsmöglichkeiten nach dem aktuellen Wissensstand zur Verfügung stehen und über etwaige Alternativen aufgeklärt. Darüber hinaus wurde/n ich / wir über die Eignung und Erfolgsaussichten der vorgeschlagenen Behandlungsmethoden nach Einschätzung des Therapeuten / der Therapeutin aufgeklärt.

Folgende Behandlungsmethoden sollen angewendet werden:

____

____

Die Therapeutin / der Therapeut hat mich / uns auf folgende mögliche Folgen, Nebenwirkungen und Risiken der Behandlung hingewiesen:

____

____

Folgende Rückfragen wurden gestellt und seitens der Therapeutin / des Therapeuten ausreichend beantwortet:

____

____

____

Datum — Unterschrift Patient / (Allein-)Sorgeberechtigter

Für die [Praxis] zeichnen:

Datum — Unterschrift Therapeut

Das therapeutische Angebot
Das in der [Praxis] durchgeführte Therapieverfahren ist die Verhaltenstherapie. Die Behandlung erfolgt dabei nach dem neuesten Stand der Psychotherapieforschung. Die [Praxis] bietet umfassende diagnostische und psychotherapeutische Hilfe bei allen Formen psychischer Störungen mit Krankheitswert bei Erwachsenen und bei Jugendlichen ab dem ___ . Lebensjahr. Sie unterhält Angebote, unter anderem für folgende Störungen, auch bei komorbiden und chronifizierten Krankheitsverläufen:

- Angststörungen (insbesondere Generalisierte Angststörungen, Panikstörungen und Agoraphobie, Soziale Phobien)
- Akute und Posttraumatische Belastungsstörungen und Krisen
- Depressionen und Anpassungsstörungen
- Somatoforme und Schlafstörungen
- Suchtprobleme (Nikotinabhängigkeit, Alkohol- und Medikamentenmissbrauch, Cannabisabhängigkeit)
- Essstörungen

Die Therapiekosten werden von den Gesetzlichen und den Privat-Krankenkassen übernommen.

Die Anmeldung der [Praxis] erreichen Sie unter Tel. ______________________ .

Das Behandlungskonzept der [Praxis] stellt wissenschaftlich begründete gegenwartsbezogene und problemlösungsorientierte verhaltenstherapeutische Behandlungskonzepte in den Mittelpunkt.

Der psychotherapeutischen Behandlung geht eine ausführliche diagnostische Abklärung voraus. Es folgen weitere Termine zur detaillierten Problemanalyse und Abwägung geeigneter Therapiemethoden. Es wird ein Antrag bei der zuständigen Krankenkasse gestellt. Hierzu ist auch eine ärztliche Untersuchung zur Abklärung etwaiger körperlicher Erkrankungen, die im Zusammenhang mit aktuellen Problemen stehen könnten, erforderlich.

Wie wird behandelt?
Das Grundprinzip der [Praxis] ist, aufgrund einer besonders sorgfältigen Differenzialdiagnose und Problemanalyse zu einer optimalen Therapiemethoden-Auswahl zu kommen. Dazu gehört auch eine Empfehlung zur bestmöglich abgestimmten Zeitdauer und Dichte der Therapie. Alle Patienten werden grundsätzlich zu Beginn des Kontakts mittels ____

______________________ Erstdiagnostik untersucht. Auf deren Grundlage werden Entscheidungen über die angezeigten therapeutischen Interventionen getroffen.

Schwerpunktmäßig kommen je nach Indikation Methoden der Kognitiven Verhaltenstherapie und insbesondere Expositionsverfahren zur Anwendung. Behandelt wird je nach Problemlage in Einzel- und Gruppentherapie, wenn notwendig, werden Bezugspersonen mit einbezogen.

Was ist Verhaltenstherapie?
Die Verhaltenstherapie ist ein psychotherapeutisches Verfahren, das an der aktuellen Problemlage und den gegenwärtigen Lebensumständen des Patienten ansetzt und hierbei die individuelle Lebens- und Lerngeschichte einbezieht. Therapeut(in) und Patient(in) besprechen gemeinsam die Ziele der Behandlung und Wege, um diese schrittweise zu erreichen. Die Eigenständigkeit des Patienten ist hierbei ein wesentliches Kennzeichen, d.h. Schwerpunkt der Behandlung ist die aktive Bewältigung von Problemen und das Einüben neuer Handlungsmöglichkeiten und neuen Verhaltens. Der Therapeut hilft dabei, die lebensgeschichtlich erworbenen Verhaltensmuster zu verstehen und unterstützt die Schritte hin zur Veränderung im Denken, Fühlen und Handeln.

Ich kann meinen Termin nicht wahrnehmen.
Sollten Sie einen vereinbarten Termin nicht wahrnehmen können, melden Sie sich bitte umgehend bei der [Praxis].

Name ____________________

Tel. ____________________

E-Mail ____________________

Anschrift ____________________

Bitte bringen Sie zu Quartalsbeginn Ihre Krankenkassenchipkarte mit.

AB 5.1 Das Vulnerabilitäts-Stress-Modell

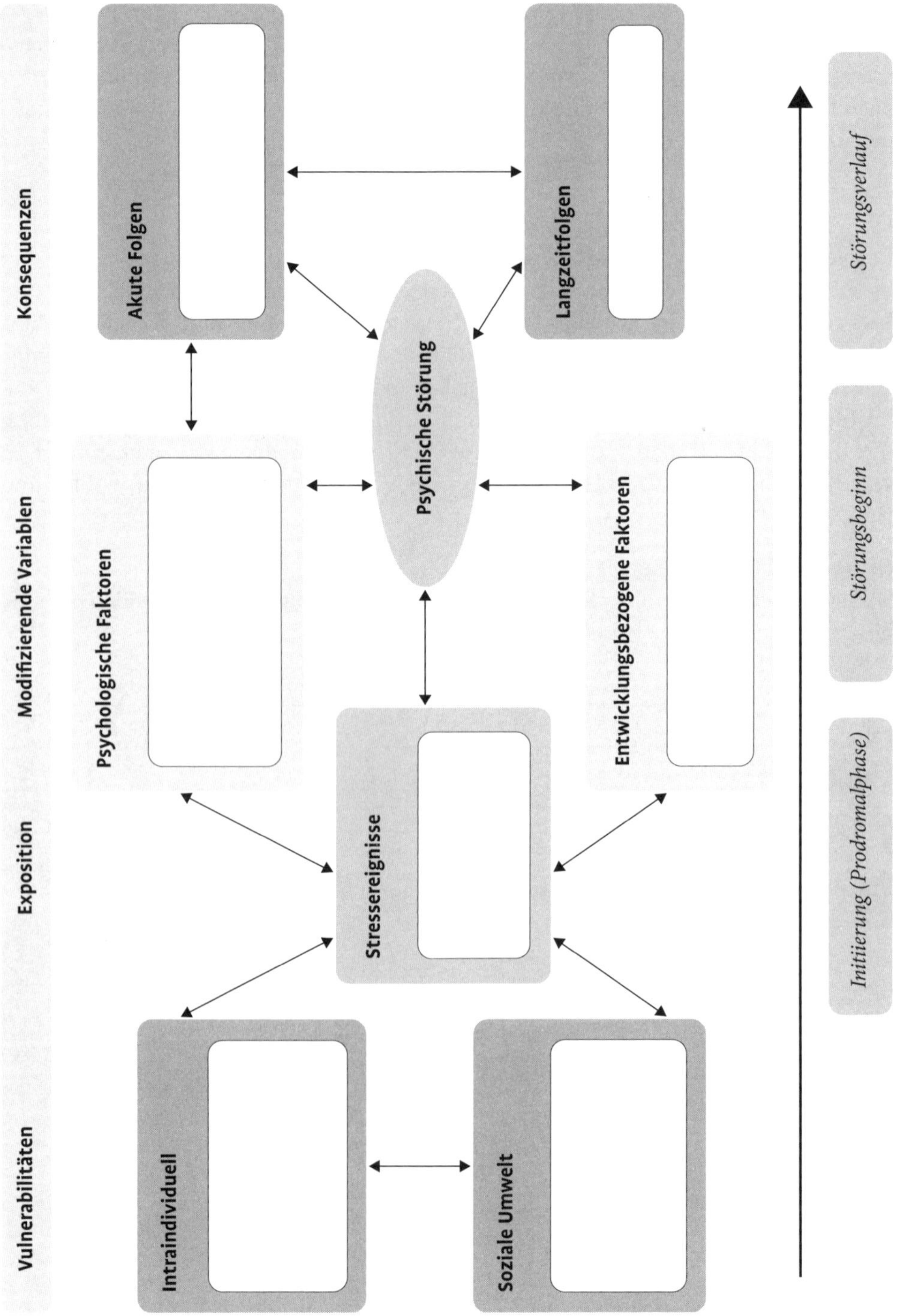

Literaturverzeichnis

Ainsworth, M. D. S., Blehar, M. C., Waters, E. & Wall, S. (1978). Patterns of Attachment: Assessed in the Strange Situation and at Home. Hillsdale, NJ: Earlbaum.

Amelang, M. & Zielinski, W. (2002). Psychologische Diagnostik und Intervention. Heidelberg: Springer.

American Educational Research Association, American Psychological Association & National Council on Measurement in Education (1999). Standards for educational and psychological testing. Washington, DC: American Educational Research Association.

American Psychiatric Association (2013). Diagnostic and Statistical Manual of Mental Disorders (5th ed.). Washington: APA. Deutsche Ausgabe: Falkai, P. & Wittchen, H.-U. (Hrsg.). (2015)., Diagnostisches und Statistisches Manual Psychischer Störungen (5. Aufl.). Göttingen: Hogrefe.

Andreas, S., Theisen, P., Mestel, R., Koch, U. & Schulz, H. (2009). Validity of routine clinical DSM-IV diagnoses (Axis I / II) in inpatients with mental disorders. Psychiatry Research, 170, 252–255.

Arbeitskreis OPD (Hrsg.). (2004). Operationalisierte Psychodynamische Diagnostik. Grundlagen und Manual (4. Aufl.). Bern: Huber.

Argyle, N., Deltito, J., Allerup, P., Maier, W., Albus, M., Nutzinger, D. et al. (1991). The Panic-Associated Symptom Scale: measuring the severity of panic disorder. Acta Psychiatrica Scandinavica, 83(1), 20–26.

Baker, E., Burlingame, G. M., Cox, J. C., Beecher, M. E. & Gleave, R. L. (2013). The Group Readiness Questionnaire: A Convergent Validity Analysis. Group Dynamics – Theory, research and practice, 17, 299–314.

Bandelow, B. (1999). Panic and Agoraphobia Scale (PAS). Seattle, WA: Hogrefe & Huber Publishers.

Bandelow, B., Wiltink, J., Alpers, G. W., Benecke, C., Deckert, J., Eckhardt-Henn, A. et al. (2014). Deutsche S3-Leitlinie Behandlung von Angststörungen. URL: www.awmf.org/leitlinien.html [04.10.2016].

Barbor, T. F., Higgins-Biddle, J. C., Saunders, J. B. & Monteiro, M. G. (2001). AUDIT. The Alcohol Use Disorders Identification Test. World Health Organization WHO, Geneva.

Bartling, G., Echelmeyer, L. & Engberding, M. (2016). Problemanalyse im psychotherapeutischen Prozess. Leitfaden für die Praxis (6. Aufl.). Stuttgart: Kohlhammer.

Baucom, B. R., Atkins, D. C., Simpson, L. E. & Christensen, A. (2009). Prediction of response to treatment in a randomized clinical trial of couple therapy: A 2-year follow-up. Journal of Consulting and Clinical Psychology, 77(1), 160–173.

Bauer, C. (2014). Patientenperspektiven zur Erfassung psychischer Beschwerden beim Hausarzt. Unveröffentlichte Diplomarbeit, Technische Universität Dresden.

Baumgärtel, F. & Thomas-Langel, R. (2014). TBS-TK Rezension: »Familie in Tieren«. Report Psychologie, 11 / 12, 453–454.

Beauchamp, T. L. & Childress, J. F. (2013). Principles of biomedical ethics (7th ed.). New York: Oxford University Press.

Bech, P. & Rafaelsen, O. J. (undatiert). BRMAS. Bech-Rafaelsen Mania Scale. Göttingen: Beltz Test GmbH.

Beck, A. T., Steer, R. A. & Brown, G. K. (Hrsg.). (2001). Beck Depressions-Inventar (BDI II; 2. Aufl.). Deutsche Bearbeitung von M. Hautzinger, F. Keller, C. Kühner. München: Pearson Assessment.

Beesdo-Baum, K., Klotsche, J., Knappe, S., Craske, M. G., LeBeau, R. T., Hoyer, J. et al. (2012). Psychometric properties of the dimensional anxiety scales for DSM-5 in an unselected sample of treatment seeking pa-

tients. Depression and Anxiety, 29(12), 1014–1024.
Behnsen, E., Bell, K., Best, D., Gerlach, H., Schirmer, H. D. & Schmid, R. (Hrsg.). (2016). Management Handbuch für die psychotherapeutische Praxis (MHP). Heidelberg: medhochzwei verlag.
Berufsordnung der Ostdeutschen Psychotherapeutenkammer (2014). Fassung vom 26. November 2014. URL: https://opk-info.de/wp-content/uploads/Berufsordnung-20141126.pdf [28.10.2016].
Beutler, L. E., Alimohamed, S., Harwood, T. M., Talebi, H., Noble, S. & Wong, E. (2004). Therapist variables. In M. Lambert (Ed.), Bergin & Garfield's handboook of psychiatry and behavior change (Vol. 5, pp. 227–307). New York: Wiley.
Boesmann, U. (2005). Wirksam behandeln. Nutzen von bewussten und unbewussten Aufträgen in der Psychotherapie, Medizin und Supervision. Bonn: DPV.
Bormann, B., Burlingame, G. M. & Strauß, B. (2011). Der Gruppenfragebogen (GQ-D). Psychotherapeut, 56, 597–309.
Born, K. (2014). Psychotherapeutische Diagnostik in der Praxis. Weinheim: Beltz.
Brem-Gräser, L. (2011). Familie in Tieren. Die Familiensituation im Spiegel der Kinderzeichnung (10. Aufl.). München: Reinhardt.
Bruchmüller, K., Margraf, J., Suppiger, A. & Schneider, S. (2011). Popular or unpopular? Therapists' use of structured interviews and their estimation of patient acceptance. Behavior Therapy, 42, 634–643.
Bundespsychotherapeutenkammer (2006). Muster-Berufsordnung für die Psychologischen Psychotherapeutinnen und Psychotherapeuten und Kinder- und Jugendlichenpsychotherapeutinnen und Kinder- und Jugendlichenpsychotherapeuten in der Fassung der Beschlüsse des 7. Deutschen Psychotherapeutentages. URL: http://www.bptk.de/uploads/media/20060117_musterberufsordnung.pdf [21.09.2016].
Burman, B. & Margolin, G. (1992). Analysis of the association between marital relationships and health problems. An interactional analysis. Psychological Bulletin, 112, 39–63.

Caspar, F. (2007). Beziehungen und Probleme verstehen. Eine Einführung in die psychotherapeutische Plananalyse (3. Aufl.). Bern: Huber.
Caspar, F. (2008). Prozess der klinisch-psychologischen Diagnostik. In B. Röhrle, F. Caspar & P. F. Schlottke (Hrsg.), Lehrbuch der klinisch-psychologischen Diagnostik (S. 30–73). Stuttgart: Kohlhammer.
Christensen, L. & Mendoza, J. L. (1986). A method of assessing change in a single subject: An alteration of the RC Index. Behavior Therapy, 17, 305–308.
Cierpka, M. (2008). Handbuch der Familiendiagnostik (3. Aufl.). Heidelberg: Springer.
Cierpka, M. (2013). Familientherapie. In F. Petermann (Hrsg.), Lehrbuch der Klinischen Kinderpsychologie (7. Aufl., S. 841–856). Göttingen: Hogrefe.
Cierpka, M. & Frevert, G. (1994). Die Familienbögen. Ein Inventar zur Einschätzung von Familienfunktionen. Handanweisung. Göttingen: Hogrefe.
Craske, M. G., Barlow, D. H. & Meadows, E. (2000). Master your own anxiety and panic: Therapist guide for anxiety, panic, and agoraphobia (MAP-3) San Antonio: TX: Graywind/Psychological Corporation.
Cronbach, L. J. (1951). Coefficient alpha and the internal structure of tests. Psychometrika, 16(3), 297–334.

Deutsche Gesellschaft für Psychiatrie, Psychotherapie und Nervenheilkunde DGPPN (Hrsg.). (2005). S3 Praxisleitlinien in Psychiatrie und Psychotherapie. Band 1 – Behandlungsleitlinie Schizophrenie. Darmstadt: Steinkopff.
Doering. S., Renn, D., Höfer, S., Smrekar, U., Janecke, N., Schatz, D. S. et al. (2007). Validierung der deutschen Version des Fragebogens zur Erfassung von DSM-IV Persönlichkeitsstörungen (ADP-IV). Zeitschrift für Psychosomatische Medizin und Psychotherapie, 53(2), 111–128.
Döpfner, M., Berner, W., Flechtner, H., Lehmkuhl, G. & Steinhausen, H. C. (1999). CASCAP-D. Psychopathologisches Befund-System für Kinder und Jugendliche. Göttingen: Hogrefe.

Eckert, J. (2010). Aufgaben und Ziele klinisch-psychologischer Erstgespräche. In J. Eckert, S. Barnow & R. Richter (Hrsg.), Das Erstgespräch in der Klinischen Psychologie. Diagnostik und Indikation zur Psychotherapie (S. 13–34). Bern: Huber.

Ehlers, A. & Margraf, J. (2001). Fragebogen zu körperbezogenen Ängsten, Kognitionen und Vermeidung (AKV). Manual (2. Aufl.). Göttingen: Beltz Test GmbH.

Eid, M. & Petermann, F. (Hrsg.). (2006). Aufgaben, Zielsetzungen und Strategien der Psychologischen Diagnostik. Göttingen: Hogrefe.

Engelhardt, W. (2003). Qualitätsmonitoring in der ambulanten Psychotherapie: Modellprojekt der Techniker Krankenkasse. Verhaltenstherapie, 13, 291–295.

Fähndrich, E. & Stieglitz, R.-D. (2007). Leitfaden zur Erfassung des psychopathologischen Befundes. Halbstrukturiertes Interview anhand des AMDP-Systems (3. Aufl.). Göttingen: Hogrefe.

Falkai, P. & Wittchen, H.-U. (Hrsg.). (2015). Diagnostisches und Statistisches Manual Psychischer Störungen, DSM-5 (5. Aufl.). Göttingen: Hogrefe.

Feuerlein, W., Küfner, H., Ringer, C. & Antons-Volmerg, K. (1999). Münchner Alkoholismus-Test (MALT). Manual (2. Aufl.). Göttingen: Beltz Test Gesellschaft.

Fisseni, H.-J. (2004). Lehrbuch der psychologischen Diagnostik. Mit Hinweisen zur Intervention (3. Aufl.). Göttingen: Hogrefe.

Fliegel, S. (2010). Das Erstgespräch in der Verhaltenstherapie. In J. Eckert, S. Barnow & R. Richter (Hrsg.), Das Erstgespräch in der in der Klinischen Psychologie (S. 67–83). Bern: Huber.

Flückiger, C., Regli, D., Zwahlen, D., Hostettler, S. & Caspar, F. (2015). Der Berner Patienten- und Therapeutenstundenbogen 2000. Ein Instrument zur Erfassung von Therapieprozessen. Zeitschrift für Klinische Psychologie und Psychotherapie, 39, 71–79.

Franke, G. H. (2000). BSI – Brief Symptom Inventory von L. R. Derogatis. Göttingen: Hogrefe.

Frederichs, J. (2003). Gibt es Ausnahmen bei der Schweigepflicht? Report Psychologie, 7 / 8.

Freyberger, H. J. & Möller, H.-J. (2004). Die AMDP-Module. Göttingen: Hogrefe.

Fydrich, T. (2012). Diagnostik in der Klinischen Psychologie. In L. Schmitz-Atzert & M. Amelang (Hrsg.), Psychologische Diagnostik (5. Aufl., S. 503–535). Heidelberg: Springer.

Garb, H. N. (1989). Clinical judgement, clinical training, and professional experience. Psychological Bulletin, 105, 387–396.

GCP-V (2004). Verordnung über die Anwendung Guter Klinischer Praxis bei der Durchführung von klinischen Prüfungen mit Arzneimitteln zur Anwendung beim Menschen (GCP-Verordnung, GCP-V, 2004). Vollzitat: GCP-Verordnung vom 9. August 2004 (BGBl. I S. 2081), die zuletzt durch Artikel 8 des Gesetzes vom 19. Oktober 2012 (BGBl. I S. 2192) geändert worden ist. URL: http://www.gesetze-im-internet.de/bundesrecht/gcp-v/gesamt.pdf [25.10.2016].

Gemeinsamer Bundesausschuss (2016). URL: https://www.g-ba.de/downloads/39-261-2634/2016-06-16_PT-RL_Aenderung_Strukturreform-amb-PT.pdf [25.10.2016].

Gierk, B., Kohlmann, S., Kroenke, K., Spangenberg, L., Zenger, M., Brähler, E. et al. (2014). The Somatic Symptom Scale-8 (SSS-8): A brief measure of somatic symptom burden. JAMA Internal Medicine, 174(3), 399–407.

Giersdorf, N., Loh, A., Bieber, C., Caspari, C., Deinzer, A., Doering, T. et al. (2004). Entwicklung eines Fragebogens zur Partizipativen Entscheidungsfindung. Bundesgesundheitsblatt, Gesundheitsforschung und Gesundheitsschutz, 47, 969–976.

Goldrick, M., Gerson, R. & Petry, S. (2008). Genogramme in der Familienberatung. Bern: Huber.

Gönner, S., Leonhart, R. & Ecker, W. (2007). Das Zwangsinventar OCI-R – die deutsche Version des Obsessive-Compulsive Inventory-Revised. Psychotherapie Psychosomatik Medizinische Psychologie, 57(9 / 10), 395–404.

Grau, I. & Bierhoff, H.-W. (Hrsg.). (2003). Sozialpsychologie der Partnerschaft. Heidelberg: Springer.

Grawe, K. (1998). Psychologische Therapie. Göttingen: Hogrefe.

Grawe, K. (2002). VLB – Veränderungsfragebogen für Lebensbereiche. In E. Brähler, J. Schumacher & B. Strauß (Hrsg.), Diagnostische Verfahren in der Psychotherapie. Göttingen: Hogrefe.

Grawe, K. (2004). Neuropsychotherapie. Göttingen: Hogrefe.

Grund, K. (2004). Validierung der Weight Concerns Scale zur Erfassung von Essstörungen. Unveröffentlichte Diplomarbeit: Universität Trier.

Gutzmann, H., Rösler. M., Kühl. K. P. & Göhringer, C. (1997). Das AGP-System in der Gerontopsychiatrie. In H. J. Haug & R.-D. Stieglitz (Hrsg.), Das AMDP-System in der klinischen Anwendung und Forschung (S. 81–87). Göttingen: Hogrefe.

Haeberle, K. N. (2006). Erläuterungen zur Schweigepflicht in der Praxis. LPtK Baden-Württemberg. URL: http://www.lpk-bw.de/archiv/news2012/121030_bo_erlaeuterungen.html [28.10.2016].

Hahlweg, K., Feinstein, E. & Müller, U. (1988). Analyse familiärer und partnerschaftlicher Kommunikation. In M. Cierpka (Hrsg.), Familiendiagnostik (S. 153–169). Heidelberg: Springer.

Hamilton, M. T. (1959). The assessment of anxiety states by rating. Medicine and Psychology, 32, 50–55.

Hamilton, M. T. (1960). A rating scale for depression. Neurology, Neurosurgery and Psychiatry, 23, 56–62.

Hammelstein, Ph. & Hoyer, J. (2011). Sexuelle Störungen. In H.-U. Wittchen & J. Hoyer (Hrsg.), Klinische Psychologie und Psychotherapie (2. Aufl., S. 1083–1100). Heidelberg: Springer.

Hank, G., Hahlweg, K. & Klann, N. (1990). Diagnostische Verfahren für Berater. Materialien zur Diagnostik und Therapie in Ehe-, Familien- und Lebensberatung. Weinheim: Beltz Test Verlag.

Hartmann, U., Niccolosi, A., Glasser, D. B., Gingell, C., Buvat, J., Moreira, E. et al. (2002). Sexualität in der Arzt-Patient-Kommunikation. Ergebnisse der »Globalen Studie zu sexuellen Einstellungen und Verhaltensweisen«. Sexuologie, 9(2), 50–60.

Hatfield, D., McCullough, L., Plucinski, A. & Krieger, K. (2010). Do we know when our clients get worse? An investigation of therapists' ability to detect negative client change. Clinical Psychology & Psychotherapy, 17, 25–32.

Hathaway, S. R., McKinley, J. C. & Engel, R. R. (Hrsg.). (2000). Minnesota Multiphasic Personality Inventory-2. Manual. Bern: Huber.

Hautzinger, M., Bailer, M., Hofmeister, D. & Keller, F. (2012). ADS (2012) – Allgemeine Depressionsskala. Göttingen: Hogrefe.

Hautzinger, M., Keller, F. & Kühner, C. (2006). Beck Depression Inventar II (BDI 2). Frankfurt: Harcourt Test Service.

Heinrichs, N., Bodenmann, G. & Hahlweg, K. (2008). Prävention bei Paaren und Familien. Göttingen: Hogrefe.

Hilbert, A. & Tuschen-Caffier, A. (2006). Eating Disorder Examination – Questionnaire. Deutschsprachige Übersetzung. Münster: Verlag für Psychotherapie.

Hinz, A., Stöbel-Richter, Y. & Brähler, E. (2001). Der Partnerschaftsfragebogen (PFB). Diagnostica, 47, 132–141.

Höger, D. & Buschkämper, S. (2002). Der Bielefelder Fragebogen zu Partnerschaftserwartungen – Ein alternativer Vorschlag zur Operationalisierung von Bindungsmustern mittels Fragebögen. Zeitschrift für Differentielle und Diagnostische Psychologie, 23(1), 83–98.

Höger, D. & Eckert, J. (1997). Der Bielefelder Klienten-Erfahrungsbogen (BIKEB). Ein Verfahren zur Erfassung von Aspekten des Post-Session Outcome bei Psychotherapie. Zeitschrift für Klinische Psychologie, 26, 129–137.

Hope, D. A., Heimberg, R. G. & Bruch, M. A. (1995). Dismantling cognitive-behavioral group-therapy for social phobia. Behaviour Research and Therapy, 33(6), 637–650.

Horowitz, L. M., Rosenberg, S. E., Baer, B. A., Ureno, G. & Villasenor, V. S. (1988). Inventory of interpersonal problems: Psychometric properties and clinical applications Journal of Consulting and Clinical Psychology, 56, 885–892.

Howard, K. I., Lueger, R. J., Maling, M. S. & Martinovich, Z. (1993). A phase model of psychotherapy outcome: Causal mediation of

change. Journal of Consulting and Clinical Psychology, 61, 678–685.
Hoyer, J. (2013). Sexuelle Funktionsstörungen und ambulante Psychotherapie. Psychotherapeut, 58 (4), 371–378.
Hoyer, J. & Chaker, S. (2009). Kognitionsdiagnostik. In J. Margraf & S. Schneider (Hrsg.), Lehrbuch der Verhaltenstherapie (3. Aufl., Bd. 1, S. 391–408). Heidelberg: Springer.
Hoyer, J. & Frank-Noyon, E. (2014). Strukturiertes Interview für sexuelle Funktionsstörungen nach DSM-5. Teil B Interview. Unveröffentlichtes Manuskript. Institut für Psychologie, Technische Universität Dresden.
Hoyer, J., Helbig, S. & Margraf, J. (2005). Diagnostik der Angststörungen. Göttingen: Hogrefe.
Hoyer, J., Helbig, S. & Wittchen, H.-U. (2006). Experiences with psychotherapy for depression in routine care: a naturalistic patient survey in Germany. Clinical Psychology and Psychotherapy, 13, 414–421.
Hoyer, J., Klein, V., Schierz, K. & Briken, P. (2015). Screening für sexuelle Funktionsstörungen nach DSM-5. Zeitschrift für Sexualforschung, 28(1), 36–42.
Hoyer, J. & Knappe, S. (2012). Psychotherapie braucht strukturierte Diagnostik! Psychotherapie im Dialog, 13(2–5).
Hoyer, J., Reitz, D. & Frank-Noyon, E. (2014). SISEX: Strukturiertes Interview zu sexuellen Funktionsstörungen. In B. Strauß & E. Brähler (Hrsg.), Deutschsprachige Verfahren in der Sexualwissenschaft (S. 173–177). Göttingen: Hogrefe.

Irblich, D. & Renner, G. (2009). Befundbesprechung mit den Eltern. In D. Irblich & G. Renner (Hrsg.), Diagnostik in der Klinischen Kinderpsychologie (S. 57–69). Göttingen: Hogrefe.

Jacobi, C. & Margraf, J. (2009). Somatische Differenzialdiagnose. In J. Margraf & S. Schneider (Hrsg.), Lehrbuch der Verhaltenstherapie (Bd.1, S. 449–464). Heidelberg: Springer.
Jacobson, N. S, Folette, W. C. & Revenstorf, D. (1984). Psychotherapy outcome research: Methods for reporting variability and evaluating clinical significance. Behavior Therapy, 15, 336–352.
Jacobson, N. S. & Truax, P. (1991). Clinical significance: A statistical approach to defining meaningful change in psychotherapy research. Journal of Consulting and Clinical Psychology, 59(1), 12–19.
Jacobson, N. S., Roberts, L. J., Berns, S. B. & McGlinchey, J. B. (1999). Methods for defining and determining the clinical significance of treatment effects: Description, application, and alternatives. Journal of Consulting and Clinical Psychology, 67(3), 300–307.

Kanfer, F. H. & Saslow, G. (1965). Behavioral Analysis. An Alternative to diagnostic classification. Archives of General Psychiatry, 12, 529–538.
Kemper, C. J., Ziegler, M. & Taylor, S. (2009). Überprüfung der psychometrischen Qualität der deutschen Version des Angstsensitivitätsindex-3. Diagnostica, 55(4), 223–233.
Kiesler, D. J. (1996). From communications to interpersonal theory: A personal odyssey. Journal of Personality Assessment, 66, 267–282.
Kiresuk, T. J. & Sherman, R. E. (1968). Goal attainment scaling: A general method for evaluating comprehensive community mental health programs. Community Mental Health Journal, 4(6), 443–453.
Klann, N., Hahlweg, K. & Heinrichs, N. (2003). Diagnostische Verfahren für die Beratung – Materialien zur Diagnostik und Therapie in Ehe-, Familien- und Lebensberatung. Göttingen: Hogrefe.
Klemm, T. (2013). Ebenen familiärer Beziehungen (EFA) – Testmappe (1. Aufl.). Leipzig: LWV.
Klemm, T. & Pietrass, M. (2007). Konfliktverhalten in der Familie (KV Fam) – Testmappe (1. Aufl.). Leipzig: LWV.
Klepsch, R., Zaworka, W., Hand, I., Lünenschloß, K. & Jauernig, G. (1983). Hamburger Zwangsinventar. Manual. Göttingen: Beltz Test GmbH.
Knappe, S. & Hoyer, J. (2014). Clinical assessment of anxiety disorders. In P. M. G. Emmelkamp & T. Ering (Eds.), The Wiley Handbook of Anxiety Disorders. Vol. II:

Clinical Assessment & Treatment (pp. 645–691). Wiley-Blackwell.

Knappe, S., Klotsche, J., Heyde, F., Hiob, S., Siegert, J., Hoyer, J. et al. (2014). Test-retest reliability and sensitivity to change of the dimensional anxiety scales for DSM-5. CNS Spectrum, 19(3), 256–267.

Knappe, S., Klotsche, J., Strobel, A., LeBeau, R. T., Craske, M. G., Wittchen, H.-U. et al. (2013). Dimensional anxiety scales for DSM-5: Sensitivity to clinical severity. European Psychiatry, 28, 448–456.

Kos, M. & Biermann, G. (2002). Die verzauberte Familie: Ein tiefenpsychologischer Zeichentest (5. Aufl.). München: Reinhardt.

Krampen, G. (2002). STEP Stundenbogen für die Allgemeine und Differentielle Einzelpsychotherapie. Göttingen: Hogrefe.

Krampen, G. & Hank, P. (2008). Prozessdiagnostik und kontrollierte Praxis. In B. Röhrle, F. Caspar & P. F. Schlottke (Hrsg.), Lehrbuch der klinisch-psychologischen Diagnostik (S. 300–329). Stuttgart: Kohlhammer.

Krüger, S., Bräuning, P. & Shugar, G. (1998). MSS Manie Selbstbeurteilungsskala. Göttingen: Beltz Test GmbH.

Kubinger, K. (2006). Psychologische Diagnostik: Theorie und Praxis psychologischen Diagnostizierens. Göttingen: Hogrefe.

Kuhl, J. & Kazén, M. (2009). Persönlichkeits-Stil- und -Störungs-Inventar (PSSI). Manual. Göttingen: Hogrefe.

Kurth, R.A., Pokorny, D., Körner, A. & Geyer, M. (2002). Der Beziehungsmuster-Fragebogen: Validierung anhand einer repräsentativen Stichprobe. Psychosomatik Psychotherapie Medizinische Psychologie, 52(3/4), 179–188.

Laireiter, A.-R. (Hrsg.). (2000). Diagnostik in der Psychotherapie. Wien: Springer.

Laux, L., Glanzmann, P., Schaffner, P. & Spielberger, C. D. (1981). State-Trait-Angstinventar (STAI). Theoretische Grundlagen und Handanweisungen. Weinheim: Beltz Testgesellschaft.

Lazarus, A. A., Zimmer, D. K. & Echelmeyer, L. (1978). Fragebogen zur Lebensgeschichte. Tübingen: DGVT.

Liebowitz, M. R. (1987). Social Phobia. Modern Problems of Pharmacopsychiatry, 22, 141–173.

Lienert, G. A. & Raatz, U. (1994). Testaufbau und Testanalyse (5. Aufl.). Weinheim: Psychologie Verlags Union.

Linden, M. & Strauss, B. (Hrsg.). (2013). Risiken und Nebenwirkungen von Psychotherapie. Erfassung, Bewältigung, Risikovermeidung. Berlin: Medizinisch Wissenschaftliche Verlagsgesellschaft.

Lindenmeyer, J. (1999). Ethische Fragen in der Verhaltenstherapie. In W. Tress & M. Langenbach (Hrsg.), Ethik in der Psychotherapie (S. 181–199). Göttingen: Vandenhoeck & Ruprecht.

Löffler, J., Bormann, B., Burlingame, G. M. & Strauß, B. (2007). Auswahl von Patienten für eine Gruppenpsychotherapie. Zeitschrift für Psychiatrie, Psychologie und Psychotherapie, 55, 75–86.

Lucksted, A. & Drapalski, A. L. (2015). Self-Stigma Regarding Mental Illness: Definition, Impact, and Relationship to Societal Stigma. [Editorial Material]. Psychiatric Rehabilitation Journal, 38(2), 99–102.

Lueger, R. J., Howard, K. I., Martinovich, Z., Lutz, W., Anderson, E. E. & Grissom, G. (2001). Assessing treatment progress of individual patients using expected treatment response models. Journal of Consulting and Clinical Psychology, 699(2), 150–158.

Lutz, W., Böhnke, J. R., Köck, K. & Bittermann, A. (2011). Diagnostik und psychometrische Verlaufsrückmeldungen im Rahmen eines Modellprojektes zur Qualitätssicherung in der ambulanten Psychotherapie. Zeitschrift für Klinische Psychologie und Psychotherapie, 40(4), 283–297.

Lutz, W., Schürch, E., Stulz, N., Böhnke, J. R., Schöttke, H., Rogner, J. et al. (2009). Entwicklung und psychometrische Kennwerte des Fragebogens zur Evaluation von Psychotherapieverläufen (FEP). Diagnostica, 55, 106–116.

Lutz, W., Tholen, S., Schürch, E. & Berking, M. (2006). Die Entwicklung, Validierung und Reliabilität von Kurzformen gängiger psychometrischer Instrumente zur Evaluation des therapeutischen Fortschritts in der Psychotherapie und Psychiatrie. Diagnostica, 52, 11–25.

Maercker, A., Reed, G. M., Watts, A., Lalor, J. & Perkonigg, A. (2014). What Do Psychologists Think about Classificatory Diagnostics: The WHO-IUPsyS-Survey in Germany and Switzerland in Preparation for the ICD-11. Psychotherapie Psychosomatik Medizinische Psychologie, 64(8), 315–321.
Manes, S. (1995). Mama ist ein Schmetterling, Papa ein Delfin: Kinderzeichnungen verstehen. München: Piper.
Margraf, J. (1994). Diagnostisches Kurz-Interview bei psychischen Störungen. Berlin: Springer.
Margraf, J. & Ehlers, A. (2007). BAI – Beck Angst-Inventar. Frankfurt a. M.: Harcourt.
Martini, J., Wittchen, H.-U., Soares, C. N., Rieder, A. & Steiner, M. (2009). New women-specific diagnostic modules: the Composite International Diagnostic Interview for Women (CIDI-VENUS). Archives of Womens Mental Health, 12(5), 281–289.
Marx, P. & Lenhard, W. (2010). Diagnostische Merkmale von Screeningverfahren. In M. Hasselhorn & W. Schneider (Hrsg.), Frühprognose schulischer Kompetenzen (S. 68–84). Göttingen: Hogrefe.
Maß, R. (2009). Das Eppendorfer Schizophrenie Inventar (ESI) als methodischer Ansatz in der High-Risk- und Schizophrenie-Forschung. Diagnostica, 55, 153–159.
Mattejat, F. & Quaschner, K. (2012). Fallkonzeptualisierung. In T. Kircher (Hrsg.), Kompendium der Psychotherapie (S. 25–44). Heidelberg: Springer.
Mattejat, F. & Scholz, M. (1994). Das subjektive Familienbild (SFB). Leipzig-Marburger Familientest. Göttingen: Hogrefe.
Mattke, D. J. & Strauß, B. (2012). Indikation, Prognose, Vorbereitung und Zusammensetzung von Therapiegruppen. In B. Strauß & D. J. Mattke (Hrsg.), Gruppenpsychotherapie (S. 59–67). Heidelberg: Springer.
Meehl, P. E. (1954). Clinical versus statistical prediction; a theoretical analysis and a review of the evidence: University of Minnesota, Press Minneapolis.
Mitchell, K. R., Mercer, C. H., Ploubidis, G. B., Jones, K. G., Datta, J., Field, N. et al. (2013). Sexual function in Britain: findings from the third National Survey of Sexual Attitudes and Lifestyles (Natsal-3). The Lancet, 382 (9907), 1817–1829.
Montgomery, S. A. & Asberg, M. (1979). A new depression scale designed to be sensitive to change. British Journal of Psychiatry, 134(4), 382–389.

Naumann, S., Bertram, H., Kuschel, A., Heinrichs, N., Hahlweg, K. & Döpfner, M. (2010). Der Erziehungsfragebogen (EFB) – Ein Fragebogen zur Erfassung elterlicher Verhaltenstendenzen in schwierigen Erziehungssituationen. Diagnostica, 56(3), 144–157.
Neudeck, P. & Mühlig, S. (2013). Therapie-Tools Verhaltenstherapie: Therapieplanung, Probatorik, Verhaltensanalyse. Weinheim: Beltz.
Neumann, N. & Schulte, R. (1989). Montgomery-Asperg-Depressions-Rating-Skala zur psychometrischen Beurteilung depressiver Syndrome. Deutsche Fassung. Erlangen: PerimedFachbuch.

Olson, D. H. (1986). Circumplex Model VII: Validation studies and FACES III. Family Process, 25, 337–351.
Olson, D. H. (1997). PREPARE / ENRICH Program: Version 2000. Minneapolis MN: Life Innovations.
Olson, D. H. (2000). Circumplex Model of Marital and Family Systems. Journal of Family Therapy, 22, 144–167.
Orlinsky, D. E. & Howard, K. I. (1986). The psychological interior of psychotherapy: Explorations with the Therapy Session Reports. In L. S. Greenberg & W. M. Pinsof (Hrsg.). Psychotherapeutic Process: A research handbook (477–502). New York: Guilford.

Paul, T. & Thiel, A. (2005). EDI-2. Eating Disorder Inventory-2. Deutsche Version. Göttingen: Hogrefe.
Pawlik, K. (2006). Handbuch Psychologie. Wissenschaft, Anwendung, Berufsfelder. Heidelberg: Springer.

Peterander, F. (1993). Skalen zur Messung entwicklungsförderlichen Elternverhaltens. System Familie, 6, 36–47.
Petermann, F. (1997). Familie in Tieren – Die Familiensituation im Spiegel der Kinderzeichnung. In K. Kubinger (Hrsg.), Testrezensionen: 25 einschlägige Verfahren. Zeitschrift für Differentielle und Diagnostische Psychologie, 18(1–2), 90–92.
Petermann, F. & Petermann, U. (2013). Wechsler Adult Intelligence Scale (WAIS-IV). Deutsche Bearbeitung. München: Pearson.
Peters, U. H. (2011). Lexikon Psychiatrie Psychotherapie Medizinische Psychologie. München: Urban & Fischer.
PROMIS Dynamic Tools to Measure Heath Outcomes from the Patient Perspective. URL: http://promis-germany.de/ [07.06.2016].
Pudel, V. & Westenhöfer, J. (1989). FEV. Fragebogen zum Essverhalten. Göttingen: Hogrefe.

Reiter-Theil, S. & Medau, I. (2009). Ethische Fragen im Kontext der Verhaltenstherapie. In J. Margraf & S. Schneider (Hrsg.), Lehrbuch der Verhaltenstherapie (S. 249–259). Heidelberg: Springer.
Reitzle, M., Winkler Metzke, C. & Steinhausen, H.-C. (2001). Eltern und Kinder: Der Zürcher Kurzfragebogen zum Erziehungsverhalten (ZKE). Diagnostica, 47, 196–207.
Rief, W., Schäfer, S. & Fichter, M. M. (1992). SOMS: ein Screening-Verfahren zur Identifizierung von Personen mit Somatoformen Störungen. Diagnostica, 38(3), 228–241.
Röhrle, B. (2008). Aufgaben und Hintergründe. In B. Röhrle, F. Caspar & P. F. Schlottke (Hrsg.), Lehrbuch der Klinisch-psychologischen Diagnostik (S. 13–29). Stuttgart: Kohlhammer.
Rösler, M. & Ermer, A. (1997). Das AMDP-System in der forensischen Psychiatrie. In H. J. Haug & R.-D. Stieglitz (Hrsg.), Das AMDP-System in der klinischen Anwendung und Forschung (S. 88–97). Göttingen: Hogrefe.
Rösler, M., Thiel, A., Domke, A. & Stieglitz, R.-D. (2012). 50 Jahre AMDP-System – Eine Bestandsaufnahme. Zeitschrift für Psychiatrie, Psychologie und Psychotherapie, 60(4), 269–280.

Sachse, R. (2011). Persönlichkeitsstörungen verstehen. Zum Umgang mit schwierigen Klienten (2. Aufl.). Bonn: Psychiatrie-Verlag.
Saß, H., Wittchen, H.-U. & Zaudig, M. (2001). Diagnostisches und Statistisches Manual Psychischer Störungen (3. Aufl.). Göttingen: Hogrefe.
Saßmann, H. (2000). Diagnostik in der Paarberatung. Ein Interview zur Beziehungsgeschichte (PIB). Beratung Aktuell, Zeitschrift für Theorie und Praxis der Beratung, 3, 155–172.
Satir, V., Banmen, J., Gerber, J. & Gomori, M. (1995). Das Satir-Modell. Familientherapie und ihre Erweiterung. Paderborn: Junfermann.
Scherer, K. (2003). Vocal communication of emotion: A review of research paradigms. Speech Communication, 40, 227–256.
Schindler, L., Hahlweg, K. & Revenstorf, D. (1998). Partnerschaftsprobleme: Diagnose und Therapie. (2. Auf.). Heidelberg: Springer.
Schmidtchen, S. (2008). Spieltherapie. In M. Schulte-Markwort & F. Resch (Hrsg.), Methoden der Kinder- und Jugendlichenpsychotherapie (S. 75–84). Weinheim: Beltz.
Schmidt-Atzert, L. & Amelang, M. (Hrsg.). (2012). Psychologische Diagnostik (5. Aufl.). Heidelberg: Springer.
Schneewind, K. A. (1999). Familienpsychologie (2. Aufl.). Stuttgart: Kohlhammer.
Schneider, S. & Margraf, J. (2006). DIPS. Heidelberg: Springer.
Schnoor, K. (2009). Juristische Aspekte in der kinderpsychologischen Diagnostik. In D. Irblich & G. Renner (Hrsg.), Diagnostik in der Klinischen Kinderpsychologie (S. 40–49). Göttingen: Hogrefe.
Scholz, O. B. (1978). Diagnostik in Ehe- und Partnerschaftskrisen. München: Urban & Schwarzenberg.
Schulte, D. (1996). Beziehung und Methode im Psychotherapeutischen Handeln. In H. Bents, R. Frank & E.-R. Rey (Hrsg.), Erfolg und Mißerfolg in der Psychotherapie (S. 12–22). Regensburg: Roderer.
Schulte, D. (2003). Anmerkungen zu: Qualitätsmonitoring in der ambulanten Psychotherapie: Modellprojekt der Techniker Krankenkasse. Verhaltenstherapie, 13, 296.

Shear, K. M., Bjelland, I., Beesdo, K., Gloster, A. T. & Wittchen, H.-U. (2007). Supplementary dimensional assessment in anxiety disorders. International Journal of Methods in Psychiatric Research, 16(S1), S52–S64.

Shear, K. M., Brown, C. & Clark, D. B. (2008). Anxiety disorders measures. In A. J. Rush Jr., M. B. First & D. Blacker (Eds.), Handbook of psychiatric measures (Vol. 2, pp. 529–558). Washington: APA.

Sidor, A. & Cierpka, M. (2016). Der Familienbogen (FB-K) – eine Kurzversion des Allgemeinen Familienbogens, seine Reliabilität und Validität. Praxis der Kinderpsychologie und Kinderpsychiatrie, 65, 40–56.

Soeter, M. & Kindt, M. (2015). An Abrupt Transformation of Phobic Behavior After a Post-Retrieval Amnesic Agent. Biological Psychiatry, 78(12), 880–886.

Sonnenmoser, M. (2009). Ethik in der Psychotherapie: Schweigepflicht. Deutsches Ärzteblatt, 2, 67–68.

Stangier, U. & Heidenreich, T. (2004). Die Liebowitz Soziale Angst Skala (LSAS). In Collegium Internationale Psychiatriae Scalarum (Hrsg.), Internationale Skalen für Psychiatrie. Göttingen: Hogrefe.

Stangier, U., Clark, D. M., Ginzburg, D. M. & Ehlers, A. (2016). Soziale Angststörungen (2. Aufl.). Göttingen: Hogrefe.

Stasch, M., Cierpka, M. & Thomas, V. (2009). Familien- und Interaktionsdiagnostik. In D. Irblich & G. Renner (Hrsg.), Diagnostik in der Klinischen Kinderpsychologie (S. 369–382). Göttingen: Hogrefe.

Steyer, R., Schwenkmezger, P., Notz, P. & Eid, M. (1997). Der Mehrdimensionale. Befindlichkeitsfragebogen (MDBF). Handanweisung. Göttingen: Hogrefe.

Stieglitz, R.-D. (2008). Klinisch-psychologische Erhebungsmethoden. In B. Röhrle, F. Caspar & P. F. Schlottke (Hrsg.), Lehrbuch der klinisch-psychologischen Diagnostik (S. 330–361). Stuttgart: Kohlhammer.

Strauß, B. & Burlingame, G. M. (2012). Gruppenpsychotherapieforschung und Wirksamkeitsnachweise von Gruppenbehandlungen. In B. Strauß & D. J. Mattke (Hrsg.), Gruppenpsychotherapie (S. 193–211). Heidelberg: Springer.

Strupp, H. H., Horowitz, L. M. & Lambert, M. J. (Eds.). (1997). Measuring patient changes in mood, anxiety and personality disorders. Washington: APA.

Sturm, Y. (1986). Interindividuelle Unterschiede in der klinischen Urteilsbildung. Zeitschrift für Klinische Psychologie, Psychopathologie und Psychotherapie, 34, 196–204.

Suppiger, A., In-Albon, T., Hendriksen, S., Hermann, E., Margraf, J. & Schneider, S. (2009). Acceptance of Structured Diagnostic Interviews for Mental Disorders in Clinical Practice and Research Settings. Behavior Therapy, 40(3), 272–279.

Titze, K., Wiefel, A., Assheuer, J., Biermann, M., Führer, D., Riezler, B. & Lehmkuhl, U. (2010). Der Elternbildfragebogen für Kinder- und Jugendliche (EBF-KJ) – Ergebnisse zur Reliabilität und Validität. Diagnostica, 56(2), 68–81.

Tröster, H. (2005). Entwicklung eines Fragebogens zur familienbezogenen Lebensqualität (FLQ) für Mütter mit chronisch kranken Kindern. Kindheit und Entwicklung, 14(2), 69–78.

Unnewehr, S., Schneider, S. & Margraf, J. (2009). Kinder-DIPS – Diagnostisches Interview bei psychischen Störungen im Kindes- und Jugendalter (Bd. 2). Heidelberg: Springer.

Weinberger, S. (2015). Kindern spielend helfen – Einführung in die Personenzentrierte Spielpsychotherapie (6. Aufl.) Weinheim: Beltz Juventa.

Wieder, G., Weusthoff, S., Fischer, M. S., Baucom, D. H., Hahlweg, K., Wittchen, H.-U. et al. (in Vorb.). Fundamental frequency during cognitive preparation and its impact on therapy outcome for panic disorder with agoraphobia.

Wittchen, H.-U. & Hoyer, J. (2011a). Diagnostische Prozesse in der Klinischen Psychologie und Psychotherapie. In H.-U. Wittchen & J. Hoyer (Hrsg.), Klinische Psychologie und Psychotherapie (2. Aufl., S. 383–418). Heidelberg: Springer.

Wittchen, H.-U. & Hoyer, J. (2011b). Was ist Klinische Psychologie? Definition, Konzepte

und Modelle. In H.-U. Wittchen & J. Hoyer (Hrsg.), Klinische Psychologie & Psychotherapie (2. Aufl., S. 3–25). Heidelberg: Springer.
Wittchen, H. U. & Pfister, H. (1997). DIA-X-Interviews: Manual für Screening Verfahren und Interview; Interviewheft Längsschnittuntersuchung (DIA-X-Lifetime); Ergänzungsheft (DIA-X-Lifetime); Interviewheft Querschnittsuntersuchung (DIA-X-12 Monate); Ergänzungsheft (DIA-X-12 Monate); PC-Programm zur Durchführung des Interviews (Längs- und Querschnittsuntersuchung); Auswertungsprogramm. Frankfurt: Swets & Zeitlinger.
Wittchen, H.-U., Schönfeld, S. & Kirschbaum, C. (2012). Prävalenz und Inzidenz von traumatischen Ereignissen, Posttraumatischen Belastungsstörungen (PTBS) und anderen psychischen Störungen bei Soldaten mit und ohne Auslandeinsatz (Querschnittsstudie). Dresden: Institut für Klinische Psychologie und Psychotherapie & Center of Clinical Epidemiology and Longditudinal Studies, Technische Universität Dresden.
Wittchen, H.-U., Wunderlich, U., Gruschwitz, S. & Zaudig, M. (1997a). SKID I. Strukturiertes Klinisches Interview für DSM-IV. Achse I: Psychische Störungen. Interviewheft und Beurteilungsheft. Göttingen: Hogrefe.
Wittchen, H.-U., Zaudig, M. & Fydrich, T. (1997b). Strukturiertes Klinisches Interview für DSM-IV. Göttingen: Hogrefe.
Wittmann, W. W., Lutz, W., Steffanowski, A., Kriz, D., Glahn, E. M., Völkle, M. C. et al. (2011). Qualitätsmonitoring in der ambulanten Psychotherapie: Modellprojekt der Techniker Krankenkasse – Abschlussbericht. Hamburg: Techniker Krankenkasse.
World Health Organization (1991). Tenth Revision of the International Classification of Diseases Chapter V (F): Mental and Behavioral Disorders (including disorders of psychological development). Clinical descriptions and diagnostic quidelines. Geneva: WHO.
Wunderer, E. (2003). Partnerschaft zwischen Anspruch und Wirklichkeit. Weinheim: Beltz PVU.

Yorck Herzberg, P. & Sierau, S. (2010). Das Konfliktlösungsstil-Inventar für Paare (KSIP). Psychometrische Eigenschaften und Validierung der autorisierten deutschsprachigen Übersetzung. Diagnostica, 56(2), 94–107.

Zarbock, G. (2008). Praxisbuch Verhaltenstherapie: Grundlagen und Anwendungen biografisch-systemischer Verhaltenstherapie. Lengerich: Pabst.
Zielke, M. (1979). Kieler Änderungssensitive Symptomliste. Göttingen: Hogrefe.
Zielke, M. & Kopf-Mehnert, C. (1978). Veränderungsfragebogen des Erlebens und Verhaltens VEV. Weinheim: Beltz.
Zimmer, D. & Röhrle, B. (2008). Partnerschaftsprobleme. In B. Röhrle, F. Caspar & P. F. Schlottke (Hrsg.), Lehrbuch der Klinisch-psychologischen Diagnostik (S. 740–754). Stuttgart: Kohlhammer.

Sachwortverzeichnis

W

Z

Zugänge auf einer tieferen Ebene schaffen

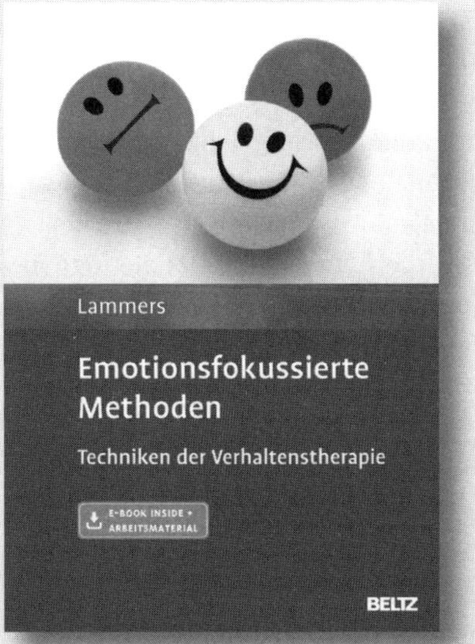

Claas-Hinrich Lammers
Emotionsfokussierte Methoden
Techniken der Verhaltenstherapie.
Mit E-Book inside und Arbeitsmaterial
2015. 200 Seiten. Gebunden.
ISBN 978-3-621-28256-7

Dieses Buch ist auch als E-Book erhältlich.
ISBN 978-3-621-28285-7

Imagination, Stuhltechniken oder expressives Schreiben: Emotionsfokussierte Methoden sind ein wichtiges Instrument in der Verhaltenstherapie. Doch wie findet man heraus, bei welchem Patienten welche Methode passend ist? Und wie setzt man sie zielführend um?

Lammers erklärt die einzelnen Methoden und ihre Anwendungsfelder und gibt konkrete Anregungen für Interventionen. Zum vorgestellten Repertoire gehören aber nicht nur Techniken, die ausschließlich emotionsfokussiert sind, sondern der Autor zeigt auch, wie man beispielsweise die therapeutische Beziehung emotionsfokussiert einsetzen kann. Neben den Grundlagen der Techniken werden auch Indikation und Kontraindikation aufgezeigt und es wird erklärt, was bei der Vorbereitung auf die Behandlung zu beachten ist.

Verlagsgruppe Beltz • Postfach 100154 • 69441 Weinheim • www.beltz.de

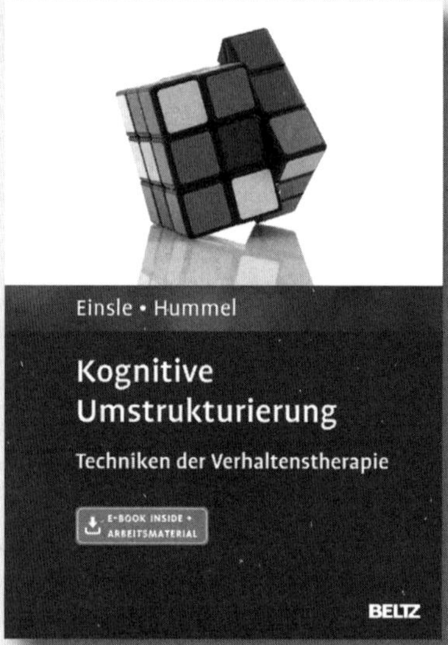

Einsle • Hummel
Kognitive Umstrukturierung
Techniken der Verhaltenstherapie
E-BOOK INSIDE + ARBEITSMATERIAL
BELTZ